肿瘤护理学

主　编　刘建晓　高　辉
副主编　曲晓怡　贾世磊　孙新华
　　　　郭　俊　曹晓燕

山东大学出版社

图书在版编目(CIP)数据

肿瘤护理学概论/刘建晓,刘辉主编.
—济南:山东大学出版社,2014.8
ISBN 978-7-5607-5104-7

Ⅰ.①肿… Ⅱ.①刘… ②高… Ⅲ.①肿瘤学-护理学-高等职业
教育-教材 Ⅳ.①R473.73

中国版本图书馆 CIP 数据核字(2014)第 187456 号

责任策划:滕希功
责任编辑:徐 翔
封面设计:牛 钧

出版发行:山东大学出版社
　　　　　社　　址　山东省济南市山大南路 20 号
　　　　　邮　　编　250100
　　　　　电　　话　市场部(0531)88364466
经　　销:山东省新华书店
印　　刷:济南景升印业有限公司印刷
规　　格:720 毫米×1000 毫米　1/16
　　　　　14 印张　242 千字
版　　次:2014 年 8 月第 1 版
印　　次:2014 年 8 月第 1 次印刷
定　　价:19.80 元

前　言

　　本书主要适用于高等职业技术教育"三加二"专科段护士学习的教学,本段学生已经具备了一定的理论和实践基础,本书可为学生成为合格的专科护士打下坚实的理论基础。

　　本书全面介绍了肿瘤临床治疗的各种手段及护理措施,遵循以人为本的护理理念,内容重点突出了心理护理,化学治疗不良反应的症状护理和疼痛的护理。

目 录

第一章 肿瘤概述

肿瘤虽然是一类古老的疾病,早在两三千年前的埃及和我国已有关于肿瘤的记载,但当时远不在常见病之列。在 20 世纪初,肿瘤在世界各国仍是比较罕见的疾病。我国直到 20 世纪 50 年代初,在北京市居民死亡率中肿瘤仅占第 9 位。但近半个世纪以来,肿瘤在医学领域内的地位愈来愈重要,目前已成为多发病、常见病,为居民死亡原因的第一、第二位,严重威胁人民的健康。

据统计,2010 年,全国恶性肿瘤发病率为 235.23/10 万(男性 268.65/10 万,女性 200.21/10 万),全国恶性肿瘤死亡率为 148.81/10 万(男性 186.37/10 万,女性 109.42/10 万),肺癌、女性乳腺癌、胃癌、肝癌、食管癌、结直肠癌、宫颈癌是我国常见的恶性肿瘤。肺癌、乳腺癌、结直肠癌、女性甲状腺癌呈上升趋势。肺癌、肝癌、胃癌、食管癌、结直肠癌、女性乳腺癌、胰腺癌是主要的肿瘤死因。按照平均寿命 74 岁计算,人一生中患恶性肿瘤的概率是 22%,肿瘤已经成为一种常见疾病。

一、肿瘤发生的原因

肿瘤的病因非常复杂,总的来说,到目前为止,大多数肿瘤的病因还没有被完全了解。通过多年的流行病学调查研究及实验室与临床观察,发现环境与行为对人类恶性肿瘤的发生具有重要影响。据估计 80%～90% 的恶性肿瘤可能由环境因素引起或与环境因素有关,环境因素是指人体所处外界环境中的化学因素、生物因素、物理因素和生活方式等。肿瘤分布的地理差异、移民流行病学、动物致癌实验以及人类细胞体外恶性转化实验结果都支持环境因素是大多数肿瘤的病因。然而,同样暴露于特定的环境,有些人患肿瘤,而另一些人却不患肿瘤,提示个体的内在因素如遗传特性、性别、年龄、营养和免疫状况等在肿瘤的发生、发展中也起着重要作用。所以目前普遍认为,绝大多数肿瘤是环境因素与机体内在因素长期共同作用引起的。

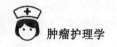

20世纪以来,通过流行病学、高发区和职业癌的研究为寻找和确定肿瘤病因提供了大量可靠的线索和依据。其中比较重要的有:

(一)环境因素

1.化学因素　目前已知有2000多种化学物质可以致癌,其中很多和人类癌症的发生有关,化学致癌物质分布很广,与工业生产有密切关系。据估计,在环境因素引起的人类癌症中,化学致癌因素占主要地位,约占环境因素的90%。

(1)烷化剂:如有机农药、硫芥等可致肺癌和造血器官肿瘤。

(2)多环芳香烃类化合物:如煤焦油、沥青等可致皮肤癌与肺癌。煤焦油中具有致癌作用的物质是3,4-苯并芘和甲基胆恩等。工厂排出的煤烟、汽车排出的废气、燃烧的纸烟均含有这些物质。

(3)氨基偶氮类化合物:多存在于染料中,可致膀胱癌、肝癌。

(4)亚硝胺类化合物:与食管癌、胃癌、肝癌的发生有关。亚硝胺是由亚硝酸盐和次级胺合成(可在胃内进行),这些前驱物质广泛存在于肉类、蔬菜、谷物及烟草中,特别在腌制的鱼肉和变质的蔬菜中含量更高。

(5)真菌和植物毒素:主要有黄曲霉产生的黄曲霉毒素,它广泛存在于霉变的花生、玉米及谷类中,是目前最强烈的致癌物,实验研究和流行病学调查均证实可诱发肝癌。

(6)某些金属:如砷、镍、铬可致肺癌。

2.物理因素　电离辐射是最主要的物理性致癌因素,暴露于自然界或工业、医学及其他来源的电离辐射可引起各种癌症,包括白血病、乳腺癌和甲状腺癌。骨、造血系统、肺等是对放射线敏感的器官。二战期间日本广岛和长崎原子弹爆炸后,当地居民罹患白血病和甲状腺癌等恶性肿瘤的比率显著增高。太阳光是紫外线辐射的主要来源,长期的紫外光照射可以引起皮肤癌,尤其对易感个体如着色性干皮病患者。

慢性机械性和炎症性刺激均可刺激细胞增生,少数在此种增生基础上发生癌变,如慢性胃溃疡的癌变、皮肤慢性溃疡的癌变等。长期接触石棉的工人易患肺癌、恶性间皮瘤、胃肠道肿瘤等。

3.生物因素　病毒是最主要的生物致癌因素,致癌病毒可分为DNA病毒和RNA病毒。DNA病毒如乙型肝炎病毒(HBV)和丙型肝炎病毒(HCV)、EB病毒、高危险型的人乳头瘤病毒(HPV)分别可导致肝癌、伯基特淋巴瘤、鼻咽癌、霍奇金淋巴瘤和宫颈癌等。RNA病毒如人T细胞白血病病毒-1(HTLV-1)和HTLV-2可以引起白血病、淋巴瘤等。幽门螺杆菌与胃癌的发病有关。

4.生活方式 2010年WTO调查结果显示:目前有9种生活方式与癌症的发生密切相关,包括:饮食习惯不合理、吸烟、过量饮酒、肥胖、缺乏体育锻炼、不安全性行为、空气污染、家庭使用固体燃料产生的室内烟雾及应用被污染的注射器等。大量吸烟与肺癌的发生密切相关,并且是肺癌死亡率进行性增加的首要原因,与不吸烟者相比,吸烟者发生肺癌的危险性平均高9～10倍,重度吸烟者可达10～25倍,吸烟量与肺癌之间存在着明显的量-效关系,开始吸烟的年龄越小,肺癌发生率越高。而戒烟后2～15年期间肺癌发生的危险性进行性降低,此后的发病率相当于终生不吸烟者。吸烟除可导致肺癌外,还与口腔癌、下咽癌、食管癌、胃癌、胰腺癌、肾癌、膀胱癌、食管癌、结肠癌的发生相关;饮酒与口腔癌、咽癌、喉癌、直肠癌有关,可以导致肝硬化,继而可能与肝癌有关,饮酒加重吸烟的危害;高脂肪、高蛋白和低纤维素饮食与大肠癌发生相关;与肥胖相关的肿瘤有子宫内膜癌、绝经后乳腺癌、结直肠癌等;不安全性行为是导致宫颈癌的确定危险因素;5%的肺癌与空气污染有关。

(二)内在因素

1.遗传因素 越来越多的证据表明肿瘤的发病与遗传有关,食管癌、胃癌、肝癌、乳腺癌、鼻咽癌具有遗传倾向性,即遗传易感性。遗传易感性是指具有这种遗传特性的个体,在一般条件下容易发生某种肿瘤。如着色性干皮病患者,在日光暴晒下较易发生皮肤癌或黑色素瘤。某些遗传缺陷性疾病患者易患肿瘤,如携带缺陷基因 BRCA-1 者易患乳腺癌,APC 基因突变者易患肠道息肉病。

2.免疫抑制 先天或后天免疫缺陷者易发生恶性肿瘤,如丙种球蛋白缺乏症患者易患白血病和淋巴造血系统肿瘤,艾滋病患者容易发生多发血管肉瘤(Kaposi肉瘤)和淋巴瘤。器官移植长期需要应用免疫抑制剂的患者癌症发病率明显高于一般人群。

3.内分泌因素 内分泌紊乱与某些器官肿瘤的发生有重要关系。如雌激素和催乳素与乳房癌的发生有关,长期服用雌激素可能引起子宫内膜癌。生长激素可以刺激恶性肿瘤的发展。

4.营养饮食因素 营养缺乏、微量元素缺乏、进食霉变、腌制、烟熏、煎炸食物以及高脂肪、低纤维素、低维生素 C 等饮食与肿瘤发生密切相关。维生素 A 可防止上皮组织癌变,其摄入量与肿瘤的发生呈负相关。在美国纽约和芝加哥开展的大规模前瞻性人群观察的结果也说明:食物中天然维甲类-胡萝卜素的摄入量与十几年后几种癌的发生呈负相关,而其中最突出的是肺癌;维

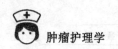

生素 D 具有一定的抗肿瘤作用;微量元素铁、钼、锌的缺乏与食管癌的发生相关;硒的摄入量和土壤含量与多种肿瘤的死亡率呈负相关;大肠癌的发生与进食脂肪类膳食有关,已证明过多的热量和肥胖会导致乳腺癌、大肠癌、胰腺癌的发生率增高。

5.心理-社会因素　人的性格、情绪以及工作压力过大或环境变化等可通过影响人体内分泌和免疫功能而诱发肿瘤,流行病学调查发现,经历重大精神刺激、情绪波动剧烈或精神抑郁者较易发生恶性肿瘤。

二、肿瘤的分类和命名

1.分类　根据肿瘤的形态及生物学行为分为良性、恶性、交界性肿瘤三大类。

2.命名　一般根据组织发生即组织来源来命名。有时还结合组织形态特点命名。

(1)良性肿瘤:包括不同组织来源的肿瘤,如上皮组织、间叶组织以及其他组织,称之为"瘤",如脂肪瘤、血管瘤、腺瘤、囊腺瘤、平滑肌瘤、软骨瘤、神经纤维瘤、错构瘤、成熟型畸胎瘤、化学感受器瘤、胰岛细胞瘤等。

(2)恶性肿瘤:来源于上皮组织恶性肿瘤,称之为"癌",如鳞癌、腺癌、肉瘤样癌等;来源于间叶组织的恶性肿瘤,称之为"肉瘤",如骨肉瘤、脂肪肉瘤、横纹肌肉瘤等;胚胎性肿瘤称之为"母细胞瘤",其中包括良性和恶性肿瘤,如胶质母细胞瘤、神经母细胞瘤(恶性)、软骨母细胞瘤(良性)等。

某些恶性肿瘤仍沿用传统名称"瘤"或"病",如恶性淋巴瘤、精原细胞瘤、黑色素瘤、白血病、霍奇金病等。

有一部分肿瘤仍沿用了最初的姓氏命名,如 Warthin 瘤、Wilms 瘤、Krukenberg 瘤、Bowen 病、Hodgkin 病等。

(3)交界性肿瘤:性质介于良性和恶性之间的一类肿瘤称为交界性肿瘤,其形态上属良性,但常浸润性生长,切除后易复发,甚至转移,在生物学行为上介于良恶性之间,如包膜不完整的纤维瘤、卵巢交界性浆液性腺瘤或唾液腺多形性腺瘤等。

三、肿瘤病理

(一)肿瘤的分化程度

分化是指原始幼稚细胞在个体发育过程中,逐渐进化为成熟组织的过程。按照分化程度的高低,恶性肿瘤细胞可分为高分化、中分化、低分化(或未分化)三类,又称Ⅰ、Ⅱ、Ⅲ级分化,其恶性程度依次递增。肿瘤的分化程度表示肿瘤细胞相对成熟程度,肿瘤细胞分化越高提示其组织学形态结构与其同源的正常组织越近似,分化越低表示其分化越幼稚,甚至完全丧失了同源组织的正常结构功能和形态特征。对大多数肿瘤而言,分化程度低一般可提示肿瘤的恶性程度高。

(二)肿瘤的转移方式

良性肿瘤仅在原发部位生长扩大,而恶性肿瘤由于其浸润性生长,还可通过各种途径转移到身体其他部位。肿瘤转移的方式有如下几种:

1.直接蔓延 直接蔓延是指肿瘤细胞连续不断地沿着组织间隙、血管和淋巴管侵入和破坏周围组织和器官,并继续生长和扩大,如晚期乳腺癌可穿过胸壁而进入胸腔或蔓延至皮肤,晚期宫颈癌可侵入直肠和膀胱。

2.淋巴转移 淋巴转移是癌最常见的转移途径。原发癌的细胞随淋巴回流,由近及远转移到各级淋巴结,也可能越级转移。表现为淋巴结肿大且变硬,局部可无压痛,起初尚可活动,癌侵越包膜后趋向固定,晚期肿大的淋巴结可相互融合呈块状。转移癌阻碍局部组织淋巴引流,可能引起皮肤、皮下或肢体的淋巴水肿。

淋巴转移一般都沿着淋巴回流的方向发展,先到达最近的一组淋巴结(第一站),如胃癌的胃周围淋巴结转移,而后再侵犯较远的第二站或第三站淋巴结(如胃癌转移至腹主动脉旁淋巴结,甚至肝门淋巴结),最后可经胸导管进入血行而发生血道的转移。当受累淋巴结和淋巴管发生阻塞时,癌细胞可通过侧支循环或逆流方向发生跳跃式或逆行性转移。胃癌一般多引起胃周围淋巴结的转移,如发生左锁骨上淋巴结的转移,则提示它的转移范围已很广泛和预后不良。

3.血行转移 血行转移是肉瘤常见的转移途径。癌的晚期也可发生血行转移。由于肉瘤间质含丰富的血管,瘤细胞又弥散分布,故易侵入毛细血管和小静脉内(少数可经淋巴管入血)。进入血流的肿瘤细胞,以瘤栓的形式随着血流方向运行而栓塞在被阻留的部位,瘤细胞于此处生长繁殖,然后穿出血管壁形成转移瘤。常见的转移部位有肺、肝、骨、脑等处。

4.种植转移 主要发生于体腔内器官的肿瘤,当肿瘤细胞穿破器官被膜蔓延至表面时,瘤细胞即可脱落下来,并像种子一样种植在体腔浆膜的表面,形成许多转移性肿瘤结节。肺癌,肝癌、胃癌、大肠癌等均可发生这种转移。浆膜腔的种植性转移由于浆膜下淋巴管或毛细血管被癌栓阻塞,或浆膜因癌细胞的刺激和损害,血管壁通透性增加而渗出浆液和出血,形成胸腹膜腔血性

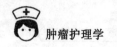

积液,这种血性积液是胸腹腔有恶性肿瘤发生的重要表现,临床上常抽液做细胞学检查以查找癌细胞进行诊断。种植性转移也可以是医源性的,由于肿瘤切除过程中,未严格按照操作规程进行,使癌细胞污染了手术野所致。因此,在施行恶性肿瘤切除手术以及各种活检和穿刺检查时,应严格执行肿瘤隔离制度,按照手术操作规程进行,防止种植性转移的发生。

(三)恶性肿瘤的发生发展

正确认识和识别癌前期病变、原位癌和早期浸润癌,对某些肿瘤的预防和治疗有非常重要的意义。

1.癌前病变　癌前病变是指某些具有明显癌变危险的良性病变,它在形态上表现为细胞的活跃增生和一定的异型性。及早发现和治疗癌前病变,对预防某些癌瘤的发生有重要意义。常见的癌前病变有:慢性萎缩性胃炎和胃溃疡、乳腺囊性增生病、家族性多发性息肉病、黏膜白斑病等。

2.原位癌　原位癌通常指癌变限于上皮层内(未突破基底膜)的早期癌,常发生于子宫颈、皮肤和乳腺等处。临床上可无特征表现,常由防癌普查发现,如能及时进行手术切除可获治愈,否则可发展为浸润癌。

3.早期浸润癌　如早期食管癌、食管黏膜内癌或黏膜下癌,尚未发生区域淋巴结转移者。子宫颈原位癌如突破基底膜发生浅的浸润,又无局部淋巴结转移,则属早期浸润癌。如能及时进行手术治疗,预后较好,其生存期和原位癌基本接近。

消除癌前期病变,防止癌瘤的发生,积极治疗原位癌,防止其发展为浸润癌,及时处理早期浸润癌,对提高其生存期,均具有十分重要的意义。

(四)肿瘤的病理学检查方法

1.临床细胞学检查　肿瘤细胞易于脱落,凡与外界相通的器官和体腔的肿瘤,其分泌物和体液内可含有脱落的瘤细胞,采取这些分泌物和体液进行涂片检查,可获阳性结果。这是一种操作简便易行、迅速准确、损伤少和痛苦轻的检查方法。①体液自然脱落细胞:肿瘤细胞易于脱落,如胸水、腹水、尿液沉渣、痰液及阴道涂片等。②黏膜细胞:如食管拉网、胃黏膜洗脱液、宫颈刮片等。③细针吸取:用针和注射器吸取肿瘤细胞进行涂片染色检查。

2.病理组织学检查　从患者病变部位用穿刺、钳取、手术切取等方法取得小块组织,用作切片或抹片(如淋巴结穿刺)检查,以观察病变的组织细胞形态,作出病理组织诊断。它可对肿瘤的性质和类型作出较为准确的判断,是肿瘤的可靠的诊断方法。

此外,在手术过程中为了确定肿瘤的性质,可取部分组织作快速(冰冻)切片诊断,用以决定手术方式和范围。各类活检有促使恶性肿瘤扩散的潜在可能,因此应在术前短期内或术中施行。

3.肿瘤标志物及其检测意义　肿瘤标志物是由肿瘤组织自身产生的、具有特异性识别功能的生化物质,通过检测它们的存在和表达情况,可以间接地反映肿瘤的组织学来源和生物学特性。如癌胚抗原(CEA)为胎儿胃肠道产生的一组糖蛋白,在结肠癌、胃癌、肺癌、乳癌均可增高,常用于大肠癌的术后监测,对预测大肠癌的复发具有较好作用;甲胎蛋白(AFP)为动物胎儿期由卵黄囊、肝、胃肠道产生的一种球蛋白,在肝癌及恶性畸胎瘤均可增高,常用于原发性肝癌的普查。

(五)肿瘤的复发

肿瘤的复发是指恶性肿瘤经外科手术切除或放射治疗,临床上获得过一段治愈期或缓解期后又重新出现同样的肿瘤。复发性肿瘤,可发生于原部位、相邻部位或远隔部位。引起复发的原因是多方面的:

1.肿瘤细胞的残留　肿瘤手术切除不彻底,有瘤细胞的残留。也可因放射治疗时受到放射剂量的限制(因机体耐受性有限),致使不能杀灭所有的瘤细胞。

2.隐性转移灶的存在　当机体免疫功能下降时,隐性转移灶的瘤细胞即可重新恢复生长活力。

3.有些良性肿瘤,如腮腺多形性腺瘤、血管瘤等,由于它们与周围组织分界不清,如切除不彻底也易复发。

四、肿瘤的分期

和其他疾病一样,肿瘤临床分期的目的是反映疾病的发展阶段,从而为制定治疗计划和估计预后提供依据。肿瘤分期主要根据原发瘤的大小、浸润深度和范围以及是否累及邻近器官,有无淋巴结和远处器官转移等来确定肿瘤的发展阶段,目前较多使用国际抗癌联盟所制定的 TNM 分期法。

T 指原发肿瘤(tumor),根据肿瘤大小和局部浸润情况分为四级(T_1、T_2、T_3、T_4),此级标准在各个部位(器官)的肿瘤均有所不同,在许多部位还可加上另外两种分级:T_{is}(原位癌)及 T_0(未见原发肿瘤)。

N 为淋巴结(node),按淋巴结的受累范围可分为四级(N_0、N_1、N_2、N_3),其标准在各个部位不同。对区域淋巴结的情况难以作出估计时,则用符号 Nx。

M 代表远处转移(metastasis),M_0 代表无远处转移,M_1 代表有远处

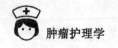

转移。

以此三项决定分期,不同的 TNM 组合,诊断为不同的期别,以乳腺癌为例,乳腺癌的 TNM 分期如下:

T_0:原发癌瘤未查出。

T_{is}:原位癌(非浸润性癌及未查到肿块的乳头湿疹样乳腺癌)。

T_1:癌瘤长径小于等于 2cm。

T_2:癌瘤长径大于 2cm,小于等于 5cm。

T_3:癌瘤长径大于 5cm。

T_4:癌瘤大小不计,但侵及皮肤或胸壁(肋骨、肋间肌、前锯肌),炎性乳腺癌亦属之。

N_0:同侧腋窝无肿大淋巴结。

N_1:同侧腋窝有肿大淋巴结,尚可推动。

N_2:同侧腋窝肿大淋巴结彼此融合,或与周围组织粘连。

N_3:有同侧胸骨旁淋巴结转移。

M_0:无远处转移。

M_1:有锁骨上淋巴结转移或远处转移。

根据以上情况,可将乳腺癌分为以下各期:

0 期:$T_{is}N_0M_0$

Ⅰ期:$T_1N_0M_0$

Ⅱ期:$T_{0\sim1}N_1M_0$,$T_2N_{0\sim1}M_0$,$T_3N_0M_0$

Ⅲ期:$T_{0\sim2}N_2M_0$,$T_3N_{1\sim2}M_0$,T_4 任何 NM_0,任何 TN_3M_0

Ⅳ期:包括 M_1 的任何 TN

五、肿瘤的治疗

良性肿瘤及交界性肿瘤以手术切除为主。恶性肿瘤是一种全身性疾病,常伴浸润和转移,仅局部治疗不易根治,宜根据患者的机体状况,肿瘤的病理类型、侵犯范围(分期)和发展趋向,合理地、有计划地综合应用现有的治疗手段,以期较大幅度地提高治愈率和改善患者的生活质量。综合治疗的几种模式如下:

1.辅助放化疗 对于比较局限的肿瘤先手术彻底切除,再根据手术情况加用放疗和(或)化疗。如乳腺癌、睾丸肿瘤、大肠癌等。

2.术前放化疗 对于局部肿块较大或已有区域性转移的患者可先作内科治疗或放疗,以后再行手术。晚期的乳腺癌患者近年有人尝试先行化疗,局限以后再做手术,术后再根据情况进行放疗和(或)化疗。骨肉瘤尽管可通过截肢局部切除,但多数学者均主张先做术前化疗,以后再手术,这样可使治愈率明显提高。

3.通过化疗和(或)放疗使不能手术的患者变为可以手术 术前的化疗和(或)放疗能提高睾丸、卵巢肿瘤及小细胞肺癌的手术切除率,提高治愈率。

4.放疗和化疗综合 不能手术患者放疗和化疗的安排,多数学者主张最好先作化疗,或同时行化疗与放疗。因放疗后的纤维化引起血管闭塞使化疗药物很难进入。但有些情况下如上腔静脉压迫综合征、颅内转移和骨转移等,为了尽快缓解病情也可先作放疗。

5.放化疗结合生物及靶向治疗 由于目前除在个别病例外尚无资料证明生物疗法单用可以治愈晚期癌症,所以多作为辅助应用。在这一方面近年来已经有了一定成果。例如应用扶正中药辅助放疗或化疗治疗乳腺癌、子宫颈癌和小细胞肺癌,不但可以减少不良反应,还可以提高远期治疗效果。

六、肿瘤的预防

无论在发达国家或发展中国家,恶性肿瘤的危害不容忽视,由于人口的老龄化等原因,使得恶性肿瘤增长的趋势不减,恶性肿瘤的预防与控制已经成为世界各国无法回避的公共卫生问题。

人们发现大部分的肿瘤是由环境因素造成的,因此,从理论上说大部分人类肿瘤是可避免的。已有的研究表明:癌症中有 1/3 与吸烟有关,1/3 与不合理膳食有关,其余 1/3 与感染、职业暴露及环境污染等有关,仅少数为遗传因素所致。这种定量的估计为癌症的预防与控制提供了明确的思路。

通过营造良好的生活环境和健康的生活习惯,有 1/3 的肿瘤是可以预防的,另有 1/3 可以通过早发现、早诊断、早治疗进行治愈,剩下的 1/3 则可以通过适当治疗,延长生命时间和提高生活质量。恶性肿瘤的预防分为一级、二级及三级预防。

(一)肿瘤的一级预防

肿瘤的一级预防即病因预防,主要针对危险因素进行干预,消除或减少可能致癌的因素,防治癌症的发生。

1.戒烟 吸烟不但与肺癌的发生密切相关,口腔癌、食管癌、胃癌、膀胱癌、肾癌、胰腺癌的发生均与之有关。控制吸烟可减少大约 80% 的肺癌和 30% 的总癌死亡率。20 世纪 90 年代美国男性肺癌的发病率及死亡率的下降趋势带动了 90 年代美国肿瘤的总发病率及死亡率也呈下降趋势,归功于大规模的戒烟。

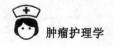

2.调整饮食结构和饮食习惯　25%～35%癌症与饮食有关,应多食富含纤维素的新鲜蔬菜水果,忌食高盐、霉变食物。

3.节制饮酒　饮酒与口腔癌、咽癌、喉癌、直肠癌有关,可以导致肝硬化,继而可能转化为肝癌。

4.减少职业暴露　尽力去除职业性的致癌因素,如防止工作环境中的电离辐射、石棉、苯等。

5.健康教育　把已知的肿瘤的危险因素、保护因素,通过各种形式、途径告诉广大群众,使他们建立合理的饮食习惯,养成健康的生活方式等。

6.适量运动,保持健康体重　积极参加体育运动,保持健康体重,可以减少癌症发病率和死亡率。

(二)肿瘤的二级预防

肿瘤的二级预防即发病学预防,是指通过对高发区及高危人群定期检查从而进行早期发现、早期诊断和早期治疗。如宫颈涂片早期发现宫颈癌;及时治疗子宫颈慢性炎症伴不典型增生病变;向群众教授乳房自检方法,早期发现乳癌;切除胃肠道腺瘤或息肉;大便隐血(OB)筛查早期结直肠癌;治疗慢性溃疡或经久不愈的下肢溃疡等。

(三)肿瘤的三级预防

对现患肿瘤患者防止复发,减少其并发症,对症治疗改善生存质量或延长生存时间,如减轻由肿瘤引起的疼痛,可施行由世界卫生组织提出的三级阶梯止痛方案。

(高辉)

第二章　肿瘤的临床治疗手段

人类发现肿瘤，至今已有 3000 多年的历史，随着社会的发展进步，人们生活水平的不断提高，人们对肿瘤这一严重威胁人类健康的疾病的认识有了新的提高，治疗技术水平日新月异，为肿瘤患者的治愈和带癌生存提供了良好的机遇。

第一节　恶性肿瘤的综合治疗

一、恶性肿瘤综合治疗的概念

恶性肿瘤的综合治疗是指根据患者的机体状况、肿瘤的病例类型、侵犯范围（病期）和发展趋向，有计划地、合理地综合应用现有的治疗手段，以较大幅度地提高治愈率，改善患者的生存质量。

恶性肿瘤是一个多因素、多步骤发展的疾病。目前，其发生、发展的机制尚未完全阐明，不能像感染性疾病、营养性疾病和内分泌性疾病等进行针对病因的有效治疗，只能针对发病的不同环节、不同阶段，采取不同的干预措施。就大多数肿瘤而言，综合治疗可以结合多种治疗方法，取长补短，因此效果往往优于单一治疗。

二、恶性肿瘤治疗的现状

恶性肿瘤的现代治疗，始于 19 世纪末期外科领域率先对癌症的治疗。肿瘤外科的第一个里程碑，是 Halsted 1882 年首创的乳腺癌根治术，随后肿瘤外科蓬勃发展，至 1994 年几乎人体所有重要脏器的恶性肿瘤都可经手术治疗。之后放射线、放射物质的发现，开辟了抗癌的另一战场。X 线、^{60}Co、直线加速器是目前肿瘤放疗的基本格局。20 世纪 80 年代以来，计算机技术的飞

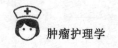

速发展,使得放疗新技术不断出现,三维治疗计划系统、立体定向放疗技术、适形调强放疗等都可称为放疗历史上的重大进步,甚至被认为是 21 世纪放射治疗的发展方向。

20 世纪初,抗癌药物的使用,使古老的内科疗法焕发出新的潜力。1941年,Huggins 应用雌激素治疗前列腺癌获得肯定疗效,为肿瘤的内分泌治疗奠定了基础,他也因此获得诺贝尔医学奖。1943 年,耶鲁大学首次应用烷化剂治疗霍奇金病取得成功。之后,一些抗癌新药陆续发现。特别突出的是 1957年合成的环磷酰胺和氟尿嘧啶,使化疗的应用更为广泛,成为肿瘤化疗的里程碑。20 世纪 60 年代早期,Skippe 奠定了肿瘤化疗的一些基本生物学原则。1961 年,李明秋开辟了肿瘤联合化疗的先河。1968 年,正式提出肿瘤内科学的概念,标志着肿瘤化疗从过去单一寻找新药,发展成包括药物治疗、细胞增殖动力学的应用和免疫学在内的一个新的学科。80 年代末,Hryniuk 等提出了化疗的剂量强度概念,指出整个疗程中平均每周所接受的剂量同缓解率和治愈率有关。根据"完全杀灭"概念提出的根治性化疗,是现代肿瘤化疗的理论基础之一。在化疗强度和根治性化疗基础上发展起来的造血干细胞及造血细胞因子支持下的大剂量和超大剂量化疗,更是肿瘤化疗史上里程碑式的事件。目前,肿瘤化疗在给药方法和给药途径方面、联合化疗方面以及辅助化疗方面所取得的明显发展,奠定了其成为现今肿瘤治疗的主要手段之一的地位。至此,形成了现代医学对付癌症的最主要的三种手段——手术、放疗、化疗。

三、恶性肿瘤综合治疗的必要性

半个多世纪以来,国内外众多学者经过大量的临床实践与实验研究,总结了各种治疗手段的优点与不足,对各种治疗已有较充分的认识。随着时间的推移和新技术的推广应用,对引起肿瘤复发与转移的原因有了更深刻的认识,也深刻认识到亚临床病灶的存在。所谓亚临床病灶,是指一般临床检查不能发现的,肉眼也看不到的,而且显微镜下检查也是阴性的细胞/分子水平的病灶,常位于肿瘤主体周围或远隔部位,有时属于多发的性质,或者在患者求诊时已有远隔部位的血行播散,是一种潜在的威胁。若不消灭亚临床病灶,势必造成大量的治疗失败。因此,在治疗时,必须针对亚临床病灶采取一定的干预措施,才能提高恶性肿瘤的治愈率,减少复发与转移。

采用多学科综合治疗,将各种治疗手段有计划地、科学合理地密切配合,互补长短,可在将恶性肿瘤治愈的前提下,不损伤或将损伤功能降到最低,保存器官的功能,提高患者的生存质量。综合治疗已作为当代恶性肿瘤治疗与研究的主要模式。在很多肿瘤的治疗中已取得了较单一治疗有突破的进展，如睾丸精原细胞瘤、胚胎瘤、肾母细胞瘤、儿童白血病或恶性淋巴瘤继发白血病、原发性肝癌、乳腺癌、结肠癌、恶性淋巴瘤、恶性骨与软组织肿瘤等，增强了人们战胜疾病的信心。

综上所述，综合治疗在恶性肿瘤治疗中的作用是不可小觑的。肿瘤科的医生应该有较广泛的肿瘤学治疗知识，具有较强的综合分析和应用能力。然而，在各专科医院及综合医院中，专业分科明确严格，加上其他原因，使肿瘤患者往往在相当长时间内被局限于首诊科室的治疗，而未能充分利用到当代相邻专业的成果，进行合理、妥善的综合治疗，从而得不到最全面、最合理和最佳的治疗。恶性肿瘤不是一个单独的疾病，肿瘤形成的病因和生长发展受到多种独特因素的影响，因此，在治疗上也不是单独一种方法就能奏效的。因此，在临床治疗中，应尽量避免盲目一味地强调某单一学科在肿瘤治疗中的重要性和某单一方法的过分扩大应用，而应该充分了解并结合其他学科的成果，全面综合考虑，对本学科的治疗加以补充、完善和提高，以期达到更高的治愈率和更佳的生活质量。

四、恶性肿瘤多学科综合治疗的基本原则

综合治疗不是几种治疗方法的简单叠加。就一个具体的肿瘤患者而言，选择哪些治疗方式，治疗方式如何进行结合才能取得最佳效果，应该由相关专家事先商量讨论，充分估计，精心计划，最大限度地做到改善疗效、降低损伤，合理安排治疗。一个好的多学科综合治疗方案，必须是能够延长患者的无瘤生存期和总的生存期，同时尽量降低近远期药物的不良反应，必须能够提高患者的生存质量，同时符合成本效益最优的原则。

（一）根据肿瘤本身特性制定综合治疗原则

首先，根据肿瘤的病理学或生物学特性，特别是局部或播散倾向，局部治疗与全身治疗因病情的不同而有机地组合，设计治疗方案时，在以处理局部肿瘤为主的方案中应兼顾到全身治疗的方法；在以全身治疗为主时辅以局部治疗，往往能收到事半功倍的效果，方能提高疗效，减轻不良反应。

对于比较局限的肿瘤，如皮肤癌，局部治疗即可痊愈，就没有必要再加用其他治疗；多数早期癌，单独手术即可治愈，过分的放疗或化疗反而有害；而一些局部复发为主的肿瘤，如中枢神经系统肿瘤、头颈部癌，辅助放疗可在一定程度上提高手术治疗的治愈率。在另一些情况下，如绒毛膜上皮癌、骨肉瘤等，虽尽量扩大切除或照射，都不能消除远处播散的可能，因此，必须采用必要

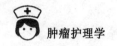

的全身措施,如化疗,才能达到根治的目的。还有一些肿瘤,如多发性骨髓瘤、白血病和某些恶性淋巴瘤,多数在诊断时即属全身性,所以化疗才是首选的治疗方法。

其次,即使是同一种肿瘤,也要根据不同发展阶段和趋向,估计局部与播散哪一种可能性更大,从而采取适当有效的治疗措施。

恶性肿瘤分期的多样性也决定了综合治疗方案的多样化。恶性肿瘤不同,分期不同,都决定了治疗方案的不同。如Ⅰ期的非小细胞性肺癌,可以根治性的肺叶切除为主,术后考虑辅以提高免疫力的全身治疗,而Ⅰ期的乳腺癌,则采用保守的手术加上放疗和化疗。但虽同是非小细胞性肺癌,不同的分期,治疗策略则完全不同。Ⅰ、Ⅱ期时以手术为主,Ⅲ期(包括偶然性和边缘性两个类型)目前推崇诱导化疗后手术或放疗的模式,Ⅲb期和Ⅳ期则以非手术治疗为主。但是,目前国内恶性肿瘤分期治疗的原则还没有得到很好的推广与贯彻,因此,每一种癌症最佳的综合治疗方案还没有定论。

(二)针对患者而采取的综合治疗原则

在恶性肿瘤的治疗研究中,即使是同一分期、同一病理类型、采用同一治疗方案的肿瘤患者,其效果也有明显的不同。可能与以下两个因素有关:①与同类型恶性肿瘤的异质性有关。②与每一个患者的具体情况、具体状态不同有关,这是一个更多涉及患者功能状态、心理状况乃至社会影响的问题。考虑到这一问题,需要在治疗前对患者进行综合评价。

这个问题在20世纪90年代开始日益受到重视,并逐渐地建立了众多的评价体系,如评价患者功能状态的行为状态(performance status,PS)和日常生活能力(activities of daily living,ADL)等。

Balducci在论述个体化治疗时指出,癌症患者的预期寿命可由年龄、功能状态和伴随疾病来估计;患者治疗的耐受性可由功能状态、伴随疾病情况、活动能力和社会支持的有效性来预测。

伴随疾病是一个影响癌症患者预期寿命和治疗耐受性的独立因素,伴有高血压、冠心病、糖尿病的肿瘤患者,往往更难以忍受多学科的综合治疗。而年龄是另一个在制定癌症个体化多学科治疗方案时需考虑的因素。研究结果表明,大部分人的生理年龄和心理年龄的改变发生在70～75岁。因此,对于大于70岁的癌症患者,应进行上述各个方面的总体评价,然后根据测量结果进行治疗方案的制定。

(三)注重患者生活质量的原则

随着生物-心理-社会医学模式的建立,改善、提高患者的生活质量已经成为恶性肿瘤治疗方案设计中日益受到重视的问题。主要表现在两个方面：①注重疗效与不良反应的关系：为达到满意疗效，就需较大的手术范围、较高的药物剂量或者较大的放射强度，但伴随发生的是较多、较严重的不良反应，故在执行方案时必须处理疗效与副作用的关系。应根据肿瘤的解剖特征和患者本身情况确定手术切除范围，尽量减少破坏性治疗手段所致的毁容、致残程度；严格控制照射容积和总剂量，采取分割治疗或多途径照射，避免合并应用某些能够降低放射耐受性的药物等；因各种化疗药物均有一定不良反应，在治疗中一方面要避免药物加重原来已存在的损害，另一方面应采取措施减轻不良反应。②重视辅助支持治疗：辅助支持治疗在保证抗癌治疗的开展、提高抗癌治疗效果、减轻抗癌治疗不良反应方面都有重要意义。

在治疗时，一个合理的治疗方案的实施应使患者的生命得以延长，同时使生活质量得以提高。过分追求治疗技巧而漠视生活质量实际是对癌症患者的犯罪。在某些癌症，生活质量是一项独立的预后因素。生活质量也是癌症姑息治疗临床研究的一个独立的终末评价指标。

可以说，癌症治疗从过去单纯追求生存率到今天生存率与生活质量并重，是恶性肿瘤治疗观的一个极其重要的转变，势必在今后越来越深刻地影响着肿瘤专家对恶性肿瘤的治疗观念。

（四）成本与效益并重的原则

如何用尽可能少的钱来取得癌症治疗的最好疗效，是一个经常被忽略但又十分现实的问题。而多学科综合治疗比起单一手段治疗，其经济花费要大得多。一般说来，成本与效果并重的原则关键在于对各种治疗方法、各种治疗手段的充分了解。在这一基础上，有几条规律值得遵守：①成本最低原则（cost minimization）：假如有多种治疗模式，其临床效果基本是一样的，那么，首选费用最低的方案。②成本效果原则（cost-effectiveness）：是指单位时间内付出的成本应获得一定量的健康效果。③成本效用原则（cost utility）：是一种同时考虑生存时间和生存质量的经济分析方法，其衡量单位是质量调整生存年（quality-adjusted life-year，QALY）。即在成本同样的情况下，选择在预算内能达到最大质量调整生存年的治疗模式。④成本效益原则（cost benefit）：是以货币为单位进行计算，首选效益大的治疗方案。

在恶性肿瘤的治疗中，总的原则应是简单、有效、不良反应小。效果评价的重点在于生存质量，不要过分追求生命的简单延长，自理能力是个体化治疗时需考虑的主要因素。

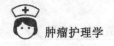

五、各种综合治疗

（一）放疗与手术治疗综合治疗

1. 术前放疗　目的是根除手术切缘之外的亚临床及镜下病灶，通过减少手术野中生存的癌细胞来减少肿瘤的播散，同时消除手术野之外的区域淋巴结转移，进一步减少远位转移，还可以提高肿瘤切除率及根治切除率。缺点是可能妨碍组织的愈合。目前，术前放疗在头颈部肿瘤已取得了明显改善的疗效，在治疗食管癌、直肠癌、中晚期胃癌等恶性肿瘤中也改善了治疗效果。多项实例证明术前放疗在治疗一些中晚期肿瘤中不仅改善了治疗效果，而且不增加治疗并发症，还提高了生存质量。

2. 术后放疗　根据术后手术范围内的肿瘤亚临床病灶，包括区域淋巴结的转移病灶决定照射靶区及剂量。术后放疗可对已知残余病灶或高危的体积给予较大的放疗剂量。缺点是必须等待伤口愈合后才能开始，并且因为手术改变了瘤床血供，进而影响放疗的效果。

（二）放疗与化疗综合治疗

放疗与化疗联合，在改善疗效的同时，也可能增加并发症。当二者的剂量-生存曲线是直线时，二者的作用相加或高于相加。因此，在选择综合治疗方案时，应充分考虑放疗与化疗的相加规律，在放疗前使用化疗，可增加对癌细胞的杀伤，因此可减少使用根治癌细胞时的放疗剂量；放疗中使用化疗，可给放疗增敏，不仅局部的作用相加或高于相加，还可作用于远位的亚临床病灶。

（三）化疗与手术综合治疗

化疗与手术治疗的联合能够改善治疗效果，在临床上已经广泛应用。

1. 术前化疗　手术前实施化疗，可使肿瘤缩小，为切除创造有利条件。同时能有效杀灭血液中的肿瘤微小病灶，减少或防止肿瘤远处转移。

2. 术中化疗　在手术实施过程中可能有癌细胞脱落进入血管或淋巴管，也可能残留在手术创面，因此，在手术过程中全身应用化疗并使用抗癌药物冲洗创面，可减少全身转移及局部复发的几率。

3. 术后化疗　手术后癌细胞的倍增时间较快，对化疗比较敏感，因而术后化疗是提高疗效的关键，应早期足量应用，一般以 6～8 个月为宜。

六、考核治疗效果的指标

（一）影像学检查

常根据 UICC 标准评估近期疗效，即根据化疗前后可测定肿块大小的变

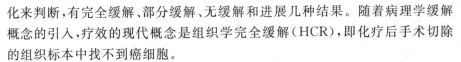

化来判断,有完全缓解、部分缓解、无缓解和进展几种结果。随着病理学缓解概念的引入,疗效的现代概念是组织学完全缓解(HCR),即化疗后手术切除的组织标本中找不到癌细胞。

(二)生存时间

评估患者的远期疗效常用生存时间来表示。生存时间是指从某一起点开始所经历的生存时间。

(三)生活质量

如前所述,对于肿瘤治疗的疗效考核从影像学的消退和生存期的延长进而发展到生活质量的提高,这是医学模式转变的结果。肿瘤治疗的目的不仅要从影像上消除或缩小肿瘤,而且要延长寿命,更需要提高生活质量。

七、恶性肿瘤综合治疗研究目前存在的问题

现阶段,恶性肿瘤综合治疗的主要问题表现为盲目性较大,缺乏有说服力的研究结果,没有形成系统的治疗体系。西方国家推崇的 GCP(good clinical practice,药品临床试验管理规范)绝大多数情况下也仅仅是应用于新药新方案的评价,能够评价多学科综合治疗的高质量临床研究还较为少见,采用 GCP 的合理内核,尽快提高我国的临床研究水平是目前的当务之急。综合治疗中各种手段的合理应用尚有很大的困难。

当前,对评估治疗效应的深入研究,指导制定前瞻性的有效综合治疗方案,将为真正的多学科综合治疗奠定必不可少的基础。

作为综合治疗的组成部分,某些方法尚不够成熟。近年来,在传统的治癌方法之外,出现了一些新的治疗手段,增加了人们对付癌症的新武器。正确认识这些方法并作出适当的评价,是恶性肿瘤治疗中极为重要的认识问题。但是,综合治疗并不是需要将所有治疗方式综合在一起,经常是 2～3 种治疗方式的结合,对新技术、新方法的过分热衷,对多种治疗方法的过分结合,既对患者不利,也对新技术新方法的自身研究不利。

在临床工作中,有不少的临床医师在长期的实践中墨守成规,出于种种原因,不愿也不去探索新的方法,甚至拒绝新技术、新方法。这种观念同样也不利于肿瘤多学科综合治疗的发展。而不成熟的新方法滥用所带来的失望也加重了不少临床医师的这种观念。加强对新方法、新技术的规范研究,尽快使其成熟、为我所用,才能有效地使肿瘤综合治疗的研究不断发展与进步。

(孙新华)

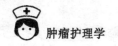

第二节　肿瘤的外科治疗及护理

一、概　述

随着外科学突飞猛进的发展,肿瘤外科已在外科领域中独树一帜,成为不可缺少的专业之一。肿瘤外科的发展历史,是前人不断总结治疗经验的历史。19世纪中后叶,虽然已经开始了胃癌、喉癌、甲状腺癌等手术,但尚未形成肿瘤手术的规范及概念。1890年,美国Halsted对乳腺癌的治疗开创了肿瘤外科手术治疗的先河,堪称肿瘤外科历史上的里程碑,奠定了肿瘤外科的手术原则,即把肿瘤连同周围软组织整块切除,并加上区域淋巴结清扫。至20世纪50年代,肿瘤外科手术基本成形并在世界各地得以开展。

外科手术治疗是治疗肿瘤的非常有效的方法。有60%以上的恶性肿瘤患者需要外科手术治疗,且手术治疗越早,效果越显著。通过术中探查和切除的手术标本病理检查有助于90%以上恶性肿瘤患者的诊断与分期。

二、治疗原则

实体肿瘤的外科手术既要遵循外科手术的一般原则,又要遵守肿瘤外科的基本原则,随着科技的发展,肿瘤的手术治疗原则也在不断地发展与完善。

在拟订手术方案时要求做到:①根治手术前必须明确诊断(包括病理诊断和临床分期),必要时行术中快速冷冻切片,恶性肿瘤的外科治疗前提是手术前必须有病理诊断,治疗前的临床分期为术前制订治疗方案的主要依据之一。②对肿瘤范围应有所估计。③机体的状况和反应性估计也是拟定治疗方案的重要因素。

肿瘤外科的基本原则为:

1. 不切割原则　手术中不直接切割癌肿组织,由四周向中央解剖,一切分离均在远离癌肿的正常组织中进行。

2. 整块切除原则　将原发病灶和所属区域淋巴结做连续性的整块切除。

3. 无瘤技术原则　其目的是防止手术过程中肿瘤的种植和转移。手术中的任何操作均不得接触肿瘤本身。

三、手术治疗方法

术式的选择必须遵循下列几项原则:①须根据各种肿瘤病理及生物学特

性进行选择。②保证足够的切除范围,争取手术治愈,应争取最大限度地切除肿瘤和最大限度地保护正常组织,有矛盾时,应以前者为重。③依据患者年龄、全身状况选择术式。

肿瘤外科手术治疗分为预防性手术、诊断性手术、根治性手术、姑息性手术、减瘤手术、复发或转移灶手术、重建和康复手术。

1. 预防性手术　预防性手术可用于治疗癌前病变,防止其发生恶变或发展成进展期癌,通过手术可预防性治疗隐睾症、家族性结肠息肉、溃疡性结肠炎、多发性内分泌瘤(MEN-2)、黏膜白斑病、易受摩擦部位的黑痣等。

2. 诊断性手术　诊断性手术有将肿瘤完整切除进行诊断的切除活检术、在病变部位切取一小块组织做组织学检查以明确诊断的切取活检术,及用其他方法无法明确诊断,通过剖腹探查获取组织学诊断,指导进一步治疗的剖腹探查术。

3. 根治性手术　根治性手术指切除全部肿瘤组织及肿瘤累及的周围组织和区域淋巴结,以达到彻底治愈的目的。

4. 姑息性手术　姑息性手术是相对于根治性手术而言,适用于已超越根治性手术切除范围的癌肿。目的是改善生存质量、减轻痛苦、延长生存期、减少和防止并发症和缓解症状。

5. 减瘤手术　当肿瘤体积较大,单靠手术无法根治,做肿瘤大部分切除后继以其他非手术治疗如化疗、放疗、生物治疗,以控制残留的肿瘤细胞的方法。

6. 复发或转移灶手术　对单个的转移灶及局部复发可再行手术治疗。

7. 重建和康复手术　为了提高肿瘤根治术后患者的生活质量,常采用重建和康复手术,如针对乳腺癌手术后患者的乳房重建。

8. 微创手术　微创手术是指采用创伤最小的方法进行的外科治疗。有腔镜外科和内镜外科等。具有手术切口小,出血少,手术时间短,全身反应轻,术后恢复快等特点。

四、肿瘤外科治疗患者的护理

1. 手术前护理　各种疾病中,很少有如恶性肿瘤给人以巨大的精神压力。癌症不仅影响一个人的正常生活,也危害其家庭,不仅破坏机体的正常功能,也可造成身体形象的改变,以及患者在家庭角色中的转换,加重了患者的恐惧、疑虑、抑郁、绝望等情绪反应。因此,针对癌症患者,首先应做好心理护理,手术前护士应与患者多交流,针对患者的心理活动特点给予宣教及指导,

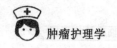

解释手术对挽救生命、防止复发和转移的意义,帮助他们建立积极的情绪。并做好失语、人工肛功能恢复训练。

在手术前,护士应协助医师做好手术前体格检查、常规检查及各科特殊检查;结合体检及化验结果纠正营养不良、贫血、电解质紊乱等,增强患者体质;结合病情帮助患者建立良好的生活习惯,戒烟酒、保持口腔清洁、预防感染;根据不同的手术部位做好特殊准备、皮肤准备,做好和术前的指导工作,如深呼吸、吸痰及肢体的功能锻炼,以配合术后护理工作,促进康复及减少并发症。

2. 手术后护理 手术后要做好麻醉后护理,有条件者应安置在监护室或术后观察室,专人守护,对全麻患者要保持呼吸道通畅,以防止窒息的发生,椎管麻醉后去枕平卧 6 小时,腰麻者应注意有无头痛、恶心、呕吐等;麻醉清醒后,根据手术部位取适当体位,做好引流;根据患者需要及时应用止痛药,或安装止痛泵;保持切口部位局部清洁、干燥,敷料污染后及时更换;做好术后饮食护理,禁食期间静脉补充营养,能经口进食者鼓励其早期进餐,由流质饮食开始逐步增加;如无禁忌,尽早下床活动。

3. 术后恢复期的护理 为提高手术效果,促进机体和器官的功能恢复,护士应制定功能锻炼计划并实施,培训患者自我护理能力,适应新的生活习惯。

(孙新华)

第三节 肿瘤的放射治疗及护理

一、放射治疗的概述

(一)放射治疗的定义

放射线对生长繁殖迅速而旺盛的细胞和幼稚细胞具有杀灭作用,使其不再复生。癌症细胞具有分裂增殖快、酷似胚胎幼稚细胞的特性,因此可被放射线杀灭。正常组织细胞也会出现不同程度的损害,由于其修复能力远比癌细胞大,故而可用放射线治疗癌症。

放射治疗简称放疗,是指利用各种射线,如普通 X 线、电子直线加速器之高能 X 线等射线直接照射癌瘤,使癌细胞的生长受抑制、损伤,使肿瘤退化、萎缩直到死亡的一种治疗方法。目标在于杀灭癌细胞,或者使癌细胞永远不能再分裂,而能够对周围正常组织不过分地伤害。

（二）放射物理学概论

自 1899 年开始用 X 线治愈第一个患者,肿瘤的放射治疗已有一百多年的历史了。随着科学技术的进步,放射治疗的设备技术有了明显的发展,接触治疗机、深部 X 线治疗机、^{60}Co 远距离治疗机、各种类型加速器、后装近距离治疗机为主的放射治疗设备陆续出现。

放射物理学是医学物理学的一个重要分支,是放射肿瘤学的重要基础,主要研究放疗设备的结构、性能及各种射线在人体的分布规律,探讨提高肿瘤组织剂量、降低正常组织受量的物理方法的学科。放射治疗的基本目标是努力提高放射治疗的治疗增益比,即最大限度地将放射线的剂量集中到病变内,杀灭肿瘤细胞,而使周围正常组织和器官少受或免受不必要的照射。

随着模拟治疗定位机和各种体位固定系统的发展,以及近十几年来影像学和计算机技术的发展和两种技术融合进放射治疗技术中,使放射治疗更加精确,高剂量区在体内的分布更合理,与治疗靶区(病灶)在三维上的一致性大大提高,总之,放射治疗真正进入了精确治疗阶段。使放射治疗已成为恶性肿瘤的主要治疗手段之一,约 70% 的恶性肿瘤在治疗的不同时期需要放射治疗。

（三）放射治疗使用的放射源的种类

1. 放射性核素　^{226}Ra 为天然放射源,因半衰期长,现已被人工放射性核素 ^{60}Co、^{137}Cs、^{192}Ir 铱所替代。可以射出 α、β、γ 三种射线,临床上 β 射线仅用于治疗表浅肿瘤,γ 射线为放射治疗的主要放射源,用 ^{60}Co 制成的放射机,因 γ 射线穿透力强,深部剂量高,皮肤受量少,适用于深部肿瘤的治疗。

2. X 线治疗机　可分为 X 线治疗机、浅层 X 线治疗机和深部 X 线治疗机等不同能量射线。X 线治疗机的缺点是能量低,穿透力弱,皮肤受量大,现已较少使用。

3. 医用加速器　有电子感应加速器和直线加速器。前者输出高能电子束,后者输出高能电子束和高能 X 线,高能 X 线穿透力强,皮肤受量小。

（四）放射治疗常用的照射方式

1. 远距离放射治疗　是利用 X 线机器、^{60}Co 远距离治疗机、直线加速器发放出超伏特强度的放射线来治疗癌症。照射装置远离患者,放射线必须通过人体皮肤及体内正常组织到达治疗靶区的肿瘤组织,也称为外照射。是目前放射治疗中应用最多的照射方式。体内的剂量分布决定于射线的类型、能量、皮肤到放射源的距离(源皮距)、体内组织的密度等。其中调强适形放疗(IMRT)和立体适形放疗(3DCRT)是当今肿瘤放疗最先进的技术。IMRT 的

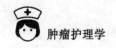

特点为:精确定位、精确计划、精确照射,可达到"四最",即靶区接受的剂量最大、靶区周围正常组织受量最小、靶区的定位和照射最准及靶区内剂量分布最均匀。远距离放射治疗常用放射源有高能 X 线、高能电子线及^{60}Co。立体适形放疗的出现使得放射治疗进入了新的阶段——精确治疗阶段。照射方式有:常规分割放射治疗(CF)、超分割放射治疗(HF)、加速超分割放射(AHF)、3DCRT、IMRT、X(γ)刀立体定向放射治疗、全身放射治疗(TBI)等。

2. 近距离放射治疗(含腔内治疗) 又称内照射,是把密封好的放射源置于需要治疗的组织内(组织间治疗)或人体天然体腔内(腔内治疗)。放射源与治疗靶区的距离为 0.5～5cm。临床上多用作外照射的补充治疗手段。内照射技术包括腔内或管内、组织间、手术中、敷贴等。常用的放射源有^{55}Cs,^{192}Ir,^{60}Co,^{53}I,^{103}Pd,使用后装技术(把施源器按剂量学原则和分布置于治疗部位,而后再把放射源置入)进行治疗,适用于人体自然腔隙,如宫腔、阴道、鼻咽和食管等。其剂量主要受距离平方反比定律的影响,随距离的增加剂量迅速降低。如果能掌握好放射源的空间分布,能更好地适形照射肿瘤和保护周围正常组织。和外照射比较,近距离治疗具有给予肿瘤高剂量、治疗距离短、周边剂量迅速跌落等特点。但也具有可能剂量不均匀、照射容积不宜太大和照射部位的限制等缺点。因此,多数情况下与外照射结合使用,用于局部肿瘤加量照射。

3. 放射性核素治疗 放射性核素治疗是利用人体的器官、组织对某种放射性核素的选择性吸收的特点,将该种放射性核素经口服或静脉注射的方式进入人体内进行治疗,防护要求更为严格。

二、放射治疗敏感性及其影响因素

(一)肿瘤的放射敏感性

肿瘤的放射敏感性是指肿瘤局部对一定量放射线的反应程度。不同组织器官以及各种肿瘤组织在受到照射后出现变化的反应程度各不相同。肿瘤的放射敏感性取决于它们的组织来源,但肿瘤细胞的分化程度、大体分型、肿瘤生长部位、瘤床含氧量、肿瘤的生物学特性及患者的健康指数等对治疗敏感度也起着重要作用。

(二)影响肿瘤放射敏感性的因素

1. 肿瘤细胞对放射固有的敏感 表 2-1 所示为正常组织及不同肿瘤的放射敏感度。

表 2-1 正常组织及不同肿瘤的放射敏感度

肿瘤	相对敏感度	正常组织
横纹肌肉瘤、平滑肌肉瘤	低度	肌肉组织、脑、骨髓
大多数腺癌：乳腺、黏液腺、唾液腺，肝、肾、胰、甲状腺、结肠癌，脂肪、软骨、成骨肉瘤	中等低度	成熟软骨、骨组织，黏液唾液腺上皮、汗腺上皮、鼻咽上皮、肝、肾、甲状腺、肾上皮
血管及结缔组织肿瘤	中度	一般结缔组织、神经结缔组织、生长软骨及骨组织
鳞癌：口腔、鼻咽、食管、膀胱、皮肤、宫颈癌等	中等高度	口腔、皮肤、角膜、毛囊、皮脂腺、食管、膀胱、晶状体、阴道、子宫
淋巴类肿瘤、白血病、精原细胞瘤	高度	淋巴、骨髓、睾丸、卵巢、肠上皮

2. 肿瘤细胞的分化程度和增殖能力 放射敏感性与细胞的分化程度成反比，即分化程度越低的细胞的放射敏感性越高。放射敏感性的高低还与肿瘤细胞的增殖周期和病例分级有关，即增殖活跃的细胞比不增殖的细胞敏感。而细胞所处的增殖周期不同，对放射的敏感性也不同，以细胞死亡为指标时，M 期(有丝分裂期)细胞对放射最敏感，其次为 G1(DNA 合成前期)后期及 G2(DNA 合成后期)后期，而 S 期(DNA 合成期)最不敏感。

3. 肿瘤细胞的氧含量 肿瘤细胞的氧含量直接影响放射敏感性，例如早期肿瘤体积小、血运好、乏氧细胞少时疗效好，晚期肿瘤体积大，瘤内血运差，甚至中心有坏死，则放射敏感度低；生长在局部的鳞癌较在四肢和臀部的肿瘤血运好，敏感性高；肿瘤局部合并感染，血运差(乏氧细胞多)，放射敏感性下降。

4. 肿瘤的临床分型和生长部位 肿瘤的外生型比内生型放疗效果好，菜花型、表浅型对放疗敏感，结节型、溃疡型次之，浸润型和龟裂型对放疗极不敏感，疗效差。生长在头颈部的肿瘤由于瘤床血运好，放疗敏感性高，疗效优于躯干及四肢的肿瘤。

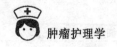

放射敏感性的高低与治疗效果并不成正比,对放射敏感的肿瘤经常容易复发和转移,而无法治愈;相反,对放射中度敏感的肿瘤却可获得较好的疗效。

三、放射治疗的临床应用

(一)放射治疗的原则

在确定放疗原则时,在考虑到有效性的基础上,还要根据治疗目的的不同综合考虑治疗的指征,同时还要考虑治疗的毒性以及带给患者的利弊。根治性放疗时要以最小的并发症来达到根治的目的,因此,照射野的设计要根据肿瘤的发生部位、生物学行为特点,给予根治剂量的放疗,可能发生转移的区域给予预防治疗,同时注意避免严重治疗并发症的出现。例如,单纯放疗早期霍奇金淋巴瘤,要给予次全淋巴区域的预防治疗,再给予病灶所在淋巴区域根治剂量治疗,注意肺、心脏及脊髓的剂量,防止发生并发症。早期霍奇金病治愈率较高,但必须要建立在放射性骨髓炎的可能性极小的基础上。姑息性放疗的目的是缓解患者的症状,如疼痛、梗阻等。恶性肿瘤无法治愈,仅给予病灶局部的小野、低剂量治疗,以期在不增加明显不良反应的前提下达到姑息治疗的目的。总之,放射治疗的原则是最大程度地消灭肿瘤,同时最大程度地保护正常组织。

(二)放射治疗的禁忌证

放疗的绝对禁忌证很少,即使很晚期的患者仍可选择低剂量姑息放疗,来达到止痛等目的。但仍要进行放疗前的严格评估,避免不必要的放疗给患者造成身体和精神的损害。

1. 绝对禁忌证　心、肝、肾等重要脏器功能严重损害时;严重的全身感染、败血症、脓毒血症未得到控制者;癌症晚期合并贫血者;严重恶病质的濒死患者;伴高热或肿瘤所在脏器有穿孔或合并大量胸腔积液或腹腔积液者。

2. 相对禁忌证　放疗不敏感性肿瘤,如骨肉瘤、某些软组织肉瘤及胃肠道癌等;放疗中等敏感肿瘤,如肺癌、头颈部癌、宫颈癌等已有远处转移者;放疗中等敏感的肿瘤经足量照射后,有局部复发者;大面积照射可能严重影响脏器功能者,如肺癌伴肺功能不全时;有其他疾病不能立即放疗者,如合并活动性肝炎、活动性肺结核等传染病者;血象过低者,如治疗前血红蛋白低于60g/L,白细胞低于50g/L,没有得到纠正者,需待恢复后再行放疗。

(三)放射治疗的方法

按放射治疗的目的可分为根治性放疗和姑息性放疗。

1. 根治性治疗　根治性治疗是指应用放疗方法全部而永久地消灭恶性

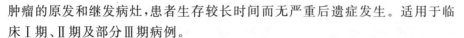

肿瘤的原发和继发病灶,患者生存较长时间而无严重后遗症发生。适用于临床Ⅰ期、Ⅱ期及部分Ⅲ期病例。

(1)单独放疗:对早期鼻咽癌、早期声带癌能获得满意疗效。

(2)手术前放疗:目的是在术前缩小原发肿瘤,减少肿瘤与周围组织的粘连,便于手术切除或缩小手术范围,并破坏和消灭部分癌细胞,保存器官功能,使肿瘤附近淋巴管和血管纤维化,减少手术中癌细胞游走及形成转移病灶的机会,提高治愈率。使用于某些头颈部鳞癌、颈部淋巴结转移癌、子宫体癌、直肠癌等肿瘤的术前治疗。

(3)手术后放疗:大多数作为综合治疗方式应用于术后。

2. 姑息性治疗　姑息性治疗是指对一些无法彻底"治愈"的肿瘤患者,经过给予适当剂量的放疗,达到缓解某些症状、解除痛苦和适当延长患者生存时间的目的。其特点为一般采用单次剂量较大、次数较少的分割照射方式,总剂量是肿瘤根治量的 2/3,如效果显著,可转为根治性放疗。适用于对放疗敏感、有远处转移的肿瘤,因肿瘤引起的症状如出血、梗阻、疼痛、神经症状等,肿瘤转移灶如脑转移、骨转移。

(四)放射治疗的流程

1. 临床诊断　在进行放射治疗肿瘤患者前,首先对患者疾病进行正确诊断,需要完善治疗前的各项临床检查及诊断,除病史、检验报告和体检状态评分,还需确切了解肿瘤原发灶和淋巴结侵犯的范围,行骨骼扫描(ECT)、计算机断层扫描(CT)、磁共振(MRI)及正电子发射计算机断层显像(PET)等必要的检查。

2. 要了解患者是否合并其他疾病,给予必要的处理,以免影响治疗。同时做好放疗前的准备,如头颈部肿瘤的放疗,要治好龋齿。

3. 制订放疗计划　在实施放射治疗之前,需根据患者的肿瘤类型、病理分化、肿瘤生长位置、大小、侵犯部位、与周围组织器官的关系、恶性程度、临床分期和患者的体能状态、治疗史等因素综合考虑,确定放射治疗是根治性的还是姑息性的。对拟行根治治疗的患者应充分做好准备及计划,密切观察治疗反应,争取得到满意的治疗结果。

4. 选择最佳治疗方案　制订治疗计划后设计适合患者的放疗方案,选择放疗的机器、方法、照射野的大小、距离、方向、深度、次数、分次量、总剂量等。通过模拟治疗机、放疗定位系统(TPS)复核定位,验证治疗计划的准确性和可行性,使医师能更准确地进行设计,辅以多叶片准直器、外模,以取得较高的疗效,将不良反应降至最低。

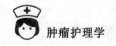

5. 实施放射治疗 一般采用分次治疗法。常用的有每周五次的常规分次、大分割分段、超分割、加速超分割、后程加速超分割等。外照射通常进行常规分割照射，即每天治疗 1 次，每周 5 次，每次照射约数分钟，全部疗程 4～8 周。超分割放射治疗是每天 2 次，上午下午各一次，至少间隔 6 小时。

四、放射治疗的常见不良反应及护理

(一)放疗反应的定义

目前在放射治疗中，放射线在杀灭肿瘤细胞的同时，对正常组织也有一定程度的损伤，引起的相关症状称放疗反应。这种损伤或多或少、或轻或重地伴随着肿瘤放疗的过程中或治疗后。

(二)放疗反应的分类及护理

1. 全身反应及护理 全身反应表现为头晕、乏力、失眠、纳差、恶心、呕吐、腹胀、口淡乏味、骨髓抑制。护理时注意：解除患者心理压力，告诉患者放疗反应是有一定痛苦，但绝大多数情况下不会很严重，不会危及生命安全，经过适当治疗后或放疗结束后，休息一段时间会好转、消退；应规律生活，保证充足的睡眠，避免疲乏和情绪波动；食物宜多样化，宜进高蛋白、高维生素、高热量饮食，忌食油煎、过咸食物，尽量尊重患者饮食习惯，不要过多忌口；放疗前后半小时内避免进餐，以免引起畏食反应；骨髓抑制患者要加强基础护理，保持床铺干燥、清洁，严密观察病情、监测血象变化，避免让患者暴露于易引起感染的环境中；保持大便通畅，必要时给予缓泻剂以预防便秘，避免灌肠或肛塞剂损伤肠黏膜；对贫血患者，指导采取渐进式活动方式，白细胞减少时患者容易疲倦，治疗、护理工作应集中进行，使患者能够保证充足的睡眠和体力，根据患者血常规结果采取保护性措施。

2. 皮肤反应及护理 放疗照射野皮肤护理要点：照射野皮肤要保持局部清洁、干燥，衣服宜宽大、柔软；照射野皮肤应避免阳光暴晒、冷热等物理刺激，应避免贴胶布及涂碘酊、酸、碱等化学药物。

放射皮肤反应分四度，Ⅰ度表现为局部红斑、轻度色素沉着及暂时性脱发，无需特殊治疗。护理：保持局部干燥、清洁，避免局部刺激，特别是禁用肥皂、毛巾擦洗；Ⅱ度相当于干性皮炎，除红斑、色素沉着外，表现为皮肤充血、水肿，局部红、肿、热、痛、瘙痒、脱屑、色素沉着、表皮脱落。治疗：不用药但需密切观察，或用冷霜、冰片、滑石粉或清鱼肝油、炉甘石洗剂以润泽、收敛或止痒。氢化可的松软膏有助于减轻炎症。护理：保持局部干燥，避免刺激，宜穿宽大、柔软的衣服。Ⅲ度：相当于湿性皮炎，除红、肿、热、痛外，有水疱形成，水疱逐渐增大破裂流出渗出液,然后形成糜烂和结痂。治疗:湿性反应一旦出现,要暂停放疗;局部用抗生素油膏,可用三黄液或呋喃西林湿敷。护理:尽量保持局部清洁、干燥、暴露,防止继发感染。Ⅳ度:相当于溃疡坏死性皮炎,溃疡深达肌肉和骨骼,需做外科处理。

3.头颈部常见并发症及护理

(1)涎腺反应及护理:患者表现为口干、咽痛、局部充血、糜烂、唾液减少。护理:常饮水,可用金银花泡饮,减轻症状。

(2)放射性喉炎:予消炎漱口液缓慢吞咽,或予雾化吸入。口含薄荷喉片、六神丸或牛黄上清丸等。进食富含营养的柔软及半流质的食物。

4.胸部常见并发症及护理

(1)放射性肺炎:一般发生在放疗后的1～3个月,患者表现为低热、咳嗽、胸闷,重者出现护理困难、胸痛和持续性的干咳,或有少量白痰或痰带血丝,胸部体征一般不明显,如肺部受较高剂量照射,可出现肺纤维化。护理:避免受凉、感冒,根据痰培养结果选择敏感抗生素,用量比一般肺炎大,同时使用地塞米松、支气管扩张剂,给予患者氧气吸入。

(2)放射性食管炎:是常见的并发症,常发生于放疗开始后的2周,患者表现为吞咽困难伴吞咽疼痛,食物有存留感,重者甚至滴水不入。护理:禁食过硬、带渣、油煎食物,保护食管黏膜的修复,防止食管穿孔,必要时暂停放疗。

5.放射性直肠炎 放射性直肠炎表现为肠鸣音增强、腹痛、里急后重,水样腹泻,有时有黏液血便。护理:观察大便次数、颜色、性质及量,进易消化、高营养、少渣食物,保持大便通畅,忌食刺激性及粗纤维食物。

总之,根据现在医学及放射医学的发展,在放射治疗过程中,放疗反应仍无法避免,虽然严重的并发症已经减少,而且许多并发症也相对比较轻,但照射野局部的反应并没有明显减少,甚至有增加的趋势,部分患者可能因并发症中断治疗或延长治疗。因此,在放疗过程中,要密切观察与随访,在较早期给予支持治疗和对症支持治疗,使患者能顺利完成治疗,并尽可能地减轻痛苦。

五、肿瘤放射治疗患者的护理

(一)外照射患者的护理

1.放疗前做好心理护理和身体准备。

2.做好饮食护理,放疗前不宜过饱或空腹,忌饮浓茶,忌烟酒,忌食过热、过冷、油煎、过硬及刺激性食物。有消化道反应者予无渣半流质饮食,消化道反应严重者,可静脉补充营养。

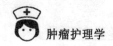

3. 体温 38℃ 以上者,报告医师暂停放疗,注意监测血象的变化。

4. 做好照射野皮肤的护理。

5. 对头颈部肿瘤,应注意保持口腔清洁,预防口腔黏膜反应及喉头水肿引起的呼吸困难。

6. 对腹腔、盆腔放疗患者,照射前应排空大小便,减少膀胱直肠的反应,注意观察放射性直肠炎及放射性膀胱炎的症状。

7. 注意观察患者有无四肢乏力、疼痛、麻木等放疗性脊髓炎的早期征象。

(二)后装放射治疗患者的护理

1. 治疗前护理　心理护理:向患者讲解后装放射治疗的目的、过程、可能出现的反应及预防对策,消除恐惧心理;给患者做血常规、肝功能等化验;嘱患者排空大小便,更换清洁治疗裤;每日放疗前进行阴道冲洗 1 次保持阴道清洁。

2. 治疗时护理　详细核对患者的姓名和治疗计划、部位、时间、剂量;置患者舒适、安全体位,正确暴露操作部位、放置施治器;治疗中密切注意控制台信号及患者情况,出现异常时及时处理。

3. 治疗后护理　照射完毕去除纱布、施治器,观察患者有无腹痛、阴道流血,如有情况,及时与医生联系并进行处理;详细记录体内照射的位置、剂量、时间,存入档案;严密观察后装治疗放射反应。

4. 后装治疗放射反应及护理

(1)全身反应:主要表现为头痛、眩晕、虚弱、乏力、食欲缺乏、恶心、呕吐以及血象变化(白细胞下降等)。护理:一般采用支持疗法。饮食宜为含丰富蛋白质、维生素及易消化食物。严密监测血象变化,如有白细胞和血小板减少现象给予相应处理,必要时暂停治疗,待血象回升后再继续进行治疗。

(2)皮肤反应:表现为高度充血、水肿、水疱形成、糜烂、渗液严重,有溃疡形成。护理:保持皮肤清洁干燥,预防皮肤受刺激,可用滑石粉、硼酸、油膏、激素药膏等外涂。

(3)局部反应:如阴道炎,表现为局部充血、水肿、分泌物增加。护理:在此期间加强阴道冲洗,每日 2 次,必要时可用 1∶2000 氯已定或过氧化氢冲洗。

(4)迟缓反应:临床表现为放射性直肠炎、放射性膀胱炎、粘连性阴道炎、直肠狭窄、直肠阴道瘘等。护理要点:以预防为主,彻底做好阴道冲洗;指导患者多饮水,可预防膀胱炎;吃少渣的食物,可保护直肠黏膜,减少损伤,减轻症状;治疗前排大便排空直肠;治疗中注意保持体位不变,避免直肠放射性损伤。

5. 健康教育　注意保持外阴清洁,穿宽松、透气内衣裤并勤换洗;鼓励患者多饮水、多排尿,起到冲洗膀胱的作用;放疗结束后 3～6 个月内仍需坚持阴道冲洗,防止阴道粘连;宫颈癌患者放疗结束后 2 个月可恢复性生活;如出现潮热、盗汗等症状,提示出现更年期症状,应及时治疗。

(三)全身放射(TBI)的护理

1. 照射前的护理

(1)全身照射前的机房环境准备:机房的洁净程度要求达到多次培养无致病菌生长,才能符合要求。因此,照射前 2 小时,照射室内的物品、地面、墙面、工作人员更换的拖鞋均用 0.1% 的含氯消毒剂浸泡。根据机房空间面积大小配备无臭氧产生的紫外线灯全方位均匀照射 60 分钟。消毒前检测紫外线灯的强度,达到要求方能进行。凡与患者接触的所有床单、被套及病员服均需高压蒸汽消毒。在消毒的同时,进行多次、多点的细菌培养,以判断放疗室内的洁净程度。机房的温度控制在 24～28℃,同时检查照射室的闭路电视和通话设备,确保照射过程中对患者的病情观察。

(2)全身照射前患者的准备:全身照射前晚嘱患者按时休息,保证充足的睡眠;全身照射前 4 小时保证空腹,照射前半小时遵医嘱给予昂丹司琼(欧贝) 5mg 静脉推注,以减轻胃肠道反应;照射前 15 分钟给予地塞米松 5mg 静脉注射及异丙嗪 25mg 肌内注射,以预防急性放射反应;建立静脉通路,通常选用 PICC 或静脉留置针,以防止在照射过程中由于患者体位的变化而引起输液外渗。

(3)抢救设备的准备:机房内配备供氧装置、心电监护仪、急救药箱等抢救设施。TBI 前,检查设备是否准备齐全,急救仪器是否处于功能状态及急救药品的质量。制定使用登记本,专人管理定期维修,以防止患者在 TBI 过程中发生病情变化等意外情况。抢救工作要求做到及时有效、有条不紊。

2. 照射中的护理

(1)严格无菌操作:照射过程中,所有进入机房以及与患者接触的工作人员一律要求穿无菌隔离衣,戴圆帽、口罩及无菌手套,协助患者在照射床上摆好照射所需体位,安装好铅挡块,用黑色眼罩罩住眼睛。

(2)照射过程中患者的病情观察:由于全身照射所需时间较长,患者被动地取同一个姿势会感到疲劳,护士应事先告诉患者,做好心理准备,工作人员可通过监护系统观察病情,以消除患者的思想顾虑,保证全身照射的顺利进行。护士在照射过程中应通过监护对讲系统仔细观察患者的反应,以便及时发现患者在照射过程中出现的任何不适应。在中途更换体位时护士应守在患者身边,询问患者有何不适,安慰患者,给患者以安全感。照射过程中保持输

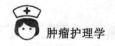

液通畅。在患者开始照射前、照射过程中、照射后,为患者测量生命体征,并做好全身照射的护理记录。

3. 患者接送的护理　患者照射前住在层流病房,经大剂量的化疗预处理后免疫力低下,必须避免外部环境因素引起的各种感染机会。患者自病房运送到机房及返回途中,应严格无菌操作,确保患者不接触外界环境,预防患者在运送途中受凉及感冒。照射机房的护士应与层流病房的医护人员做好药品、输液、病情的交接以及全身照射后的注意事项等。

(孙新华)

第四节　肿瘤的生物学治疗与护理

一、肿瘤的生物学治疗概述

肿瘤的生物治疗是指通过调动机体的天然防御机制或人为地给予某些现代生物技术及产品(小分子化合物、多肽、多糖、蛋白质、细胞、组织、基因等),来调节机体免疫系统(固有免疫和特异性免疫)的能力,直接或间接地介导抑瘤和(或)杀瘤效应,取得抗肿瘤的效果,以达到控制和杀灭肿瘤细胞的一种全新治疗方法。是针对肿瘤患者细胞免疫功能低下的状态,加强其抗肿瘤细胞的免疫功能和数量,扭转其病理失衡,使之得以纠正并恢复常态的疗法。目前,肿瘤生物免疫治疗已成为继手术、放疗和化疗之外的有效治疗手段。

(一)生物反应调节剂分子靶向治疗的概念

生物反应调节剂(BRM)的概念涉及范围较广,它的提出奠定了肿瘤生物治疗学的理论基础。BRM 是指能够直接或间接地修饰宿主-肿瘤的相互关系从而改变宿主对肿瘤的生物学应答,产生有利于宿主而不利于肿瘤的治疗效应。BRM 既包括一大类天然产生的生物物质,又包括能改变体内宿主和肿瘤平衡状态的方法和手段,是一类具有免疫调节作用的生物活性物质,具有广泛的生物学活性和抗肿瘤活性,能调节、增强、兴奋和恢复机体生命功能。

根据 BRM 的定义,从目前的研究资料来看,BRM 有下列种类:

1. 天然或基因重组细胞因子　包括白介素(interleukin, IL)、干扰素(IFN)、肿瘤坏死因子、集落刺激因子(CSF)等。

2. 抗肿瘤的各类体细胞和辅助性的造血干细胞　如 LAK 细胞、TIL 细胞、TAK 细胞,骨髓干细胞、外周血和脐带血干细胞等。

3. 抗体　包括各类抗肿瘤单克隆抗体、抗细胞表面标记抗体等。

4. 基因治疗。

5. 肿瘤疫苗。

6. 抗血管生成类。

7. 细胞分化诱导剂。

8. 酶制剂及酶抑制剂。

9. 某些微生物及其有效成分的制剂　如卡介苗(BCG)、短小棒状杆菌(CP)、链球菌等。

10. 植物药包括中药的有效成分　如香菇多糖、云芝多糖、黄芪多糖、刺五加多糖、扶正女贞素 LL-E、枸杞多糖、商陆多糖、人参花总皂苷、冬虫夏草等。

11. 有机酸及小分子合成剂　如左旋咪唑。

12. 其他。

各类生物反应调节剂在抗肿瘤中的作用机制虽然有所不同,但都不是孤立行动的。它们相互间有一定的关系和影响,形成了 BRM 作用网络,与人体的免疫系统、内分泌系统、神经系统等相互影响与协调,共同维持生命机制的稳定与平衡。

肿瘤分子靶向治疗是指利用肿瘤细胞与正常细胞之间在分子生物学方面的差异,以肿瘤的原癌基因产物或其信号传导通路为治疗的靶点,通过单克隆抗体或酶抑制剂来阻断信号传导通路,从而达到抑制肿瘤生长的目的。恶性肿瘤的防治策略正从 20 世纪的"寻找和消灭"逐渐演进到 21 世纪的"靶点与控制方式",分子靶向药物的研究与应用,为肿瘤的治疗带来了振奋人心的新手段。分子靶向治疗药物分为信号传导抑制剂、针对特定细胞标志物的单克隆抗体、抗血管形成药物和针对某些细胞遗传学标志或癌基因产物的药物。

(二)地位

目前肿瘤的生物学治疗已成为继三大常规手段(手术、放疗、化疗)治疗恶性肿瘤后又一新的有效手段,分子靶向治疗成为肿瘤治疗的新希望,在肿瘤的综合治疗中起着越来越重要的作用。

(三)设想与背景

1982 年,Oldham 提出生物应答调节剂(ERM)的概念。在正常情况下肿瘤与宿主免疫防御之间处于动态平衡状态,在某些体内外因素影响下,这种平衡遭到破坏,使肿瘤处于优势,得以发生、增殖和扩散。如果使用 BRM 将失调的状态调整到正常,可以达到控制肿瘤生长、使其消退的目标。

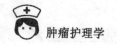

二、各类生物治疗的概述

（一）细胞因子（CK）疗法

1.CK疗法的概念　CK是由活化的免疫细胞或间质细胞等合成、分泌的一种小分子多肽类活性物质，具有调节细胞生长、分化成熟、调节免疫应答、参与炎症反应、促进创伤愈合和参与肿瘤消长的功能。自从基因工程技术在生物医学领域中大规模发展使用后，细胞因子是应用最广泛、疗效最明确的一类BRM。

2.CK疗法代表药物种类　干扰素、白介素、造血刺激因子、肿瘤坏死因子、生长因子等。

（二）体细胞治疗

1.体细胞治疗的概念　体细胞治疗是指应用人体的自体、同种异体或异种的体细胞，在体外经过一定的操作程序激活扩增和其他修饰"改造"后回输入人体，增强患者的免疫功能，达到抗肿瘤效果的一种免疫治疗方法。

2.体细胞治疗代表药物种类　目前用于体细胞治疗的主要是淋巴因子激活的杀伤细胞（LAK）、细胞因子诱导的杀伤细胞（CIK）、树突状细胞（DC）、肿瘤浸润淋巴细胞（TIL）、细胞毒型T淋巴细胞（CTL）。实验和临床均证实，LAK在白介素Ⅱ的维持下具有肯定的抗肿瘤作用。白介素Ⅱ/LAK对肾癌、黑色素瘤、结直肠癌、非霍奇金淋巴瘤等免疫原性强的肿瘤具有较显著的疗效。TIL疗法在治疗某些实体瘤时也已取得疗效，尤其是在治疗免疫原性强的恶性黑色素瘤和肾母细胞瘤时疗效较好。

（三）单克隆抗体治疗

1.单克隆抗体的概念　自从Kohler和Milstein于1975年首次描述了单克隆抗体后，研制了大量的抗人血清肿瘤相关抗原（抗人TAA）的单克隆抗体。它们的作用在肿瘤的鉴别诊断和诊断上已确定其地位。单克隆抗体治疗是利用肿瘤组织或细胞素具有的特异性结构分子作为靶点，使用某些能与这些靶分子特异性结合的抗体、配体等达到直接治疗或导向治疗目的的一大类治疗手段。治疗方法包括以下几个方面：①直接由单抗体介导的通过补体、抗体依赖的细胞毒作用，或诱导细胞凋亡。②单克隆抗体和药物、毒素、放射性核素偶联。③抗独特型抗体引起独特的免疫反应。④抑制生长因子和它们的受体。⑤进行体内肿瘤纯化或激活免疫淋巴细胞。

2.单克隆抗体代表药物种类　有利妥昔单抗（rituximab，美罗华）、曲妥珠单抗（Herceptin，赫赛汀）、西妥昔单抗（IMC-C225，Erbitux，爱必妥）、贝伐单抗(Avastin,阿伐他汀);小分子化合物类有甲磺酸伊马替尼小囊(STI-571,Gleevec)、吉非替尼(Iressa,易瑞莎)、拉帕替尼(Lapatinib)等。

(四)肿瘤基因疗法

1. 基因疗法的概述　基因治疗是随着DNA重组技术的成熟而发展而来的,是以改变人的遗传物质为基础的生物医学治疗技术。基因疗法应用基因工程和细胞生物学技术将外源基因导入体内,修复或补充失去正常功能的基因,抑制体内某些基因的过度表达,从而达到治疗目的。

1990年,美国用腺苷酸脱氨酶(ADA)基因治疗了一位ADA基因缺陷导致严重免疫缺损的4岁患者,这是世界上第一例基因治疗临床试验,致使世界各国都掀起了基因治疗的研究热潮。尤其是针对癌症的治疗,几乎覆盖了大多数恶性肿瘤,包括神经、妇科、消化道、肺、皮肤、头颈部癌以及造血系统等的恶性肿瘤。

目前,基因治疗还存在一些技术和伦理道德上的问题,有待于在未来改造基因治疗载体,特别是解决反转录病毒的安全性问题,使之更为安全和有效。

2. 肿瘤基因疗法的代表药物种类　①组织相容性抗原,如HLA-B7治疗直肠癌。②肿瘤抑制因子,Adp53治疗颈部肿瘤、非小细胞肺癌等。③自杀基因治疗神经胶质细胞瘤、腺癌等。④细胞因子,如用IL-2治疗转移性的乳腺癌,用IL-7和IL-12修饰的瘤苗可以增强抗肿瘤效应。

(五)肿瘤抗新生血管生成疗法

1. 肿瘤抗新生血管治疗概述　肿瘤的生长和转移是一个依赖于血管的过程。当肿瘤体积超过$1\sim2mm^3$时,维持其生长就要靠新生血管的生成了。因而以新生血管为靶点对肿瘤进行生物治疗成为近年来的研究热点。抗血管生成治疗与化疗和放疗相比具有以下几个优点:①容易靶向血管。②肿瘤细胞不易产生耐药性。③肿瘤血管内皮细胞的有限损伤就可造成大量肿瘤细胞的生长抑制,不会对骨髓和造血器官产生毒性。④抗血管生成治疗可应用于很多恶性肿瘤,具有广谱性。

2. 肿瘤抗血管生成代表药物种类　有贝伐单抗(Avastin,阿瓦斯汀)、恩度(Endostar,YH-16)、索拉非尼等。

(六)肿瘤疫苗

早期疫苗治疗主要集中在感染性疾病的防治,随着人类疾病谱的变化,以及对机体免疫系统的深入认识,范围扩展到慢性感染性疾病、自身免疫性疾病以及癌症,在20世纪初开始适用于临床。它是利用肿瘤细胞或肿瘤抗原物质诱导机体的特异性细胞免疫和体液免疫反应,调节机体免疫功能,以达到治疗

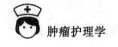

肿瘤的目的。代表药物种类为宫颈癌疫苗等。

三、常用 BRM 药物的临床应用及护理

（一）干扰素

1. 特点　干扰素是由一组分泌蛋白质组成,具有抗病毒、抑制肿瘤细胞增殖及免疫调节作用。INF 分为 α、β、γ 三大类,其中 IFN-α 应用最广泛。IFN-α 具有直接的抗病毒活性,增强主要组织相溶性抗原和肿瘤相关抗原的表达、增强抗体依赖性细胞的细胞毒作用、并具有直接的抗细胞增生作用和抗血管形成的作用。

2. 适应证　毛细胞白血病(HCL)、慢性粒细胞白血病(CML)、非霍奇金淋巴瘤(NHL)、多发性骨髓瘤(MM)、肾癌和黑色素瘤、类癌、艾滋病相关的卡波西(Kaposi)肉瘤。

3. 给药方法　肌内注射(IM)或皮下注射(H)。

4. 不良反应

(1)流感样症状:如发热、头痛、疲乏、肌肉酸痛、寒战等,该症状与剂量相关,随用药时间减轻。注射前 30 分钟予吲哚美辛(消炎痛)25mg 口服可改善。

(2)胃肠道反应:恶心、呕吐、腹痛、腹泻等。

(3)精神系:嗜睡和精神错乱,可逆转,约在停药后 1～2 周恢复。

(4)血液学毒性:如白细胞降低,发生率不高。

(5)其他反应:少数患者可出现低血压、心律不齐或心悸等,极少出现一过性肝功能损害,偶见皮疹及皮肤干燥。

（二）白介素-2(IL-2)

1. 特点　IL-2 是一种由 133 个氨基酸组成的糖蛋白,通过 T 细胞、B 细胞、NK 细胞、巨噬细胞表面的受体而起作用,可增强杀伤淋巴细胞的细胞毒性,诱导淋巴因子激活的杀伤细胞的生成,促进 B 细胞增生和分泌免疫球蛋白,诱导其他细胞因子的分泌。

2. 适应证　黑色素瘤、肾癌、原发或转移性肝癌、膀胱癌、肺癌、卵巢癌、霍奇金病。

3. 给药方法　肌内或皮下注射,静脉给药。

4. 不良反应　大剂量使用时由于血管渗透性增加可引起一系列症状,如肺水肿、血压下降、肾功能损坏等。其他不良反应还有发热、寒战、乏力、恶心、呕吐、腹泻、肝功能损坏等。

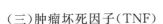

（三）肿瘤坏死因子（TNF）

1. 特点　肿瘤坏死因子是指能引起某些肿瘤组织出血性坏死的一类细胞因子。有 TNF-α、TNF-β、LT-β，对肿瘤具有直接溶解及抗增殖作用，对毛细血管内皮细胞有直接细胞毒作用，还具有免疫调节和诱导 IL-2 合成的作用。

2. 适应证　单独应用对恶性淋巴瘤、恶心胸腹水及肺癌可能有效。与 NP/MVP 化疗方案联合应用于其他方法无效或复发的晚期非小细胞肺癌。与 BACOP 化疗方案联合，可应用于经化疗或其他方法无效的晚期非霍金淋巴瘤。

3. 给药方法　皮下或静脉注射。

4. 不良反应　发热、寒战、乏力、恶心、呕吐、腹泻、严重低血压及体液潴留，轻度肝损坏及骨髓抑制，一般停药后几天即可恢复。

（四）集落刺激因子

1. 特点　在进行造血细胞的体外研究中，发现一些细胞因子可刺激不同的造血干细胞在半固体培养基中形成细胞集落，这类因子被命名为集落刺激因子（CSF）。根据它们的作用范围，分别命名为粒细胞 CSF（G-CSF）、巨噬细胞 CSF（M-CSF）、粒细胞和巨噬细胞 CSF（GM-CSF）、多集落刺激因子（multi-CSF，又称 IL-3）。CSF 能刺激骨髓干细胞增殖、分化、成熟和释放，促进骨髓造血功能恢复。

2. 适应证　常用于肿瘤化疗、放疗引起的骨髓抑制。

3. 给药方法　皮下注射。应在化疗药物给药后 24～48 小时或下一个化疗周期开始前 48 小时应用。

4. 不良反应　与使用剂量和个体敏感程度有关。少见头痛、骨痛、肌肉酸痛、心跳快、低热、恶心、呕吐及胸部紧迫感。一般不需处理，停药后症状即可消失。

（五）BRM 配制和给药的注意事项

1. 细菌类及微生物类的 BRM，对青霉素、氨苄西林、头孢菌素等抗生素敏感，在使用时应错开时间。

2. 生物类的 BRM，使用前应做过敏试验，有药物过敏预案，为预防过敏和保证药物的疗效，严格按照配制要求，现用现配，不要和任何药物混合使用。

3. 短小棒状杆菌菌苗为死菌悬液，可采用皮内注射，最好注射在淋巴结汇流区域。皮下注射选择上臂三角肌，为减轻疼痛，可在注射前加等量 2% 利多卡因。

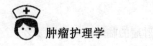

四、单克隆抗体与分子靶向治疗常用药物的临床应用及护理

(一)曲妥珠单抗

1. 特点　曲妥珠单抗(trastuzumab)又称赫赛汀(Herceptin),是一种嵌合型的单克隆抗体,与 HER-2/neu 结合。HER-2/neu 是跨膜的蛋白受体,具有内在的酪氨酸激酶活性。研究证明,赫赛汀的治疗对有 HER-2/neu 过度表达有效,为此,1998 年 FDA 批准赫赛汀作为转移性乳腺癌二线或三线的单药治疗,和紫杉醇联用可用于一线治疗。

2. 适应证　曲妥珠单抗主要用于复发及转移乳腺癌。

3. 药液保管　曲妥珠单抗呈冻干粉状,每瓶 440mg,储存于 2~8℃的环境中,严禁冰冻。本药用配套提供的注射用灭菌水溶解后在 2~8℃冰箱中可稳定保存 28 天。开始使用后应在药液外包装上注明患者姓名、配制时间、浓度、剂量及保存要求,以备下次使用。

4. 给药方法　配制:以 440mg 药物注入 20mL 无菌注射用水为量,先将无菌注射用水沿瓶壁缓慢注入,静止片刻,使药液形成无颗粒透明液体(操作时动作要轻柔,禁止摇晃及用注射器快速抽吸,以免引起溶液中蛋白聚合,使溶液浑浊)。遵医嘱准确无误抽取所需剂量后注入 250mL 的生理盐水中,立即使用。给药时间应超过 90 分钟,输注前后均用 100mL 生理盐水冲管。连续使用 3 周,休息 1 周。

5. 不良反应及防治

(1)不良反应:不良反应主要为输注相关反应和心功能障碍。据报道,约有 40% 的患者在第 1 次使用过程中出现不良反应。输注相关反应表现为发热和寒战,严重者出现呼吸困难、支气管痉挛、低血压和皮疹等。心功能障碍表现为气促、肺水肿、外周性水肿和心脏扩大等。其他为腹泻、关节痛、肌肉疼痛、乏力、失眠等。

(2)防治:出现输注相关反应一般给予解热镇痛及抗过敏药、抗组胺药、糖皮质激素等进行处理。心功能障碍一般给予常规的心力衰竭治疗措施,如血管紧张素转换酶抑制剂、利尿剂、强心剂等。

6. 用药时的护理　给药时间应超过 90 分钟,密切观察生命体征,进行无创性心电监护,直到完成输液后 1 小时。如第一次给药耐受良好,以后输注时间可缩短至 30 分钟。

(二)吉非替尼

1. 特点　吉非替尼(gefitinib)又称易瑞莎(Iressa),是一种苯胺喹哪唑啉化合物,是强有力的人类 EGFR 酪氨酸激酶抑制剂。

2. 适应证　吉非替尼是肺癌生物靶点治疗中较为成熟的药物。目前主要用于 NSCLC 的治疗。

3. 给药方法　推荐用法为 250mg 口服,每日 1 次,连续用药。

4. 不良反应及防治　主要不良反应为皮疹、呕吐、腹泻、结膜炎、眼睑炎、瘙痒、皮肤干燥及转氨酶增高,停药后可恢复。备受关注的为间质性肺炎,发生率为 0.4%~2%,患者常表现为急性呼吸困难,有时伴咳嗽和低热。间质性肺炎一旦确诊,应立即停药并给予抗生素、糖皮质激素和吸氧等处理。

(三)利妥昔单抗

1. 特点　利妥昔单抗(rituximab)又称美罗华,是一种嵌合型的抗-CD20单克隆抗体,是美国 FDA 1997 年第一个被批准上市的单克隆抗体,由人源性 IgG1k 恒定区和小鼠的抗-CD20 抗体 IDEC-C2B8 的可变区结合而成,对 CD20 阳性的恶性 B 细胞和正常 B 细胞有作用,但对其他正常细胞无作用。美罗华可结合补体,介导补体依赖的和抗体依赖的细胞毒性作用,可直接诱导凋亡,已被 FDA 批准用于治疗复发的或难治的低度恶性的或滤泡型的非霍奇金淋巴瘤。

2. 适应证　利妥昔单抗主要治疗复发或化疗耐药的惰性 B 细胞淋巴瘤,研究结果显示利妥昔单抗加 CHOP 方案已成为治疗弥漫大 B 细胞淋巴瘤的标准方案。

3. 给药方法　推荐剂量为利妥昔单抗 $375mg/m^2$,缓慢静脉滴注,每周 1 次,共 4~8 周。使用前 30~60 分钟给予解热止痛药和抗过敏药。输注时滴速先慢后快,推荐首次滴入剂量速度为 50mg/h,随后每 30 分钟增加 50mg/h,最大速度可达 400mg/h。

4. 不良反应及防治　利妥昔单抗主要不良反应为输注相关反应,多出现在注射后几小时内,第一次输注尤易发生。按输注反应处理。

(四)甲磺酸伊马替尼

1. 特点　甲磺酸伊马替尼又称格列卫(Glivec,STL-571),为酪氨酸激酶抑制剂,是口服小分子 2-苯胺嘧啶类衍生物。

2. 适应证　慢性粒细胞白血病(CML),手术不能切除的胃肠间质肿瘤(GIST)。

3. 给药方法　CML 慢性期患者推荐剂量为 400mg/d,每日 1 次,口服。加速期及急变期患者推荐剂量为 600mg/d,每日 1 次,口服。GIST 给药方法为 400mg/d,口服给药,用药后病情稳定继续服药,直到病情进展或不能

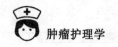

耐受。

4. 不良反应及防治　主要不良反应为恶心、呕吐、腹痛、腹泻、水肿、体液潴留、肌肉痉挛、骨关节痛、皮疹、头痛和电解质紊乱,其中水肿最常见,主要为眼眶周围或下肢水肿。体液潴留如胸腔积液、腹水、肺水肿等可能与微血管缺陷有关,停药或使用利尿剂可缓解。

(五)西妥昔单抗

1. 特点　西妥昔单抗又称爱必妥(IMC-C225,Erbitux),是一种嵌合型的靶向单克隆抗体,是针对表皮生长因子(EGF)受体的 IgG1 单克隆抗体,两者特异性结合后,通过对与 EGF 受体结合的酪氨酸激酶(TK)的抑制作用,阻断细胞内信号传导途径,从而抑制癌细胞的增殖,诱导癌细胞的凋亡,减少基质金属蛋白酶和血管内皮生长因子的产生。

2. 适应证　西妥昔单抗用于治疗转移性结直肠癌。

3. 给药方法和注意事项

(1)药品应避光、2~8℃储存,禁止冷冻,使用前勿振荡、稀释,避免阳光直射,现用现配。配制前检查包装是否完整。

(2)使用前应进行过敏试验,静脉注射本品 20mg,并观察 10 分钟以上,结果呈阳性的患者慎用,但阴性结果并不能完全排除严重过敏反应的发生。

(3)在特定层流安全柜中配制,使用随药配的过滤孔径小于等于 0.22μm 的同轴过滤器、无菌真空输液袋。

(4)剂量要抽取精确,不可再用溶液稀释,尽量不用排气管,抽取液体不要注入空气。

(5)本品的初始剂量为一周 400mg,直接静脉滴注 120 分钟以上,随后一周 250mg,直接静脉滴注不少于 60 分钟,治疗终点为疾病进展或出现不能耐受的不良反应。开始滴注前 10 分钟滴速应控制在 10 滴/分,无明显异常反应后再调至 40 滴/分。

(6)在输注前、中、后 1 小时内严密检监测生命体征,密切观察不良反应。

(7)在输注此药前、后 1 小时,不应输注其他药物,如同天需要输注其他化疗药物,应在爱必妥输注结束后 1 小时更换输液器输注。

(8)可引起不同程度的皮肤毒性反应,此类患者用药期间应注意避光。轻至中度皮肤毒性反应无须调整剂量,发生重度皮肤毒性反应者,应酌情减量。

4. 不良反应及防治　最常见的是痤疮样皮疹、疲劳、腹泻、恶心、呕吐、腹痛、发热和便秘等。其他不良反应还有白细胞计数下降、呼吸困难等。少数患者可能发生严重过敏反应、输液反应、败血症、肺间质疾病、肾衰竭、肺栓塞和脱水等。

(1)皮肤毒性反应:占80%,表现为痤疮性皮疹、皮肤干燥、皲裂、甲沟炎等。随着时间的延长,不良反应会逐渐减轻。指导患者保持皮肤清洁,勿搔抓,以免破溃感染。晚上睡觉可戴手套。皮疹处涂红霉素软膏等减轻症状。皮肤干燥可涂油性护肤品。

(2)过敏反应:严重过敏反应多发生于初次滴注过程中或初次滴注结束1小时内,表现为胸闷、气喘、呼吸困难、脉搏细速、大汗淋漓、低血压及皮疹等。备好抢救设备,予心电监护,在医师监护下用药。严重反应时立即停止输注,予静脉注射肾上腺素、糖皮质激素、抗组胺药物并给予支气管扩张剂及输氧等治疗。

(六)拉帕替尼

1. 特点　拉帕替尼又称二甲苯磺酸拉帕替尼片,是一种口服的小分子表皮生长因子(EGFR:ErbB-1,ErbB-2)酪氨酸激酶抑制剂,对HER-2过度表达的乳腺癌起作用。有选择性强、疗效好、毒性低的优势。

2. 适应证　拉帕替尼用于联合卡培他滨(希罗达)治疗HER-2过度表达的,既往接受过包括蒽环类、紫杉醇、曲妥珠单抗(赫赛汀)治疗的晚期或转移性乳腺癌。

3. 给药方法　口服给药,推荐剂量为1250mg,每日1次,不推荐分次服用,饭前1小时或饭后2小时后服用。如漏服1剂,第2天不需剂量加倍。21天为一疗程。

4. 不良反应及防治

(1)不良反应:最常见为消化系统方面的不良反应,如恶心、呕吐、腹泻、口腔炎和消化不良等。皮肤反应有皮肤干燥、皮疹、手足综合征等。其他有背痛、呼吸困难及失眠、肝功能受损。个别患者可出现左心室射血分数下降、间质性肺炎。

(2)防治:最近美国临床药理和治疗学协会一个研究表明:在进食中服用,而不是空腹条件下,能提高机体对药物的吸收,降低治疗所需的药物剂量,能为患者大大减少治疗费用。在进食时服用500mg的拉帕替尼能得到与空腹时服用1250mg的拉帕替尼相同的治疗效果。由于拉帕替尼是以肝脏CYP酶素系统代谢的药物,在使用其他具有诱导或是抑制CYP酶素的药物时,必须要注意剂量的调整。当患者出现二级以上的心脏左心室搏出分率下降时,必须停止使用,以避免产生心脏衰竭。当LVEF回复至正常值或患者无症状后2周便可以降低剂量重新用药。心脏毒性为可逆性。

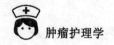

5. 用药时的护理及注意事项

(1)注意事项:①饭前1小时或饭后2小时后服用。②注意消化道反应。③监测肝功能。④监测心脏功能。

(2)护理:①皮肤不良反应:主要为皮疹、皮肤干燥、手足综合征。保持皮肤清洁,勿搔抓,皮肤避免冷热刺激,避免进食辛辣刺激性食物。皮疹处给予氢化可的松软膏和维生素E霜外涂。皮肤干燥时可涂油性乳霜。手足综合征可给予1:5000高锰酸钾浸泡,每次5~10分钟,每日2次,皮损处外涂消炎软膏。②消化道反应、口腔炎按常规对症处理。

五、靶向抗肿瘤血管生成常用药的临床应用及护理

(一)贝伐单抗(Avastin,阿瓦斯汀)

1. 特点　贝伐单抗是FDA批准用于恶性肿瘤的第一个抗血管形成药物。针对血管内皮生长因子(VEGF)人工合成的一种人源化IgG单克隆抗体。阿瓦斯汀特异性结合VEGF后,能阻碍后者与内皮细胞表面受体Flt-1及KDR结合,使VEGF不能发挥促进血管内皮细胞增殖及肿瘤内皮血管新生的作用,从而阻断对肿瘤生长至关重要的血液、氧气和其他生长必须的营养供应,使之无法在体内生长、播散和转移。

2. 适应证　贝伐单抗主要治疗转移性结直肠癌,也可联合铂类治疗非小细胞肺癌。其次为胰腺癌、乳腺癌和肾细胞癌。

3. 药液保管　贝伐单抗必须储存在原包装内,冷藏于2~8℃冰箱中,避光保存,不能冷冻、不能摇动。无菌贝伐单抗注射液不含防腐剂,故应丢弃剩余的药液。

4. 给药方法　贝伐单抗5mg/kg,静脉滴注,每2周1次,直至疾病进展。一般阿瓦斯汀与伊立替康＋氟尿嘧啶＋亚叶酸钙(CF)方案(IFL)联合作用为转移性结直肠癌的一线治疗方案。

5. 不良反应及防治　主要不良反应为腹痛、腹泻、恶心、畏食、口腔炎、便秘、上呼吸道感染、呼吸困难、蛋白尿、高血压等。严重者可发生胃肠穿孔及伤口愈合困难、出血(如鼻出血)、高血压危象、肾病综合征及充血性心力衰竭。高血压患者慎用此药。护理上注意监测生命体征的变化,加强巡视,按要求控制输液量及输液速度,观察和处理胃肠道反应和口腔炎。

6. 用药时的护理

(1)贝伐单抗不宜与含糖的液体混合使用。

(2)首次用药静滴时间应超过90分钟,密切观察生命体征,加强巡视。若

患者耐受良好,第 2 次给药可缩短至 60 分钟,如仍耐受良好,以后用药可 30 分钟滴注完毕。

(3)阿瓦斯汀滴注完毕,予生理盐水 500mL 冲洗输液袋,使附着在输液袋和输液管壁上的药物全部输入,使药物保质保量输入。阿瓦斯汀不宜静脉注射或用输液泵。

(二)恩度(Endostar,YH-16)

1. 特点 恩度即重组人血管内皮抑制素,是世界上首例血管内皮抑制素类抗肿瘤药物。通过抑制血管内皮细胞迁移来抑制肿瘤新生血管的生成,阻断对肿瘤细胞的营养供应,从而达到抑制肿瘤细胞增殖或转移的目的。

2. 适应证 恩度联合长春瑞滨和顺铂(NP 化疗方案)用于治疗初治或复治的 Ⅲ、Ⅳ 期非小细胞肺癌。

3. 药液保管 恩度需在 2～8℃下避光保存。恩度为无色澄明液体,如遇浑浊、沉淀等异常现象不得使用。勿与可影响本品酸碱度的药物和液体混合使用。

4. 给药方法 恩度为静脉给药,每次 $7.5 mg/m^2$($1.2105 U/m^2$),按医嘱给药量加入 250～500mL 生理盐水中,匀速静脉滴注 3～4 小时。与 NP 化疗方案联合用药时,恩度在治疗周期的第 1～14 天给药,每日 1 次,连续 14 天,休息 1 周,再继续下一周期治疗,通常可进行 2～4 个周期治疗。耐受良好者可适当延长本品使用时间。

5. 不良反应及防治

(1)不良反应:主要为心脏不良反应,其次为消化道反应、肝功能异常、皮肤变态反应。对有充血性心力衰竭病史、高危性不能控制的心律失常、需药物治疗的心绞痛、心瓣膜疾病、严重心肌梗死病史和顽固性高血压者慎用。

(2)防治:注意监测生命体征的变化,加强巡视,按要求控制输液量及输液速度,观察和处理胃肠道反应。皮肤及附件的变态反应通常为普通皮疹,有的为痤疮样囊泡型皮疹。密切观察患者用药后的皮肤情况,指导患者保持皮肤清洁、勿搔抓。可口服抗生素,局部涂炉甘石洗剂和多磺酸黏多糖(喜疗妥)软膏等。

6. 用药时的护理

(1)讲解药物不良反应的症状、体征及预防和应对措施,告诉患者多数不良反应为可逆性。

(2)用药期间严密观察并记录患者一般情况,如面色、体温、呼吸等。

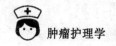

（三）索拉非尼（Sorafenib）

1. 特点　索拉非尼又称多吉美，是一种选择性抑制肿瘤细胞增殖和阻止肿瘤血管生成的口服新型多靶点的分子靶向抗肿瘤新药。

2. 适应证　索拉非尼作为晚期肾细胞癌的一线治疗药物，对肝癌也有一定疗效。

3. 给药方法　口服给药，推荐剂量为200mg，每日2次，不可与食物同服，应在饭前1小时或饭后2小时后服用。建议除非索拉非尼疗效降低或患者不能耐受其毒性反应，该药可以一直长期使用。

4. 不良反应及防治

（1）最常见不良反应是手足综合征、皮疹、疲乏、腹泻、高血压、脱发、瘙痒和恶心、食欲减退、白细胞减少、血小板减少、贫血等。超过80%患者会出现皮肤反应，约15%会出现严重皮肤反应，表现为水疱样皮疹、皮肤起疱、裂伤、脱皮、指甲反应（如甲床发炎）等。

（2）防治

1）手足综合征：包括手足麻木感、麻刺感、烧灼感、红斑、肿胀、皮肤变硬或起茧、起疱、发干、脱屑等，通常为双侧。在治疗的最初6周，尤其是初1～2周易发生。一般分3级。

Ⅰ级手足综合征：为双掌足跟麻木、瘙痒、无痛性红斑和肿胀。护理：指导患者将双手足浸泡在温水中10分钟，然后在湿暖的皮肤上涂凡士林软膏，注意保暖，使用合适的手套、鞋袜，避免接触刺激性物质（如肥皂粉等）。口服维生素 B_6 每次50mg，每日3次。

Ⅱ级手足综合征：为手掌足跟疼痛性红斑和肿胀。护理：指导患者睡觉时适当垫高上下肢体，促进血液循环。局部避免摩擦损伤，其余同Ⅰ级手足综合征。

Ⅲ级手足综合征：为湿性蜕皮，表现为溃疡、水疱和重度疼痛。护理：指导患者避免搔抓局部皮肤及撕脱皮屑，水疱局部消毒后用注射器抽出液体，用生理盐水外洗后，敷上消毒油纱。

2）皮疹：常见面部皮疹，身体皮肤出现斑丘疹和红色小皮疹伴水疱疹。护理：指导患者从治疗开始在沐浴后或睡觉前在皮肤上抹保湿霜，使用祛头屑的洗发水，着宽松衣服，皮肤避免热水和日晒刺激。

3）高血压：控制高血压，使用索拉非尼治疗的前6周每周监测血压。护理：用药期间密切观察血压变化。

4）消化道反应：可发生于治疗的任何阶段，表现为腹泻、恶心、呕吐、腹胀疼痛、胃炎、口腔黏膜炎、消化不良、食欲减退、便秘、胃食管反流、胰腺炎等。对肝肾功能不良、黄疸者慎用索拉非尼。大多数消化道反应通过对症处理后可得到控制。

5)血液系统反应:包括中性粒细胞减少、淋巴细胞减少、血小板减少、贫血等。既往进行过放疗和化疗的患者使用索拉非尼时应谨慎。

6)全身反应:表现为疲劳乏力、发热、虚弱、疼痛、体重减轻、声音嘶哑等流感样症状。这是常见的反应,不代表治疗无效。指导患者适当休息,必要时给予对症支持处理。

5. 用药时的护理及注意事项 向患者讲解索拉非尼相关知识、不良反应及防治,取得患者及家属配合。告知患者服药期间采取有效避孕措施,停药至少 2 周后方可尝试妊娠。最好空腹服药,若忘记服药,下次也无须加大剂量。

六、表皮生长因子受体抑制剂相关皮肤损害的分级和治疗原则

2007 年 12 月,我国肿瘤学专家齐聚海南三亚,共商表皮生长因子受体抑制剂(EGFRI)相关皮肤不良反应的防治策略,一致认为 EGFRI 相关皮肤损害(丘疹脓疱型病变、皮肤干燥、瘙痒、脱屑)程度评估,应在 NCI-CTCAE(3.0版)基础上进行简化,并达成专家共识。根据皮肤损害范围、有无主观症状、对日常生活有无影响及有无继发感染来确定,以便更好地指导临床的分级治疗。

(一)EGFRI 相关皮肤损害分级

Ⅰ级(轻度) 范围较局限(如丘疹脓包型病变主要局限于头面部和上躯干部),几乎无主观症状,对日常生活无影响,无继发感染征象。

Ⅱ级(中度) 范围比较广泛,主观症状轻,对日常生活有轻微影响,无继发感染征象。

Ⅲ级(重度) 范围广泛,主观症状严重,对日常生活影响较大,有继发感染的可能。

(二)指甲/甲周改变的分级则按照 NCI-CTCAE(3.0 版)确定

Ⅰ级 指甲脱色、褶皱、点蚀。

Ⅱ级 指甲部分或完全脱落,甲床疼痛。

Ⅲ级 上述症状影响日常生活,有继发感染、甲沟炎。

(三)相关皮肤损害的治疗原则

1. 皮疹、皮肤干燥及瘙痒的处理方法 当皮肤损害发生后,首先确定病变程度,然后依照严重程度进行逐级处理。轻度皮肤毒性一般观察或局部用药即可,中至重度毒性者除局部用药外,还需口服药物治疗。

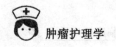

(1)轻度毒性:患者可能无须任何形式的干预,亦可局部使用复方醋酸地塞米松、氢化可的松软膏或克林霉素(10%凝胶)及红霉素软膏。对皮肤干燥伴瘙痒者,可予薄酚甘油洗剂每日2次或苯海拉明软膏涂瘙痒局部。不应因轻度毒性而更改EGFRI剂量。2周后对皮疹程度再次评估,若情况恶化或无明显改善则按中度毒性处理。

(2)中度毒性:局部使用2.5%氢化可的松软膏或红霉素软膏,并口服氯雷他定(开瑞坦)。对皮肤干燥伴瘙痒者,可予苯海拉明软膏或复方苯甲酸软膏涂瘙痒局部,每日1~2次。有自觉症状者应尽早口服多西环素每次100mg,每日2次,其目的在于利用多西环素的非特异性抗炎样作用。2周后对皮疹再行评估,若情况恶化或无明显改善则按重度处理。

(3)重度毒性:干预措施基本同中度毒性,但药物剂量可适当增加。必要时可予冲击剂量的甲泼尼龙,并可减少EGFRI剂量。若合并感染,则选择合适的抗生素进行治疗,如头孢呋辛,每次250mg,每日2次。若2~4周后不良反应仍未充分缓解,则考虑暂停用药或中止治疗。

2. 甲沟炎的处理方法 对指甲脱色和褶皱等改变,可不做特殊处理。一旦出现甲沟炎,则可应用金银花水泡足或手,莫匹罗星、环丙沙星或夫西地酸(立思汀)外涂,每日1~2次。若症状无缓解,给予多西环素每次100mg,每日2次,或头孢呋辛每次250mg,每日2次,口服。严重者可外科拔甲治疗。

(四)EGFRI相关皮肤损害患者的健康教育

1. EGFRI相关皮肤损害的预防措施

(1)嘱患者减少日晒时间,注意避光。因小分子酪氨酸激酶抑制剂所致皮疹多属于光敏性皮疹,暴露于日光可致皮疹更为严重。

(2)每天保持身体清洁及干燥部位皮肤的湿润。勿接触碱性和刺激性强的洗漱用品,沐浴后涂温和的润肤露或硅霜、维生素E软膏以预防皮肤干燥。

(3)建议使用SPF大于18的广谱防晒用品。

(4)有趾甲倒刺(逆剥)的患者用药过程中可能出现甲沟炎及局部增生反应,EGFRI治疗期间需改变足部受力习惯,穿宽松、透气鞋。EGFRI治疗前一周即热温水泡足(在用药中继续)或食用盐+水+白萝卜片(或花椒)(煮沸)泡足,后涂抹护肤品或硅霜,可预防足部皮疹的发生。此外,应积极治疗足癣。

2. EGFRI相关皮肤损害期间的健康教育

(1)加强与患者的沟通交流,用药前医护人员即应告之可能发生的皮肤不良反应。

(2)正确解释皮疹严重程度与生存获益的关系,使患者增强正确应对皮肤不良反应的信心。

（3）指导患者采取正确的预防措施。

七、生物治疗使用注意事项

（一）体细胞静脉回输的方法及注意事项

1. 细胞收集制备后立即回输,连接输血器,以防止少数成团的细胞输入体内引起栓塞。

2. 输注前后均用生理盐水冲管,保证细胞的数量和质量。

3. 开始输注时护士应在床旁密切观察患者的反应,调节滴数。为保证体细胞的数量和质量的有效性,可以患者能耐受的最快速度输入。

4. 如患者因外出检查等不能及时回输时,在常温下保存,半小时内回输。

5. 行 CIK、DC 等体细胞回输时,需要进行心电监护。

6. 注意观察和记录回输过程中或回输后的不良反应。

（二）基因治疗的储存、配制注意事项

1. 该药应储存在－20℃以下的冰箱内,要求现配现用,不能反复冻融。

2. 配制时使药物尽量不要沾染瓶盖。

3. 掌握药物的生物学特性,药物送到病房后应立即放入专用冰箱的速冻柜内,待为患者穿刺成功后再稀释使用。

4. 药物较贵重,运输及保管应小心谨慎。

（三）肿瘤疫苗配制应用的注意事项

1. 必须严格无菌操作,防止疫苗污染。

2. 操作时应严格按正规程序消毒注射区域,皮肤消毒必须达到 5～6cm,防止皮肤不洁造成接种后的肿块感染化脓。

八、肿瘤患者生物治疗的护理

肿瘤的生物治疗中,过继免疫疗法的基础研究和临床应用备受重视,A-NK 细胞的体外增殖和抗肿瘤能力较强,而对正常细胞无杀伤作用,成为近年来肿瘤过继免疫疗法的研究热点。在国外,用 A-NK 细胞对晚期恶性实体瘤进行过继免疫治疗已有了很好的研究和应用基础,展示了较好的临床应用前景。近年来,在对 A-NK 细胞大量动物实验和应用研究的基础上开展了实验性临床治疗。在 A-NK 细胞/IL-2 输注过程中,应关注以下护理内容。

（一）心理护理

生物疗法是国际上近些年来刚刚开展的新的治疗方法,许多患者是初次

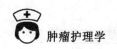

接触此种治疗,难免心存恐惧,特别是接受过放疗、化疗后对此二者的不良反应有所体验者更是如此。因此,在治疗前,应详细向患者及家属解释生物免疫治疗的原理、效果、优势、采用的方法及可能出现的不良反应及护理措施。针对不同的患者给予不同的心理疏导,使之提前做好心理准备,消除疑虑,增强对康复治疗的信心。

(二)输入成分的质量监控

输入前保证液体成分制备的精确性是治疗的重要环节,应严格按照制备要求进行操作。

(三)输液中的观察

输液器材要选择精密输液器或输血器,因 A-NK 细胞具有黏附特性,有可能在容器(输液器或输入袋)中黏附成小的团块,会给患者的微小血管造成阻塞,引起不良后果,精密过滤输液器或带有滤过网的输血器能够阻止这样的细胞团块通过。另外,每隔 10～15 分钟轻微摇动输液瓶(袋),避免细胞的粘附,保证输入的成分为单细胞悬液。输入的速度尽量缓慢,一般维持在 15～20 滴/分,并注意全程观察输液的情况和患者的反应,防止或尽早发现可能出现的过敏反应。

(四)发热的护理

生物治疗中最常出现的不良反应是发热,由于输入的细胞分子量过大,或细胞在离心时清洗不彻底,或液体的温度偏低,或患者是过敏性体质,都可能导致发热。发热实质上是机体防御疾病,适应内外环境变化的代偿性反应,但如果长时间发热会对机体造成较大的消耗,对机体产生不利的影响。一般症状比较轻微,也比较短暂,呈一过性,持续几小时,表现为颜面潮红,体温升高,大多数在 38.5℃以下,但也有个别患者体温持续在 38℃以上几天,并伴有寒战。护理时注意观察患者除发热外是否有其他的生命体征变化,反复监测生命体征。首先遵医嘱给予药物支持性治疗,如经肛门给予吲哚美辛栓 1 粒,效果不明显者可给予复方氨基比林 2mL 肌内注射。持续高热(体温在 39～40℃)的患者可肌内注射非那根 25～50mg,必要时及时辅以物理降温。其次,对于体质虚弱的老人和儿童应防止虚脱,多饮温开水,注意安全和保暖,必要时可静脉补给适量的液体。

(五)呼吸的护理

伴随着患者体温的升高,有的患者可能出现呼吸的改变,出现呼吸过速甚至呼吸窘迫。此时,要采取有效措施改善通风,患者要保持安静,减少耗氧,病房空气应湿润,通风良好;适当给予氧气吸入,改善缺氧状态,可采取间歇给氧或持续给氧。氧流量控制在 5~8L/min；密切观察病情变化；呼吸道的过敏可能引起呼吸道肿胀，导致呼吸道狭窄，易发生阻塞，因此，痰多时应及时吸痰，勤翻身，勤捶背；适当应用抗生素，防止肺感染。

（六）其他的护理

注意观察患者血压的变化，如有升高或下降，给予相应的对症治疗。对于输入基因重组 IL-2 的患者还应重点警惕有无肝、肾功能的损害和毛细血管渗漏综合征的出现。除此之外，对于接受生物治疗的患者，还要做好饮食指导，调整膳食结构，尽量食用一些松软、易消化、易吸收的主食及蔬菜水果，慎食辛辣、难以消化及寒凉的食品，保证足够的营养和热量需要。

（孙新华）

第五节　肿瘤放射介入治疗患者的护理

一、肿瘤放射介入治疗概念

放射介入治疗是指在 X 线电视、CT、B 超导向下，将特制的穿刺针、导管插入病变区，进行影像学、组织学、生化学和细胞学的诊断，并同时进行介入治疗。介入放射学一词始于 20 世纪 60 年代，70 年代后期在国外十分风行，现已经形成了放射学的一个新领域。在我国近十几年，介入放射治疗已在肿瘤的治疗上发挥了积极作用，成为不可缺少的一种新治疗方法。

目前，临床上按操作方式将介入放射学分为血管性介入治疗和非血管性介入治疗；按临床范畴可分为肿瘤介入诊疗学、肿瘤病变介入诊疗学、心脏及大血管介入诊疗学、神经介入放射学和小儿介入放射学。而其中研究最多、开展最早、发展最快、内容最丰富的是肿瘤介入诊疗学。由于介入诊断和治疗具有微创性、可重复性、准确定位、疗效高、见效快、并发症少和恢复快等特点，目前已成为肿瘤临床诊断和治疗的重要方法。肿瘤介入治疗在肿瘤综合治疗中起着举足轻重的作用。通过介入治疗，能较大程度地控制肿瘤的发展，甚至是缩小瘤体，使患者获得二次治疗的机会。经动脉局部灌注化疗可明显地提高药物在肿瘤局部的浓度，介入消融治疗与常规化疗相互结合可增强化学药物的细胞毒性，还可为化疗争取机会；对不能常规手术切除的肿瘤经过介入治疗后能变为可以切除，可切除的肿瘤经过介入栓塞治疗后可减少术中的风险及出血；通过介入的方法将放射性物质导入肿瘤内部，可对肿瘤进行内放射治疗；将介入治疗和外照射治疗结合起来对肿瘤可起到综合治疗的作用；同时，

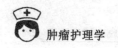

介入治疗还可将生物制剂如 LAK 细胞、白介素、CIK、NK 等通过局部动脉灌注的方式对肿瘤进行生物治疗。

介入诊疗经过 30 余年的临床实践和努力，其治疗范围逐渐扩大到几乎涵盖所有的实体肿瘤，并且以肿瘤组织接受药物剂量大、不良反应小、并发症少、恢复快等优势，成为肿瘤治疗不可或缺的方法之一。

二、肿瘤介入治疗的临床应用

（一）头颈部肿瘤的应用

1. 颅内恶性胶质瘤和转移瘤动脉灌注化疗时，因为存在血脑屏障（BBB），一般化疗难以达到肿瘤部位，所以在灌注治疗前通常用 20% 甘露醇 200mL 行颅内动脉灌注，致血脑屏障开放，其二应优先采用可通过血脑屏障的抗肿瘤药物，如尼莫司汀（ACNU）、卡莫司汀（BCNU）、替尼泊苷（VM-26）、司莫司汀（Me-CCNU）等，因为这类化疗药属于毒性较低的细胞周期特异性药物，亲脂性好，较易通过血脑屏障。

2. 颌舌部恶性肿瘤适合于动脉灌注化疗，主要有上颌窦癌、舌癌、恶性颌骨肿瘤、腮腺下颌腺癌等。

（二）胸部肿瘤的应用

1. 支气管肺癌动脉灌注的疗效已被确认，通常与放疗相结合效果更佳。选择性支气管动脉插管的成功是灌注治疗的关键，避免损伤脊髓动脉，支气管动脉栓塞是治疗肺癌大咯血的有效手段之一。

2. 不能手术的中晚期食管癌患者经动脉灌注化疗是一种姑息治疗，主要选择食管动脉插管，根据血供情况，上段选择支气管动脉灌注，中段选择食管固有动脉，下段选择胃左动脉，但一般食管癌的血供有时为多支供血，故应仔细寻找血供，多支灌注化疗是疗效好的关键。对有些不宜手术的乳腺癌患者，如炎性乳癌或局部复发不能再手术的患者，选择内乳动脉或肋动脉分支灌注化疗

3. 肺转移癌，采用双途径支气管动脉及肺动脉灌注化疗，因为肺转移癌为双血供应。

（三）腹部肿瘤的应用

1. 原发性肝细胞癌单纯动脉内灌注化疗效果不满意，多与栓塞治疗同时应用。有时由于肿瘤的边缘缺乏血供，可结合经皮肝穿刺无水酒精消融术，更能取得满意的疗效。肝转移癌多采用肝动脉内间断或连续灌注化疗，以埋入式导管药盒系统应用更为广泛。

2.胰腺癌介入治疗可缓解症状,延缓病程。胰腺癌血供来源较多且复杂,多数由腹腔动脉供血,所以主动腹腔动脉灌注化疗,可满足治疗需要。

3.晚期贲门癌及不能切除的胃癌应用动脉灌注化疗优于全身化疗。

4.肾癌患者行术前栓塞治疗能减少术中出血,由于栓塞后肿瘤周围水肿,便于分离切除肿瘤组织,减少经静脉转移的概率。肾癌无手术指征的晚期患者,采取动脉灌注结合栓塞术,可明显提高疗效。

(四)盆腔肿瘤的应用

1.妇科盆腔内恶性肿瘤,如恶性葡萄胎、晚期卵巢癌、宫颈癌,可选择髂内动脉化疗和栓塞治疗,特别是伴大出血者,经导管动脉内栓塞能即刻止血。子宫肌瘤的动脉内栓塞治疗创伤小,恢复快,症状改善明显,且能完好地保留子宫功能及生育能力,较传统方法简单、经济。

2.膀胱癌通过动脉灌注治疗可使原来无法切除的肿瘤获得手术机会。对于原来可以切除的膀胱肿瘤,通过动脉内化疗使肿瘤浸润深度及恶性程度降低,提高切除率和延长生存期。

(五)四肢骨肿瘤的动脉灌注化疗

四肢恶性骨肿瘤的动脉灌注化疗可作为手术前后的辅助治疗。以骨肉瘤为例,动脉灌注及栓塞治疗已成为保肢不可缺少的方法,尤其是血供丰富的病例,可以大大减少术中出血。不能手术或术后复发的病例通过动脉灌注治疗能更好地缓解症状。

(六)非血管性介入治疗

1.恶性梗阻性黄疸的介入治疗有胆管金属内支架置入术及内外引流术。内支架的应用使胆汁引流更接近人体生理功能,减少外引流管给患者带来的诸多不便和感染机会。

2.不能手术的中晚期食管癌、食管气管瘘和纵隔瘘者行支架置入可延长生存期和提高生活质量。

3.原发、转移性肺癌及纵隔肿瘤压迫支气管而致呼吸困难,应用支架能最好的减轻症状的作用。

4.CT导向下经皮肺穿刺活检及肿块内药物注射,准确性和阳性率高、并发症少,深受临床医师重视。肿块内药物注射与支气管动脉灌注、肺动脉灌注等介入技术配合使用可提高疗效。

5.B超或CT导向下经皮无水酒精注射可治疗小肝癌和肝动脉内灌注治疗及栓塞后的残余癌灶。

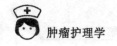

三、肿瘤介入治疗的一般护理

(一)术前护理

1.心理护理　由于介入治疗是一种新兴的治疗方法,大多数人对此还并不十分了解,对整个治疗过程非常陌生,有的患者还会抱有怀疑、不相信的态度而引起紧张。而且手术中又始终在患者清醒的状态下进行,为避免患者由此而产生的紧张、恐惧等心理问题,在术前,医护人员有必要向患者说明介入治疗的优越性、操作的大致过程、术中的配合要点、如何克服术中不适等,使患者对该治疗有一个基本的了解,从而消除其紧张心理,增强信心,积极配合手术。

2.术前详细了解患者病情,监测生命体征的变化,并完善心、肺、肝、肾功能及血常规、出血凝血时间、凝血酶原时间等检查。

3.由于术后需绝对卧床休息24小时,因此,应于术前2日训练患者床上大小便,护理人员要向患者解释床上排便的重要性,消除其因害羞心理产生的抵触情绪,防止术后因不习惯床上排便而引发的尿潴留。

4.做碘过敏试验及手术野皮肤的准备。

5.术前4小时禁食水,以免术中发生呕吐导致窒息。

6.术前排空膀胱,若为盆腔介入治疗者术前行留置导尿。指导患者术前取下头饰、首饰及活动义齿,更换清洁的病员服。

7.情绪紧张者,术前30分钟遵医嘱肌注地西泮10mg。

8.备齐药品(如化疗药物、造影剂、麻醉剂、栓塞剂、止吐剂、肝素、生理盐水等)、敷料及1kg重沙袋。

(二)术后护理

1.患者回病房后护士与护送人员进行交接班,了解患者术中情况及治疗相关情况。

2.床边心电监护24小时,严密监测生命体征变化。

3.指导患者绝对卧床休息24小时,穿刺侧肢体伸直并制动8～12小时,禁止弯曲。

4.伤口加压包扎后以1kg沙袋压迫止血6～8小时。观察穿刺点有无渗血、出血,局部有无血肿形成,肢体远端血液循环及足背动脉搏动情况。

5.若穿刺侧肢体出现小腿疼痛、感觉障碍、趾端苍白、皮温下降时应考虑是否为包扎过紧而压迫血管或者是否有下肢血栓形成。

6.保持穿刺点周围皮肤的清洁干燥,避免敷料浸湿。术后24小时可解除包扎。

7.鼓励患者多饮水,以促进造影剂的排出,正确记录 24 小时出入液量,保持每日尿量不少于 2000mL。出现少尿甚至无尿时应及时通知医生给予利尿治疗及静脉滴注 5% 碳酸氢钠溶液碱化尿液。

8.密切观察患者术后疼痛、呕吐等症状,出现异常及时通知医生给予对症处理。

9.介入术后 2 小时无不良反应,即可开始进食,饮食宜清淡、易消化,先从流质、半流质开始,再过渡到软食、普食。

第六节 肿瘤患者动脉灌注及栓塞化疗的护理

一、概 述

(一)肿瘤介入放射治疗方法

1.动脉灌注疗法 动脉灌注疗法就是经动脉注入抗癌药物,使肿瘤区域药物浓度增加,从而提高疗效,减轻药物不良反应的方法。目前,动脉灌注疗法已经成为治疗肝癌、胃癌、肺癌、胆管癌、胰腺癌、盆腔肿瘤、头颈部肿瘤等多种恶性肿瘤的重要方法之一,它不但用于不能手术患者的姑息性治疗,而且亦可用于手术治疗,使肿瘤缩小,改善手术条件,还可以用于预防术后肿瘤的复发。

(1)方法:临床上应用最多的是 Seldinger 插管法,即经股动脉、肱动脉或腋动脉入路,其中最容易操作的路径是以股动脉作入路,临床上应用最多。操作过程是在 X 线电视下进行,灌注导管选择性置入靶动脉内后,推注造影剂先行诊断性动脉造影,观察导管位置以确认导管位于靶动脉内,同时了解血管分布、肿瘤供血情况以及侧支循环等,为进一步选择插管灌注抗癌药物做准备。肝癌灌注时,要将导管头尽可能插到接近胃十二指肠动脉等非靶器官,以减少药物的胃肠症状,肝癌有多支动脉供血时,可以考虑经双侧股动脉或股、肱动脉同时插管灌注。治疗胃癌要将导管插到胃十二指肠动脉或者胃动脉。当导管到位并维持好以后,即可联合 2～3 种抗癌药物灌注,如果进行一次性大剂量的灌注,注射完结后即可拔管,加压穿刺部位以防出血或者血肿形成。多次重复灌注时,可在皮下埋入灌注泵,与留置导管相连,从泵的灌注口穿刺灌注。

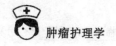

（2）临床应用：

1）胃癌的灌注疗法：胃癌好发部位主要是胃底胃体的小弯侧及胃窦。胃癌的淋巴结转移也大多沿胃左动脉分布，因此，对胃癌原发灶和转移灶同时治疗的最明智的方案应是：经胃左动脉的胃十二指肠动脉为靶血管施行选择性和超选择性灌注术。

2）肺癌的支气管动脉灌注化疗：肺癌选择性支气管动脉造影和动脉内化疗药物灌注，也是目前临床上常用的方法，其中以反复多次给药较单次给药效果好，研究人员证实采用顺铂 DDP 单次剂量 40～150mg 治疗肺癌，有效率只有 17％，而重复给药 2～3 次，剂量 200～300mg，有效率可提高到 76％。

3）肝癌的治疗：根据大量的文献报道，原发性肝癌的治疗一般多采用化疗加栓塞，单纯由动脉灌注化疗药物效果并不理想。

4）盆腔肿瘤的插管化疗：经皮股动脉穿刺进行髂内动脉超选择插管化疗药物灌注，是盆腔局限性肿瘤的最佳治疗方法，为不能耐受手术、丧失手术机会或者其他治疗无效的晚期肿瘤患者提供了继续治疗的机会。

5）脑肿瘤的治疗：脑胶质瘤采用颈内动脉和超选择颈内动脉灌注卡莫司汀治疗，有效率分别为 66％和 83％，此两种方法均可取得较好的功效。

6）其他肿瘤的治疗：对头颈部肿瘤、结肠直肠癌、胰腺癌、骨肿瘤、胆管癌等恶性肿瘤的经动脉灌注抗癌药物治疗，虽然有少量的文献报道，但疗效不一，治疗例数尚少，经验不足，有待进一步观察。对于不能手术切除的晚期肿瘤患者，采用动脉插管灌注化疗药物仍然不失为一种积极的治疗手段。

2.动脉体塞疗法　尽管各器官的栓塞疗法与具体操作技术各不相同，但应用最多的还是 Seldinger 技术。

（1）方法：在 X 线电视监视下经皮穿刺股动脉，将导管插进相应器官肿瘤供血动脉；在栓塞前先作动脉造影以了解血管分布及变异、肿瘤的部位、肿瘤的范围、供养血管的来源、侧支循环等情况，然后，将导管置于靶动脉内，根据拟定的栓塞剂和治疗方案，缓慢注入栓塞剂和化疗药物。掌握好栓塞技术，根据病变范围、血管分布、导管口径以及动脉血流大小来估计决定注入栓塞剂量与注射速度。在栓塞效果相同的情况下应选择不易反流的栓塞剂。如果使用乙醇这类易反流的栓塞剂，最好采用分次缓慢注射。注射栓塞剂必须在电视监视下进行，因此，要求栓塞剂是不透 X 线的，必要时要与造影剂混合。

（2）临床应用：

1）肝癌的栓塞疗法：介入放射学治疗肝癌较好的方法是化疗加栓塞。化疗常采用阿霉素 50mg 加丝裂霉素 16～20mg，或者丝裂霉素 16～20mg 加顺铂 60～80mg。栓塞选择碘化油 4～20mL 加丝裂霉素 10～20mg 制成乳剂，或再加明胶海绵(1～2mm)20～40 粒。加明胶海绵后能造成肿瘤较快较大范围的坏死，但是，对超选择要求也较高。由于肝癌的血供 90% 以上来自肝动脉，因此，经动脉插管化疗栓塞是向肿瘤供血动脉直接给药，增加了肿瘤内药物浓度，同时，使肝癌血供减少 90%，导致肿瘤坏死。化疗栓塞不但适用于晚期肝癌，亦可用于肝硬化显著及其他原因不能肝切除者，对转移性肝癌、肝癌术后复发、门脉癌栓等也有一定疗效。近年来为了解决肝动脉化疗和难以维持肿瘤局部药物浓度以及肝动脉栓塞后易形成侧支循环等问题，有人用顺铂为化疗药物，用乙基纤维为载体，研制出顺铂乙基纤维微囊，用来进行肝动脉化疗栓塞治疗原发性肝癌，认为疗效有明显的提高。

2)其他肿瘤的治疗：栓塞疗法对头颈部肿瘤、肾脏肿瘤以及盆腔肿瘤如膀胱、子宫、卵巢、前列腺等肿瘤的治疗也早已见有关文献报道。术前应用化疗栓塞，有减少术中出血的作用，对肿瘤引起的大出血有控制作用。化疗栓塞也可以用于不能切除的肾癌和盆腔肿瘤的姑息性治疗，可以减轻症状。有人还认为肾肿瘤的栓塞术疗法能增强机体抗肿瘤的免疫能力。

3.经导管减压引流术 经导管减压引流术主要应用于缓解肿瘤对胆管、泌尿道的压迫所造成的梗阻症状。由于近年来介入放射学技术和器械的改进，不但可以作外引流和内外引流，还可以做经皮肝穿刺胆管内支撑引流术、经皮穿刺肾、胃造瘘术，而且使诊断与治疗紧密结合，大大减轻了患者的痛苦。

(1)方法：经皮穿刺胆道减压引流术包括外引流和内外引流以及胆管内支撑引流术。凡因胆管癌、胰腺癌引起的胆道梗阻而不能立即手术或根本不能手术者，均适合于做经皮肝穿刺胆道引流术。对于胆道梗阻伴重度黄疸和肝功能损害者，应先减压引流，待黄疸缓解后再择期手术。胆道梗阻伴重度黄疸和肝功能损害者，应先减压引流，待黄疸缓解后再择期手术。胆道梗阻不能手术者，可以做永久性姑息性引流，以达到减轻症状、延长生命的长期效果。穿刺过程在 X 线电视监视下进行，取腋中线 7、8 肋间进针，先用细针穿刺作胆管造影，明确梗阻部位和程度；置套管穿刺针于胆管内，达到目标后拔去针芯，边退套管边抽吸，抽得胆汁表示穿刺针端已经位于胆管内；然后通过套管穿刺针插入导引钢丝，做外引流时一般用固定芯子导引钢丝，做内引流时如固定芯子导引钢丝不能通过梗阻部位则用活动芯子导引钢丝，导引钢丝达预计部位后拔去套管穿刺针；将扩张导管沿导引钢丝插入以扩张创道，将引流导管沿导引钢丝置入胆管，再拔去导引钢丝，最后注射造影剂核对引流导管位置并固定导管。引流导管端位于梗阻以上者为外引流，通过梗阻段进入十二指肠者为

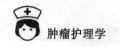

内引流。胆管内支撑引流术与内外引流不同的是多一个支撑引流导管,再插入引流导管之前先沿导引钢丝插入支撑引流导管,当支撑引流导管末端插入皮肤后,再插入口径与支撑引流导管相同的另一导管,将支撑引流导管推过狭窄段,拔去后一导管和导引钢丝即可,支撑引流术免除了由于引流导管所致的皮肤感染和导管护理的麻烦。对恶性梗阻性黄疸的治疗,可将胆管减压引流术与经动脉插管化疗相结合,称为双介入疗法。在置管引流后半个月到 1 个月,采用 Seldinger 技术作肝动脉插管,经导管联合灌入 5-FU、顺铂、丝裂霉素等化疗药物,每月灌注一次,3～4 次为一疗程。双介入法不仅可解除患者的黄疸症状,而且能延长生存期,是恶性梗阻性黄疸的一种有效治疗方法。

经皮穿刺肾造瘘术,适用于肾后梗阻的减压引流或尿路改道。患者取俯卧位或侧卧位,用 B 超或尿路造影定位决定穿刺点,在 X 线下或 B 超引导下,穿刺肾下盏或扩大的肾盏肾盂,刺中后拔去针芯会有尿液流出,取尿样送检;经套管插入导引钢丝,沿导引钢丝用血管扩张器扩张穿刺道;最后沿导引钢丝插入引流导管,如果所用的为开放引流导管,则应在软性探针支撑下插入;拔去导引钢丝和软性探针,注入造影剂了解置管位置,造瘘所致的输尿管狭窄可将导引钢丝通过输尿管狭窄处插入膀胱,将引流管随导引钢线置入膀胱内,尿液即可引流入膀胱。经皮穿刺胃造瘘术,适用于口、咽、喉、食道肿瘤所致的进食困难。穿刺前先行胃内充气,在 X 线或 B 超下观察,以胃前壁贴近腹壁而无任何结构相间为准。穿刺点一般选在胃前壁中部,穿刺针进入胃腔后,插入导引钢丝,拔去穿刺针,沿导引钢丝扩张器扩张创道;沿导引钢丝插入导管,最好使导管端插入幽门;拔去导引钢丝,核实导管位置后,固定导管。

(2)临床应用:

1)梗阻性黄疸的治疗:自 1974 年 Molnar 采用经皮穿刺胆管减压引流术治疗梗阻性黄疸获得成功以来,国内引进了这一技术并在临床上得到广泛应用,不但用于术前减压,以改善肝功能和全身状况,同时为外科手术做准备,有利于术后的伤口愈合,降低手术死亡率,而且更多地用于恶性梗阻性黄疸的姑息治疗。

2)经皮肝穿刺肾造瘘术的应用:临床上造成尿路狭窄、梗阻的原因很多,有肾盂输尿管交叉处的肿瘤和腹膜后肿瘤的压迫,肿瘤放疗或术后合并的输尿管狭窄,甚至膀胱肿瘤、妇科肿瘤、前列腺肿瘤等也常造成输尿管下端狭窄或梗阻。患者由于尿路梗阻可以表现为发热、败血症以及尿毒症等。经皮穿刺肾造瘘术用于上述疾病的术前治疗,经引流后可以缓解尿路梗阻所致的症状,可为外科手术创造条件,也可以用于肿瘤患者术后所致的输尿管狭窄以及

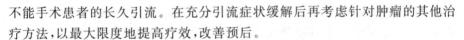

不能手术患者的长久引流。在充分引流症状缓解后再考虑针对肿瘤的其他治疗方法，以最大限度地提高疗效，改善预后。

（二）介入放射治疗的不良反应和并发症

随着介入放射学的迅速发展，临床上应用 Seldinger 技术进行血管造影和介入治疗越来越普遍，也不可避免地由此引发出一些不良反应和并发症，这在今后进一步的应用过程中必须引起人们的重视。介入放射治疗的不良反应和并发症主要与穿刺和插管有关。介入放射治疗与穿刺和插管有关的并发症及其处理如下：

（1）穿刺点出血或血肿：常见原因有反复插管，操作技术不熟练，局部压迫不当或患者有凝血机制障碍、高血压等症状。少量出血可自行吸收，血肿较大时会压迫局部静脉，甚至发展成为血栓性静脉炎。选择细而有弹性的穿刺针，拔管时在穿刺点近侧端妥当压迫包扎，对凡是有高血压和凝血机制障碍的患者，应先对症处理后再行穿刺，这些措施可以预防出血和血肿的发生。对于已经发生的较大血肿，可以采用局部湿热敷或次日理疗，血肿内注射透明质酸酶 500～3000IU；如果血肿压迫附近血管和神经，可以考虑手术清除。

（2）暂时性血管痉挛：主要原因是由于多次损伤性穿刺和插管时间过长所致。糖尿病和动脉粥样硬化以及血管栓塞等疾病的患者容易发生血管痉挛，表现为局部疼痛，还易招致血流量减慢或者血栓形成。对于肢体血管痉挛，可经导管注入妥拉苏林 25～50mg 或局部热敷，内脏血管痉挛时可经导管注入 2％利多卡因 5mL，必要时注入肝素 100～150mg/h 以防血栓形成。

（3）脊髓损伤：是支气管动脉造影和灌注化疗的严重并发症。当遇有小血栓、离子型高渗造影剂浓度过高、抗癌药用量过大时均易损伤脊髓动脉，造成积水、缺血、水肿，临床上主要对动脉毒性大的抗癌药物，尽量减少对血管的损伤。一旦出现脊髓损伤的症状，应积极快速处理，如早期使用脱水剂减轻水肿，使用罂粟碱、烟酰胺等扩张血管改善血液循环，用激素类药物减轻局部炎症，同时应用 ATP、辅酶 A、维生素 B_6、维生素 B_{12} 等神经营养药物，一般经过有效治疗后，2～3 周恢复。

（4）动脉血栓形成和栓塞：插管时的动脉内膜损伤，或血液肝素化不够以致血液处于高凝状态和血管痉挛是动脉血栓形成的常见原因，血栓和粥样化斑块的脱落可造成血管栓塞。预防血栓形成的方法是：在穿刺时动作要轻柔，操作细心，减轻血管内膜的损伤；尽量缩短导管在血管内的时间；导管插入血管后注入肝素使全身血液肝素化。对已形成的血栓和栓塞，应立即灌注溶栓剂如尿激酶 10000IU/d 或链激酶 10000IU/h。

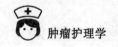

(5)其他并发症:穿刺和插管引起的其他并发症有感染、瘘管形成、血管损伤或穿破、动脉夹层、假性动脉瘤、血管内导管丝断落或导管打结。预防这些并发症的基本方法是在插管过程中掌握要领,正确操作,动作轻柔细心。

二、护　理

(一)术前护理

同介入治疗一般护理。

(二)术中护理

1. 建立静脉通路,严密观察患者生命体征变化,行心电监护,必要时给予氧气吸入。

2. 谨防造影剂过敏　注入造影剂后部分患者若出现面红、胸闷、憋气、恶心、呕吐、荨麻疹等症状,提示造影剂过敏,此时应立即停用造影剂,密切观察患者的反应。轻者可不做处理,重者给予异丙嗪 25mg 或地塞米松 5～10mg 肌内注射,更为严重者还可出现抽搐、癫痫,甚至呼吸、循环衰竭的表现,此时则应做好抢救工作。

(三)术后护理

1. 常规护理　同介入治疗一般护理。

2. 术后不良反应及并发症的护理

(1)疼痛:介入治疗后,由于栓塞或化疗药物使肿瘤组织缺血、水肿、坏死,并能引起不同程度的疼痛,造成患者精神紧张和焦虑。患者疼痛时护士应做好患者的心理护理,指导患者应用松弛疗法,如听音乐、看电视、与人聊天等以分散患者注意力。对于疼痛应严格按照三阶梯止痛原则使用止痛剂,并对患者疼痛的性质、程度、时间、发作规律、伴随症状、诱发因素以及用药后的效果做好密切的观察及详细的记录。

(2)发热:由术后肿瘤组织坏死吸收或继发感染而引起,一般体温在 38℃ 左右,无自觉不适者,不需用药处理,发热时宜多饮水,若体温在 39℃ 以上,可用冰敷、酒精擦浴或使用退热药降温。

(3)胃肠道反应:术后由于部分药物进入胃、十二指肠、胆囊、胰腺动脉,部分患者会出现程度不同的胃肠道反应,如食欲减退、恶心、呕吐、胃部不适、腹胀、腹痛等。对于恶心呕吐严重者可遵医嘱使用止吐药,有助于减轻症状,同时注意保持水、电解质及酸碱平衡。对于这些患者应耐心做好心理护理及正确的饮食指导,鼓励进食高热量、高维生素、高蛋白、易消化的食物。

(4)肝功能损害:由于栓塞术后对正常肝脏细胞的破坏作用,(肝功能)酶

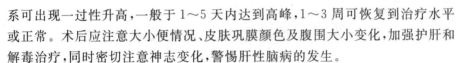

系可出现一过性升高,一般于1～5天内达到高峰,1～3周可恢复到治疗水平或正常。术后应注意大小便情况、皮肤巩膜颜色及腹围大小变化,加强护肝和解毒治疗,同时密切注意神志变化,警惕肝性脑病的发生。

(5)肾功能损害:化疗药物及大量造影剂从肾脏排出时,均会对肾脏产生毒性作用而导致不同程度的肾功能受损,严重时可见肾衰竭。因此,术后24小时应严密监测出入液量,同时注意尿色、尿量,并于术后常规补液2000～3000mL,鼓励患者多饮水,使尿液稀释,加速药物的排泄,减轻毒性反应,当尿液少于500mL/24h时,可酌情给予利尿剂。

(6)骨髓抑制:化疗药物均会不同程度的引起骨髓抑制,以白细胞减少最为突出。对于白细胞低于$1.0×10^9$/L的患者要实行保护性隔离,每日行房间空气消毒2～3次,并限制探视人员,避免交叉感染。遵医嘱给予抗生素治疗,以预防感染,并给于非格司亭、吉粒芬等升白细胞药物治疗。对于红细胞减少的患者给予补气养血的中药口服。血小板减少的患者注意观察有无出血倾向,必要时根据患者的情况输注新鲜红细胞及血小板。

(7)口腔黏膜损伤:由于化疗药物的不良反应,可发生口腔黏膜的溃烂,导致患者口腔疼痛、进食困难等。应注意保持口腔的清洁卫生,勤用生理盐水或朵贝液漱口。口腔疼痛明显者可给予利多卡因溶液含漱,溃疡面给予"金因肽"(重组人表皮生长因子)局部喷涂,以促进溃疡面的愈合。进温或凉的半流质饮食,忌食油炸、辛辣、刺激性的食物。

(8)局部皮肤损伤:在介入治疗的过程中,由于高浓度的化疗药物和栓塞剂进入某一区域皮肤的供血血管,对正常皮肤黏膜造成损伤,可出现皮肤红肿热痛,甚至发生水疱、糜烂。对于皮肤红肿应及时给予冰敷、外涂喜疗妥或用50%的硫酸镁溶液冷湿敷。出现水泡、糜烂时要防止感染,勤换药,保持局部的清洁干燥,必要时给予抗生素治疗。

(9)呃逆:有些肝癌或肺癌患者,由于化疗药物及其代谢产物血管栓塞等因素影响,继发引起膈肌充血或膈肌间接受到刺激产生痉挛而出现呃逆,可持续数天至数周。对于轻者可指导患者深吸一口气,然后再慢慢呼出,反复多次,或者用纱布包住舌尖轻轻的牵拉,反复多次。重者给予丁溴东莨菪碱(解痉灵)、山莨菪碱肌内注射或针刺足三里、合谷等穴位可缓解。

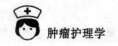

第七节　肿瘤患者内支架植入术的护理

一、食道内支架植入术的护理

(一)概述

晚期食管癌患者因肿瘤的生长合并食管狭窄,引起进食、吞咽困难,运用食管内支架植入术大大改善了狭窄所致的并发症,提高了患者的生活质量,

1.适应证

(1)食管重度狭窄,已不可能手术或拒绝手术者。

(2)食管癌伴食管气管瘘缩或食管纵隔瘘者。

(3)肿瘤压迫引起的食管狭窄。

(4)放射性或化学性损伤引起的食管狭窄。

(5)食管癌术后吻合口狭窄。

2.禁忌证

(1)严重心肺功能不全、严重衰竭的患者。

(2)无自主吞咽功能,易引起误吸造成窒息者。

(3)有严重食管静脉曲张或癌肿侵及大血管,食管扩张术易引起大出血。

(4)食管肿瘤侵蚀或压迫气管,致气管中、重度狭窄者应慎重放置食管支架,有加重气管狭窄和引起窒息的可能。

3.方法　患者取仰卧位,口部放一开口器,将导管并同导丝一起经咽部放入食管内,先以导丝通过狭窄处,并跟上导管至胃内,注入造影剂证实导管在消化道内,换入超硬导丝,将导管退出,沿超硬导丝放入球囊导管,确认球囊两端的金属标记骑跨在狭窄处,以稀释造影剂充胀球囊,时间为1～2分钟,间隔3分钟,反复2～3次,若食管狭窄在球囊上形成的缩窄环消失,表明扩张成功。球囊扩张成功后,经导管插入交换导丝,退行球囊导管,沿交换导丝将支架插送器送入,精准定位后释放支架。

(二)护理

1. 术前护理

(1)心理护理:向患者解释置入支架的目的和意义,并介绍该操作的过程及配合要点,使患者消除恐惧及紧张的心理,取得患者的配合。

(2)术前完善各项检查,如食管吞钡,以明确诊断并确定食管狭窄的位置、长度、程度、有无气管瘘缩或纵隔瘘缩,并确定支架的类型、长度和内径。

（3）加强口腔护理：保持口腔清洁，去掉义齿，必要时拔掉龋齿及松动的牙齿。

（4）术前4小时禁食水，以防术中发生呕吐。

2. 术后护理

（1）一般护理：

1）术后平卧休息24小时，密切观察病情变化及生命体征，了解有无食管内出血。对置入防反流支架，远端括约肌又有损伤的患者，应指导患者取半卧位，减少反流。

2）饮食护理：术后24小时后可尝试吞咽液态食物，再逐渐向半固体、固体食物过渡，食物宜清淡、易消化，忌暴饮暴食、狼吞虎咽，进食后指导患者取坐位，并在餐后饮水以清洗支架上的食物碎屑。

3）遵医嘱给予抗感染、止血治疗3天，预防感染和出血。

4）遵医嘱给予支持治疗一周左右，并监测患者的体重变化。

（2）术后并发症的观察和护理：

1）出血：由于病变部位扩张撕裂后损伤毛细血管所致，患者术后应卧床休息半日，严密监测血压、脉搏24小时，小量出血者安慰患者不必紧张，也不需特殊处理；量较多者，应遵医嘱给予止血消炎药物等；大出血者，应做好心理护理，将病员平卧，下肢抬高，头偏向一侧，保持呼吸道通畅，避免呕血引起窒息，禁食禁饮，做好交叉配血，补充血容量，注意全身情况和神志变化，反复测生命体征并做好记录，观察皮温及静脉充盈情况，记录每小时尿量和24小时出入量。

2）食管破裂：较少见且后果严重，一旦发生，应立即手术治疗抢救。

3）支架阻塞：可因胃肿瘤长入造成，也可因食物阻塞造成，可再放一支架使其再通。

4）支架移位：由于术后饮食不当或剧烈咳嗽、呕吐所致，如进食高纤维素食物或过早进冷饮凉食，支架向上移或下移，少数患者支架可从口腔排出或落入胃中。

5）再狭窄：多发生在手术后6个月左右，可能因为肿瘤的继续生长而发生食管的再狭窄。

二、上腔及下腔静脉支架置入术护理

肿瘤常常会压迫、侵犯上腔或下腔静脉而出现以呼吸困难、颜面部水肿为主要表现的上腔静脉压迫综合征，以及以腹水、下肢水肿为主要表现的下腔静

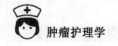

脉压迫综合征,采用内支架置入术治疗上腔及下腔静脉压迫综合征能使患者的症状得到迅速的改善,且效果好,不良反应少。

(一)上腔静脉支架植入术

1.适应证

(1)阻塞症状发展快,静脉回流障碍明显,伴有呼吸困难、脑水肿者。

(2)对放、化疗不敏感的恶性肿瘤及经正规治疗后肿瘤复发者。

2.禁忌证

(1)严重心肺衰竭者。

(2)高热、严重感染及白细胞计数明显低于正常者。

(3)严重出血倾向者。

3.方法 穿刺股静脉送入导丝至右心房,寻找上腔静脉狭窄段及潜在缝隙,使导丝通过狭窄段,沿导丝送入猪尾导管至狭窄段的上方,行 DSA 造影,确定狭窄的位置、范围、有无瘤栓及血栓形成,沿导丝送入球囊导管扩张狭窄段,再沿导丝送入支架推注器,将支架置入狭窄段。

(二)下腔静脉支架置入术

1.适应证

(1)肝癌所致下腔静脉狭窄及闭塞、肝静脉狭窄及闭塞。

(2)出现腹水、下肢及外阴水肿者。

2.禁忌证

同上腔静脉支架置入术。

3.方法 穿刺股静脉送入猪尾导丝至下腔静脉下段,行 DSA 造影,确定狭窄的位置、范围、有无瘤栓及血栓形成。送入导丝使之通过狭窄段。沿导丝送入球囊导管扩张狭窄段,再沿导丝送入支架推注器,将支架置入狭窄段。

(三)护理

1.术前护理

(1)心理护理:上腔静脉压迫综合征的患者往往有呼吸困难不能平卧,下腔静脉压迫综合征的患者腹水严重,会阴部及下肢水肿明显,同样难以平卧,患者因此感到非常痛苦。护士应多关心体贴患者,耐心地向患者解释置入支架的目的和意义,说明该治疗疗效明显、不良反应少,消除患者恐惧及紧张的心理,取得患者的积极配合。

(2)上腔静脉压迫综合征的患者应行下肢输液,下腔静脉压迫综合征的患者应行上肢输液。

(3)保持呼吸道通畅:呼吸困难者取半坐卧位,必要时给予氧气吸入。

2.术后护理

(1)术后卧床休息 24 小时,密切观察病情及生命体征的变化。

(2)严密观察穿刺点有无渗血及周围有无血肿,一周内禁止剧烈活动。

(3)密切观察颜面部、会阴、下肢水肿消退的情况。

(4)术后常规性抗感染及抗凝治疗,以预防感染及血栓形成。

三、胆道内支架置入术护理

胆道内支架置入术是采用经皮肝穿刺法,将支架置入胆道,使胆道再通,用于因胆管癌导致的胆管恶性狭窄、胆管炎性狭窄、胆管术后狭窄及胆管外压性狭窄。

1.适应证

(1)胰腺癌并合梗阻性黄疸。

(2)原发性胆道恶性肿瘤以及肿瘤侵犯到肝门胆管汇合处。

(3)中晚期肝癌引起的梗阻性黄疸。

(4)肝门区转移性肿瘤肿大淋巴结压迫胆总管。

(5)不宜外科手术者。

2.禁忌证

(1)严重心、肺、肝、肾等脏器功能衰竭者。

(2)高热、严重感染及白细胞计数明显低于正常者。

(3)严重出血倾向者。

(4)大量腹水者。

3.方法 常规经皮肝穿刺行胆道造影(PTC),以了解梗阻部位、程度及狭窄长度,送入导丝至十二指肠内,沿导丝送入 6～8mm 直径球囊导管,对梗阻段胆管进行扩张以后,将引流导管沿导丝置入胆管,拔去导丝,复查造影,确认引流管位置满意后,将引流管以缝线固定在皮肤上,伤口以无菌纱布覆盖,此为经皮穿刺胆道引流术(PTCD)。而胆道内支架置入术(EMBE)则是在扩张胆管之后,撤出球囊导管,选择长度和直径合适的胆管支架,并沿导丝和导管置入支架至胆管狭窄段,确认支架位置满意后,缓慢释放支架,放置成功后再由鞘管注入造影剂复查造影以了解支架畅通情况。

4.护理

(1)术前护理:

1)心理护理:护士应针对患者的心理特点给予心理疏导,向患者介绍胆道内支架术的目的、方法、术前准备、术中配合及术后注意事项,解除其疑虑和恐

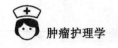

惧心理,使其能够积极配合治疗。

2)嘱患者术晨禁食、水、药,术前常规给予护肝及退黄治疗。

3)特别紧张者术前 30 分钟遵医嘱肌内注射地西泮 10mg。

(2)术中配合:

1)保持患者正确的体位:协助患者躺在 X 线检查床上,内镜插入时取左侧卧位,为了观察胰胆管各部有无病变,需借助患者体位、重力作用促进显影,故需胰管远端显影时协助患者取左侧卧位,促进上段胆管及左右肝胆管分支充盈时采取俯卧位或仰卧位,俯卧位利于寻找十二指肠乳头便于插管。

2)指导患者放松:插管时指导患者行吞咽动作,检查过程中指导患者张口呼吸,做呵气动作,必要时应用解痉剂或镇静剂,尽量放松可减少胃肠蠕动及十二指肠乳头括约肌的活动,减少腹部不适症状,有利于手术的进行。

3)观察病情:术中应严密观察患者的神志、面色、心率、血压、动脉血氧饱合度及腹部体征,一旦出现异常,立即停止操作进行抢救。

4)严格无菌操作,协助医生选择适当的导丝、导管和支架。

(3)术后护理:

1)引流管的护理:对带有引流管的患者应指导其妥善固定引流管,避免腹部碰撞及剧烈运动,防止睡觉及活动时引流管脱出、移位,一旦发生引流管脱出或出现剧烈腹痛时,立即通知医生。

2)胆汁的观察:密切观察胆汁的颜色、量及性状,并做好记录。若引流量超过 1500mL,则有发生水及电解质紊乱的危险,此时应夹管、暂停引流,并遵医嘱补液。

3)皮肤护理:由于胆汁瘀积,患者往往会出现皮肤瘙痒的症状。此时,可用手轻轻拍打或摩擦皮肤,切忌用手搔抓,以防抓伤皮肤引起感染。每日可用温水擦洗皮肤,并协助患者勤剪指甲,忌用肥皂等清洁剂。

4)饮食指导:宜进高蛋白、高热量、低脂饮食,多食新鲜水果、蔬菜,多饮水,保持大便通畅。忌食油炸、辛辣、刺激性食物,戒除烟酒。

(4)术后并发症的护理:

1)留置外引流管堵塞:术后密切观察患者是否出现程度不同的腹胀、黄疸不退及胆汁引流量突然减少等表现。同时手术后 1 周内,每日或隔日经外引流管注入生理盐水 50mL 加庆大霉素 8 万 IU 冲洗,以预防外引流管堵塞。

2)感染:梗阻的胆道常有感染,而穿刺或造影使胆汁逆行入血可引起菌血症、败血症。因引流管与外界或肠道相通,增加了细菌进入胆道的机会,且细菌容易附壁聚集在支架或引流管内壁,及手术过程中无菌操作不严格等原因,极易发生胆道感染。术前应使用足够抗生素,以降低感染发生率;术后除了继续抗感染治疗外,同时应注意保持胆汁引流通畅,观察患者是否有寒战、高热等症状,每 4 小时测量体温一次。

3)出血:出血的原因包括:胆道支架置入过程中胆道扩张、小血管破裂;穿刺导致胆道动脉或静脉瘘,球囊扩张狭窄段,如果肿瘤组织较脆,可导致肿瘤破裂出血;金属支架边缘刺激胆管,引起胆道黏膜糜烂。术后护士应观察引流管内是否为血性胆汁,患者有无失血症状,检测患者生命体征变化,每 4 小时测量一次血压、心率,经常询问患者有无口渴、裂痛加重、腰背疼痛不适,并观察有无腹膜刺激征及面色苍白、四肢湿冷、脉速、血压下降等急性休克征象,一旦出现异常应及时通知医生进行止血。

4)胆汁外溢:早期多是由于穿刺胆道扩张管管径过大,超过引流管管径所致;也可因引流管堵塞、引流不畅引起。此外,引流过程中,引流管的侧孔部分退出肝外也是常见原因。胆汁常可外溢至腹腔或经穿刺点溢出腹壁外,临床上有 3.5%～10% 的患者会出现胆汁性腹膜炎的症状,术后应该观察患者有无弥漫性腹痛、腹肌紧张及穿刺处胆汁渗出等表现。

5)支架内阻塞:与胆管内皮细胞异常增生、支架移位及肿瘤组织嵌入、压迫使支架内腔狭窄甚至闭塞有关,常于术后 3～6 个月发生,其主要表现为上腹疼痛、高热、黄疸复发及血清胆红素升高。

6)气胸:较为少见,多由于穿刺时损伤胸膜腔导致,主要表现为胸闷、胸痛、憋气、呼吸困难,一旦出现应立即通知医生行对症处理,同时做好患者的解释、安慰工作,避免情绪激动。

(郭俊)

第三章 肿瘤化学治疗

肿瘤化学治疗是利用化学药物抑制或根治肿瘤的治疗方法,简称为化疗。手术不能清除进入血液的癌细胞,并且对远处转移的肿瘤无效,放疗只作用于放疗区域,对转移的肿瘤也没有疗效,而化疗药物可经血液循环到达全身杀死手术和放疗无法接触到的癌细胞。因此适用于各期肿瘤患者。

第一节 肿瘤化疗概述

半个多世纪以来,肿瘤的化学治疗有了迅速的发展,它已成为肿瘤的主要治疗手段之一。目前已能单独应用化疗治愈绒毛膜上皮癌、急性淋巴细胞白血病等,还能使许多晚期肿瘤患者得到长期缓解,延长生命。

(一)肿瘤化疗的发展史

一般认为现代肿瘤化疗始于 20 世纪 40 年代,1942 年 Gilman,Goodman 等试用氮芥治疗淋巴瘤揭开了现代肿瘤化疗的序幕。20 世纪 50 年代合成了环磷酰胺(CTX)、5-氟尿嘧啶(5-FU),并在临床上取得了很大的成功,使化疗的应用更为广泛,成为肿瘤化疗的里程碑。1968 年,肿瘤内科学的概念被正式提出,标志着肿瘤化疗从过去单一寻找新药,发展成包括药物治疗、细胞增殖动力学的应用和免疫学在内的一个新的学科。70 年代,顺铂(DDP)和阿霉素(ADM)应用于临床,使化疗从姑息性治疗向根治性治疗目标迈进。90 年代,有许多重要的新的抗肿瘤药物研制成功并投入临床使用,如紫杉类和喜树碱类,对肿瘤细胞免疫和抑癌基因的研究越来越深入。

近年来,随着分子生物学技术的提高和从细胞受体和增殖调控的分子水平对肿瘤发病机制的进一步认识,开始了针对细胞受体、关键基因和调控分子为靶点的治疗,人们称之为"靶向治疗"。肿瘤靶向化疗药物如美罗华、赫塞丁、易瑞沙的出现给肿瘤化学治疗带来了新的方向,某些靶向药物的疗效已经不逊色于传统的化疗,而且毒性相对较低。目前,正有多种生物靶向类新药进行临床研究,相信今后还会有大量的生物靶向药物出现,疗效还会进一步提高。

肿瘤化疗的发展与抗肿瘤新药的发现息息相关,同时,化疗用药方法的改进、联合用药和用药途径的改变以及化疗保护剂的使用,使肿瘤的化学治疗水平上了一个新的台阶。目前,化疗不仅仅是一种姑息疗法或者辅助治疗,而且已经发展成为一种根治性的方法和手段,成为现今肿瘤治疗的三大手段之一。

(二)化疗的适应证

1.造血系统肿瘤　造血系统肿瘤对化疗敏感,通过化疗可完全控制甚至根治,如白血病、多发性骨髓瘤等。

2.化疗效果较好的实体瘤　如绒毛膜上皮癌、恶性葡萄胎、生殖细胞肿瘤、卵巢癌等。

3.实体瘤手术切除和局部放疗后的辅助化疗或手术前的新辅助化疗。

4.实体瘤已有广泛或远处转移,不适应手术切除和放疗者。

5.实体瘤术后或放疗后复发,有远处转移者。

6.癌性积液,进行腔内化疗,常可使积液控制或消失。

(三)化疗的禁忌证

1.诊断不明确,用化疗做诊断性治疗者。

2.骨髓造血功能低下者,血细胞小于 $3\times10^9/L$,血小板小于 $80\times10^9/L$。

3.一般状况差,严重消瘦、严重衰竭或恶病质者。

4.肝、肾、心、肺等重要脏器功能严重障碍者。

5.妊娠期和哺乳期妇女(终止妊娠或哺乳者除外)。

6.严重感染、高热者。

7.严重水、电解质、酸碱平衡紊乱者。

8.病灶所在器官有深在溃疡或穿孔者。

(四)肿瘤化疗的方式

1.单纯化疗　单纯化疗主要用于有些单独应用化疗已可能治愈的肿瘤,如绒毛膜上皮癌、睾丸精原细胞瘤、霍奇金病、急性淋巴细胞白血病等。

2.辅助化疗　辅助化疗是指在局部有效治疗如手术和放疗后所给予的化疗。手术或放疗后化疗,有助于清除残余的和转移的亚临床微小癌灶,减少复发,提高和巩固手术及放疗效果。

3.新辅助化疗　新辅助化疗是指局限性肿瘤在手术和放疗前的化疗。可以使肿块缩小,有利于手术切除或减少照射范围,又称诱导化疗。

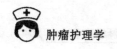

4.姑息性化疗 姑息性化疗用于晚期恶性肿瘤已经失去手术治疗的机会时,可减轻患者的痛苦,提高生活质量,延长生命。

(五)化疗的给药途径

1.静脉给药

(1)静脉注射:适用于刺激性小的药物,如环磷酰胺(CTX)、甲氨蝶呤(MTX),经稀释后可经周围静脉缓慢推注。

(2)中心静脉置管:适用于刺激性大的药物,如多柔比星、去甲长春碱等,目前采用 PICC 置管、锁骨下深静脉置管(CVC)技术,通过中心静脉给药。

(3)静脉冲入法:适用于强刺激性的药物,如氮芥(NH_2)。由静脉快速冲入药液,应先建立静脉通路,待输液通畅后,先关闭上端输液管,再将药液稀释注入。因为此类药物的作用时间只有 5～8 分钟,随即氧化失效,所以需快速注入。推注完毕后立即连接输液管,并快速冲入,输液 2～3 分钟后恢复原输液速度。

(4)静脉滴注:抗代谢药氟尿嘧啶、阿糖胞苷等药物可稀释后经静脉滴注。根据药物性质,需严格按照医嘱准确掌握输液速度,所以输液管每毫升滴数须经过检测。

2.肌内注射 肌内注射适用于对组织无刺激性的药物,如塞替派、博来霉素、平阳霉素等。宜做深部肌肉注射,轮换注射部位,以利于药物的吸收,并注意观察注射部位有无疼痛、肿胀、硬结等局部反应。

3.口服 口服化疗药需装入胶囊或制成肠溶制剂,以减轻药物对胃黏膜的刺激,并防止药物被胃酸破坏。如复方替加氟、氟尿嘧啶等,宜睡前服用,并与盐酸异丙嗪和碳酸氢钠同服。

4.腔内注射 腔内注射指胸腔、腹膜腔和心包腔内注射化疗,主要用于癌性胸腹水、心包积液及膀胱癌的治疗。一般选用可重复使用、刺激性小、抗肿瘤活性好的药物,以提高药物疗效。每次注药前可通过留置的导管抽尽积液,注入药物后,协助患者更换体位,使药物充分扩散、分布均匀,最大限度地发挥药物作用。

5.鞘内化疗 鞘内化疗的药物可通过腰椎穿刺给药。

6.动脉化疗 适用于某些晚期肿瘤,可直接将药物注入肿瘤供血的动脉内,提高抗肿瘤药物在肿瘤局部的有效浓度,并减轻化疗药物在全身的不良反应,如肝动脉栓塞化疗。

(六)化疗的效果评价

在抗肿瘤药物的临床研究和实践中,正确评价药物的有效性并制定相应的疗效判定指标是十分关键的问题。疗效评价的指标主要有肿瘤缩小的程度以及生存时间两种。

1.直接效果的疗效评价 根据 WHO 化疗效果评价标准,按肿瘤大小的变化将疗效分为完全缓解或者显效(CR)、部分缓解或有效(PR)、不缓解或无效(NC)和恶化(PD)4 个等级。完全缓解率(CR 率)是指完全缓解的例数占可评价的例数的百分比;部分缓解率(PR 率)是指部分缓解的例数占可评价例数的百分比;有效率(CR 率+PR 率)是指完全缓解和部分缓解的例数和占可评价例数的百分比。

2.生存质量及生存时间的评价 评价生存时间的指标,包括中位生存时间、平均生存时间以及生存率。中位生存时间是按生存时间数值大小排列的变量中居中的数值;平均生存时间是所有可评价的治疗例数的生存时间的平均值及标准差;生存率是在治疗后的某一时间生存例数占观察例数的百分比,以观察时间的不同可分为 3 年、5 年和 10 年生存率等。以生存质量的不同可分为无病生存率和无复发生存率等。

第二节 联合化疗的原理及应用

联合化疗是指两种或两种以上不同种类的抗癌药物的联合应用,旨在取得多种药物杀伤癌细胞的不同时相的协同作用,以达到提高疗效、降低毒性和减少耐药性的作用。

(一)联合化疗的理论基础

1.生物化学基础 利用能够产生不同生物化学损害的药物,分别阻断或抑制生物合成过程的某些部位或某些阶段,以达到干扰、破坏肿瘤细胞的活性,从而导致肿瘤细胞死亡的目的。

2.药理学基础 抗肿瘤药物对肿瘤细胞只有相对选择性,在干扰、破坏肿瘤细胞的同时也破坏正常细胞,产生种种不良反应。由于一般情况下毒性不同的药物合并应用时毒性不增加,个别抗肿瘤药物还可以降低另一种抗肿瘤药物的毒性,所以可根据各个抗肿瘤药物的药理和毒性特性,合理选择相互配伍,使疗效提高,毒性不增加甚至降低。如烷化剂与巯基化合物合并应用,巯基化合物可降低烷化剂的毒性,如给烷化剂前或后即给予半胱氨酸,可降低毒性;在体内消失较快的抗肿瘤药物与代谢抑制剂合用,可防止药物在体内迅速灭活,从而提高其疗效。

3.细胞动力学基础 肿瘤组织中的肿瘤细胞基本上可以分为三大群,即

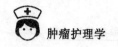
增殖细胞群、静止细胞群和无增殖能力细胞群。肿瘤的增长与增殖细胞群有直接关系,若肿瘤细胞的增殖速率超过细胞的丢失速率,则肿瘤体积会不断增加;若细胞的增殖速率等于细胞的丢失速率,则肿瘤大小趋于稳定;若细胞的增殖速率小于丢失速率,则肿瘤不断缩小。

细胞周期是增殖细胞群中每个增殖细胞从一次分裂结束时起到下一次分裂结束时的整个过程。近年来采用同位素标记技术以及流氏细胞光度术等检测手段,将肿瘤细胞增殖周期大致分为以下 4 个阶段:

(1)G1 期:即 DNA 合成前期,是经过有丝分裂而来的子细胞继续生长的时期。此期主要合成信使核糖核酸(mRNA)和蛋白质等,为向 S 期过渡做物质上的准备。此期的长短在不同的肿瘤细胞差异较大,可以有数小时到数日。

(2)S 期:即 DNA 合成期,是进行 DNA 复制的时期,此期末 DNA 含量增加 1 倍。除合成 DNA 外,此期也合成一些其他成分,如组蛋白、非组蛋白,以及与核酸合成有关的酶类以及 RNA 等。值得注意的是,微管蛋白的合成在此期已经开始。S 期持续时间为 2～30 小时,多数为十几个小时。

(3)G2 期:即 DNA 合成后期。此期 DNA 合成已结束,正进行细胞分裂的准备工作,继续合成与细胞分裂有关的蛋白质和微管蛋白,所占时间为 2～3 小时。

(4)M 期:即有丝分裂期。每个癌细胞分裂为两个子细胞。此期相当短,所占时间为 1～2 小时。

处于静止细胞群的静止细胞(G0),虽不进行分裂,对抗恶性肿瘤药物不敏感,但有一定的增殖能力,当受到一定内外因素的刺激,如增殖周期中对药物敏感的细胞被杀死后,G0 期细胞即可成为增殖细胞,进入增殖细胞群,此为肿瘤复发的主要根源。一些生成缓慢的肿瘤,有许多细胞长期停留于 G0 期。

无增殖能力细胞群是指已进入老化即将死亡的细胞,与药物治疗关系不大。

在任何时间内,癌细胞群中的细胞分别处于不同的时相中。因此,联合应用不同时相的药物,通常可协同杀灭各时相的细胞,从而提高疗效。

(二)联合化疗的临床应用

联合化疗用药的原则:

(1)选用的药物一般应为单药应用有效的药物。只有在已知有增效作用,并且不增加毒性的情况下,方可选择单用无效的药物。

(2)选择不同作用机制的药物或作用于不同细胞周期的药物。

(3)各种药物之间有或可能有互相增效作用。

(4)毒性作用的靶器官不同,或者虽然作用于同一靶器官,但是作用的时间不同。

(5)各种药物之间无交叉耐药性。

第三节　化疗常用药物

应用抗肿瘤药物治疗(化疗)在肿瘤的综合治疗中占有极为重要的地位,虽然传统细胞毒类药物在目前的肿瘤化疗中仍起主导作用,而以分子靶向药物为代表的新型抗肿瘤药物已取得突破性进展,其重要性不断上升。传统抗肿瘤药物存在毒性反应和耐药性的问题,对肿瘤细胞缺乏足够的选择性,在杀伤肿瘤细胞的同时,对人体正常细胞也存在不同程度的损害作用,毒性反应已经成为肿瘤化疗时药物用量受限的关键因素;同时,化疗过程中肿瘤细胞容易对药物产生耐药性而造成化疗的失败,也是肿瘤化疗时急需解决的难题。

一、抗肿瘤药物的分类

目前临床应用的抗肿瘤药种类较多且发展迅速,其分类迄今为止尚不完全统一,过去的药理学曾把抗肿瘤药依据其性质和来源分为六类:即烷化剂、抗代谢药物、抗生素、植物药、激素和其他(包括铂类、门冬酰胺酶、靶向治疗等)。但这不能概括目前抗肿瘤药物的发展,更未能包括生物反应剂和基因治疗。目前多根据其作用机制和临床应用的方便分为以下六类:

(一)细胞毒类药物

细胞毒类抗肿瘤药物即传统化疗药物,主要通过影响肿瘤细胞的核酸和蛋白质结构和功能,直接抑制肿瘤细胞增殖和(或)诱导肿瘤细胞凋亡。

1.作用于 DNA 化学结构的药物

(1)烷化剂:如氮芥(NH_2)、环磷酰胺(CTX)、噻替派(TSPA)、白消安(马利兰)、卡莫司汀(BCNU),能与细胞中的亲核集团发生烷化反应。

(2)铂类化合物:顺铂(DDP)、卡铂(CBP)和草酸铂。铂类金属化合物如顺铂(DDP)可与 DNA 结合,破坏其结构与功能。

(3)蒽环类:如柔红霉素(DNR)、阿霉素(多柔比星,ADM)、表阿霉素(表柔比星,EPI)、吡柔比星(THP)及米托蒽醌等。可嵌入 DNA 碱基对之间,干扰转录过程,阻止 mRNA 的形成。放线菌素 D(ACD)也属此类药物。

(4)抗生素类:如丝裂霉素(MMC),其作用机制与烷化剂相同,博来霉素(BLM)可使 DNA 单链断裂而抑制肿瘤的增殖。

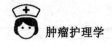

2. 影响核酸生物合成的药物　又称抗代谢药,属于细胞周期特异性抗肿瘤药。如甲氨蝶呤(MTX)、氟尿嘧啶(5-FU)、巯嘌呤(6-MP),6-硫鸟嘌呤(6-TG)、羟基脲(HU)、阿糖胞苷(Ara-C)等。

3. 作用于核酸转录药物　如放线菌素 D、阿克拉霉素和普拉霉素,均是由微生物所产生的抗肿瘤药,为细胞非特异周期药,对处于各周期时相的肿瘤细胞均有杀灭作用。

4. 拓扑异构酶抑制药　直接抑制拓扑异构酶,阻止 DNA 复制及抑制RNA 合成。包括拓扑异构酶Ⅰ抑制药和拓扑异构酶Ⅱ抑制药。拓扑异构酶Ⅰ抑制药的代表药有依立替康、拓扑替康、羟喜树碱;拓扑异构酶Ⅱ抑制药的代表药有鬼臼毒素衍生物,如依托泊苷(鬼臼乙叉苷、足草乙甙、VP-16)、替尼泊苷(鬼臼噻吩苷、特尼泊苷、VM-26)。

5. 干扰有丝分裂的药物

(1)影响微管蛋白装配的药物,干扰有丝分裂中纺锤体的形成,使细胞停止于分裂中期,如长春新碱(VCR)、长春花碱(VLB)、紫杉醇及秋水仙碱等。

(2)干扰核蛋白体功能、阻止蛋白质合成的药物,如三尖杉碱。

(3)影响氨基酸供应、阻止蛋白质合成的药物,如门冬酰胺酶,可降解血中门冬酰胺,使瘤细胞缺乏此氨基酸,不能合成蛋白质。

(二)激素类　激素类抗肿瘤药是指改变机体激素平衡而抑制肿瘤的药物。与激素相关的肿瘤,如乳腺癌、前列腺癌、子宫内膜腺癌等,可通过激素治疗或内分泌腺的切除而使肿瘤缩小。

(1)雌激素类:常用于治疗恶性肿瘤的是己烯雌酚,可通过抑制下丘脑及脑垂体,减少脑垂体促间质细胞激素的分泌,减少雄激素的分泌,也可直接对抗雄激素。

(2)雄激素类:常用于治疗恶性肿瘤的有二甲基睾丸酮、丙酸睾丸酮、氟羟甲酮,可抑制脑垂体前叶分泌促卵泡激素,使卵巢分泌雌激素减少,也可直接对抗雌激素。

(3)孕激素:如甲羟孕酮酯(MPA、甲孕酮、安宫黄体酮),为合成黄体酮衍生物。

(4)抗雌激素药:如他莫西芬(TAM,三苯氧胺)、托瑞米芬、依西美坦等。

(5)抗雄激素药:如氟他胺等。

(6)芳香化酶抑制剂:如氨鲁米特、福美司坦、来曲唑、阿那曲唑等。

(7)糖皮质激素类:如泼尼松和泼尼松龙。

（三）分子靶向药物

近年来，随着分子生物学技术的提高和对肿瘤发病机制的进一步认识，开始了针对细胞受体、关键基因和调控分子为靶点的治疗，人们称之为"靶向治疗"。所谓靶向治疗是指根据肿瘤病理发生发展的不同的特异性位点，抗肿瘤药物靶向性地与其发生作用从而杀死肿瘤细胞，而对正常组织影响较小，这是目前最理想的治疗模式。

尽管分子靶向药物对其所针对的肿瘤有较为突出的疗效，并且耐受性好，毒性反应低，但一般认为在相当长的一段时间内还不能完全取代传统的细胞毒类药物，更常见的情况是两者联合应用。

1.单克隆抗体 利用基因工程技术所生产的抗肿瘤单克隆抗体，已有近千种，通过对受体的高选择亲和性，通过抗体依赖性的细胞毒作用，来杀灭肿瘤细胞或抑制肿瘤细胞增殖。

（1）作用于细胞膜分化相关抗原的单克隆抗体：利妥昔单抗、阿伦珠单抗（坎帕斯）、替伊莫单抗（泽娃灵）、托西莫单抗等。

（2）作用于表皮生长因子受体的单克隆抗体：曲妥珠单抗、西妥昔单抗（爱必妥）、尼妥珠单抗（泰欣生）等。

（3）作用于血管内皮细胞生长因子的单克隆抗体：贝伐珠单抗。

2.小分子化合物

（1）单靶点的抗肿瘤小分子化合物：伊马替尼（格列卫）、达沙替尼（扑瑞赛）、尼罗替尼、吉非替尼（易瑞沙）、厄洛替尼（特罗凯）、坦罗莫司、依维莫司、硼替佐米（万珂）。

（2）多靶点抗肿瘤的小分子化合物：索拉非尼（多吉美）、舒尼替尼（索坦）、帕唑帕尼、范得他尼、拉帕替尼等。

3.其他 如重组人血管内皮抑制素、维甲酸（维A酸）、亚砷酸等。

（四）生物反应调节剂

生物反应调节剂是一类具有广泛生物学活性和抗肿瘤活性的生物制剂，对机体的免疫功能有增强、调节作用。如干扰素、白介素-2、胸腺肽类等。

（五）其他

如基因治疗、肿瘤疫苗等。

（六）化疗辅助药

化疗的不良反应可能严重影响患者的生活质量，甚至限制治疗的剂量及疗程，严重者有时还会危及生命。化疗辅助药物可减轻或消除某些特定的不良反应，理想的化疗辅助用药应该可以预防各种不良反应，而对药物的抗肿瘤

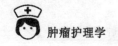

作用不产生任何影响,并且使用方便,价格低廉。但大多数化疗辅助药物的作用范围都相对较小,仅能作用于不良反应某一特定的方面。尽管如此,化疗辅助药物的发展仍对化疗疗效的提高及不良反应的减少作出了巨大的贡献。

1.升血药 如粒细胞集落刺激因子、粒细胞巨噬细胞集落刺激因子、重组人红细胞生成素、白介素-11等。

2.止吐药 恩丹西酮、格拉司琼等。

3.镇痛药 阿司匹林、对乙酰氨基酚、可待因、吗啡、曲马多等。

4.抑制破骨细胞药物 双磷酸盐类如帕米膦酸二钠、唑来膦酸。

(七)针对细胞增殖周期的抗肿瘤药

大多数抗恶性肿瘤药物对分裂活跃的细胞的抑制作用最有效,且有些药物的作用有细胞周期特异性,即仅对增殖周期中的某一期有较强的作用。因此,根据药物对细胞增殖周期中各期细胞的敏感性,将抗恶性肿瘤药分为两类:

1.周期特异性药物(cell cycle specific agents,CCSA) 甲氨蝶呤、巯嘌呤、氟尿嘧啶、阿糖胞苷等抗代谢药对 S 期细胞的作用显著,为 S 期特异性药物。长春碱、长春新碱、秋水仙碱、鬼臼毒素类作用于微管蛋白的药物,主要有阻止细胞有丝分裂的作用,为 M 期细胞周期特异性药物。新型的抗恶性肿瘤药紫杉醇,能将细胞特异性地阻滞于 G 期和 M 期。

2.周期非特异性药物(cell cycle non-specific agents,CCNSA) 此类药物对增殖细胞群的各期,以及 G 期细胞都有杀伤作用,主要包括:

(1)烷化剂:如氮芥、环磷酰胺、塞替哌、亚硝脲类、甲酰溶肉瘤素。

(2)抗癌抗生素:如更生霉素、阿霉素、柔红霉素、丝裂霉素、平阳霉素、光辉霉素等。

(3)其他:如顺铂、强的松等。

二、肿瘤细胞的抗药性

随着化疗在恶性肿瘤治疗中地位的日益提高,新的抗肿瘤药物不断发现和广泛应用,肿瘤细胞基因也在不断变异而对化疗药物产生抗药性。化疗药物杀伤肿瘤细胞是按一级动力学进行的,要使肿瘤细胞数量减少到机体免疫功能所能控制的水平,反复几个疗程是必须的,这就容易使肿瘤细胞产生抗药性。

肿瘤细胞对抗肿瘤药物产生耐药性是化疗失败的重要原因,有些肿瘤细胞对某些抗肿瘤药物具有天然耐药性,即对药物开始时就不敏感,如处于非增殖期的细胞(G0 期)一般对多数抗肿瘤药物都不敏感。也有的肿瘤细胞开始应用时对药物敏感,在治疗一段时间后才产生不敏感现象,称之为获得性耐药性。肿瘤细胞对一种药物产生抗药性后,不仅对同类型药物抗药,而且对许多非同类型药物也产生交叉抗药,这种现象称为多药耐药性,这些多半是植物类药物及抗生素类天然来源的抗肿瘤药物。

耐药性产生的原因十分复杂,不同药物其耐药机制不同,同一种药物存在多种耐药机制。耐药的遗传学已证明,肿瘤细胞在增殖的过程中有较固定的突变率,每次突变均可产生耐药瘤株。因此,分裂次数愈多,肿瘤愈大,耐药瘤株出现的几率愈大。国外研究报道认为化疗药物引起肿瘤细胞抗药性基因的扩增是产生抗药性的主要原因。肿瘤细胞产生抗药性的原因有下列几种:

1.细胞药效学相关的耐药机制

(1)药物作用靶向酶的含量增高或与药物的亲和力改变。

(2)肿瘤细胞 DNA 修复增加。

(3)肿瘤细胞代谢替代途径的建立。

(4)细胞凋亡途径受阻。

2.细胞药动力学相关的耐药机制

(1)肿瘤细胞对化疗药物摄取减少。

(2)药物活化酶的量或活性减低。

(3)药物去活酶的量或活性增加。

(4)细胞对药物的排出增加。

第四节　化学治疗的不良反应及护理

抗肿瘤药物特别是细胞毒类药物对增殖期的肿瘤细胞具有一定的抑制和杀伤作用,但在抑制和杀伤肿瘤细胞的同时常"是非不清""敌我不分",对机体正常细胞也有杀伤作用,尤其对增殖活跃、代谢旺盛的细胞如骨髓细胞、消化道黏膜上皮细胞、皮肤及其附属器、子宫内膜和卵巢等器官或组织的损伤更为严重。同时对重要器官如心、肝、肾、肺、骨髓以及神经系统、消化系统等产生一定的不良反应。不同的药物对不同的器官产生不同的不良反应。

不良反应按出现的时间可分为四类:①立即反应:用药后 1 天内出现的反应,如消化道反应恶心、呕吐等。②早期反应:用药后几天至几周内发生的反应,如口腔炎、白细胞减少等。③迟发性反应:用药后几周至几月内发生,如心、肺毒性。④晚期反应:用药数月至几年内才发生,如第二个肿瘤、不育

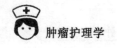

症等。

一、局部不良反应

(一)药液外渗

静脉化疗时,有些化疗药物可由皮肤脉管系统渗出,可致周围组织的化学性蜂窝织炎,甚至造成局部组织的坏死。引起外渗的常见药物有氮芥、丝裂霉素、蒽环类、长春碱等。

1.外渗药物的分类　根据化疗药外渗后对组织的损伤程度,可将化疗药物分为三类:

(1)发疱性化疗药物:外渗后可以引起局部组织坏死的药物。如阿霉素、表阿霉素、丝裂霉素、柔红霉素、氮芥、长春新碱(VCR)、长春花碱(VLB)、长春花碱酰胺(VDS)、去甲长春花碱(NVB)、放线菌素 D 等。

(2)刺激性化疗药物:药物渗出后可以引起局部灼伤或轻度炎症而无坏死的药物。如卡氮芥(BCNU)、氮烯咪胺(DTIC)、依托泊苷、替尼泊苷、紫杉醇、丙脒腙、链脲霉素、吉西他宾等。

(3)非发疱性化疗药物:在药物外渗时无明显发疱或刺激作用。如环磷酰胺(CTX)、噻替哌(TSPA)、博莱霉素(BLM)、氟脲嘧啶、顺铂、甲氨喋呤、阿糖胞苷等。

2.导致药物外渗的原因

(1)解剖学因素:频繁静脉注射或老年体弱患者血管脆性大、管腔变细、血流速度变慢,长期药物刺激易致血管内膜损伤而使药液外渗。

(2)生理性因素:当患者并发上腔静脉压迫综合征或行腋窝淋巴结清扫术后淋巴液回流受阻时,均易致上腔静脉压升高,如经患侧上肢外周静脉输入化疗药物可增加外渗危险。

(3)医源性因素:穿刺血管选择不当、针头固定不牢、穿刺技术的不熟练、一次给药多次穿刺,或静脉穿刺失败,如刺破血管壁或针头斜面未完全进入血管内以及拔针后按压针眼不准确,均可致药液外渗。

(4)药理性因素:药液外渗后造成局部组织损伤的程度与药物的种类、外渗的量以及药物和局部组织的接触时间有关。如缓慢注射高浓度刺激性化疗药物,可使药物在血管内滞留时间过长,导致血管内皮细胞损伤,血管通透性增加,使药物容易从静脉薄弱处渗漏皮下组织。刺激性强的药物应尽量选择中心静脉或粗大的外周静脉输入。

(5)静脉注射部位:在选择静脉注射部位时,应避免在关节处、神经和肌腱较多的部位注射。若选择该处的静脉给药,可损伤神经和肌腱。

3.药液外渗的表现　表现的轻重与外渗药液的种类及渗出量的多少有关。当刺激性强的化疗药漏入皮下时,即可引起局部皮下组织的化学性炎症,表现局部皮下或深部组织红肿、皮下硬结、水疱、疼痛、疱疹甚至坏死、溃疡,可经久不愈,病灶还可不断扩大,累及筋膜、肌肉、韧带等。

4.药液外渗的预防

(1)化疗前应识别是发疱性还是非发疱性药物,并按规定稀释药液,避免药液浓度过高。

(2)应充分评估患者是否存在能增加药液外渗的因素,如有上腔静脉压迫综合征者,禁止应用上肢静脉输液;乳腺癌根治术后患者禁止在患例静脉输液。

(3)根据药物合理选择血管:发疱性、刺激性强的化疗药物不宜选手足背小血管,应选择前臂静脉及粗、直、弹性好的静脉。如果外周静脉选取有困难者可行中心静脉置导管输入药物(PICC),长期化疗的患者,应建立静脉使用计划。

(4)提高专业技术:必须由经验丰富的专业护士执行化疗,护士必须熟练掌握穿刺技术,熟悉药物外渗症状及紧急处理措施。

(5)输液前10分钟热敷双手和(或)双脚,使浅静脉扩张充盈,利于穿刺,提高一次穿刺的成功率,减少对静脉的损伤。

(6)合理正确给药:不能用有化疗药液的针头直接穿刺血管,须在穿刺成功、确保针头在血管内时方可注入化疗药物,一般发疱性化疗药物采用静脉冲入法,即在建立静脉通路基础上,观察静脉点滴通畅后,将稀释药物由莫菲式滴管注入,药物冲入体内后再恢复至原滴数。同时应用多种化疗药物时,应先注入非发疱性药物,如果均为发疱性药物,应先注入稀释量最少的一种化疗药物,两次给药之间应用生理盐水或5%葡萄糖溶液冲洗管道。

(7)输注化疗药物前,检查是否有回血。若无回血,或不能确定针头完全在静脉内,则另外选择静脉重新穿刺。

(8)在输液中加强观察,询问患者穿刺局部有无疼痛和烧灼感,有任何渗漏的迹象均需立即停止输液并检查。对于语言沟通障碍、老年或意识欠清的患者要给予重点关注。

(9)注完化疗药物后,用生理盐水或5%葡萄糖溶液充分冲洗管道和针头后方可拔管。

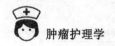

5.化疗药外渗的治疗及护理要点

(1)立即停止注射,保留针头、接空针抽吸外漏的药液。

(2)立即报告医生,输注部位使用适宜的解毒剂。①氮芥可应用10%硫代硫酸钠4mL加注射用水6mL浸润注射于外渗部位。②丝裂霉素、蒽环类药物可用二甲亚砜1～2mL涂敷外渗部位。③长春碱类药物可用透明质酸酶300U加生理盐水1～2mL局部注射并热敷。④如无解毒剂,可及时用生理盐水在漏药部位作皮下注射,以稀释药物,或用普鲁卡因作局部环形封闭。

(3)渗漏24小时内酌情给予硫酸镁湿敷或冰敷,冰敷时注意防止冻伤。长春新碱和依托泊苷不主张冰敷,宜用热敷。

(4)抬高患肢48小时,并禁止静脉注射。

(5)有局部皮肤破溃时不要涂抹任何膏剂,应在无菌条件下进行换药,清理创面后可用高渗盐水湿敷,上面覆盖透气的溃疡贴。

(6)个别局部严重坏死、溃疡病变,经久不愈需考虑外科治疗。

(二)静脉炎

化疗药物引起的化学性静脉炎是化疗药物引起的常见毒性反应之一,是由刺激性和腐蚀性化疗药物反复刺激、损伤输注的静脉而引起的一种无菌性炎症,且易并发血栓形成。

1.引起静脉炎的药物　主要有长春碱类(NVB、VLB)、蒽环类、氮芥、丝裂霉素以及放线菌素D等。

2.预防　静脉炎的护理重在预防,当发生药液外渗时,处理同药液外漏。静脉炎的预防方法如下:

(1)注射前需将药物稀释至规定的浓度,并在规定的时间内用完。

(2)选择前臂之大血管为佳,使用血管要两臂交替,由远到近,可采用深静脉置管(PICC),以减少血管损伤。

(3)妥善固定针头,确保针在血管内。

(4)注完化疗药后,再注入生理盐水5～10mL,以减少药物对静脉壁的刺激。

3.治疗及护理要点

(1)已发生但没有明显不适者可继续观察,不做特殊处理。

(2)早期(72小时内)可按药物类型不同,参照外渗处理要求进行外敷或用解毒剂等。

(3)可用1‰～3‰普鲁卡因或加地塞米松5～10mg溶于生理盐水经受累静脉输注。

（4）72 小时后仍有疼痛者可采用 50％硫酸镁湿热敷或在患处外涂激素类软膏、鱼石酯软膏或喜疗妥软膏,每天 1~2 次,并进行局部按摩。

（5）疼痛明显者,可用 0.25％~0.5％普鲁卡因加地塞米松或泼尼松局部封闭注射。

二、消化道不良反应

胃肠道反应是化疗较常见的不良反应之一,大多数化疗药物都能引起不同程度的胃肠道反应,主要表现为食欲减退、恶心、呕吐、腹泻、便秘、黏膜炎等。

（一）恶心、呕吐

恶心、呕吐可发生于化疗后数小时或数天,是化疗引起的最常见的早期不良反应,是患者最担心的化疗不良反应之一,尤其是重度呕吐可导致患者脱水、电解质紊乱、体重减轻和衰弱,甚至使患者对化疗产生抵触和恐惧心理,使化疗方案不能顺利实施,影响化疗效果。

1.分类　化疗引起的恶心、呕吐按照发生时间可分为三种:

（1）急性恶心、呕吐:指应用化疗药物 24 小时内发生的恶心、呕吐,大多数化疗药物引起的恶心、呕吐在静脉给药 1~2 小时后开始,但环磷酰胺则在给药后 9~18 小时才出现,也说明各抗癌药物引起恶心、呕吐的机理不尽相同。多见于初次化疗的患者。此期反应最为严重,因此,在化疗初期应给予大量有效的预防治疗。

（2）迟发性恶心、呕吐:是指应用化疗药物 24 小时后发生的恶心、呕吐,程度虽较急性反应轻,但持续时间较长,可持续数日。大剂量顺铂引起迟发性呕吐最明显,常发生在用药后 24~72 小时内,甚至 4~5 天以上。

（3）预期性恶心、呕吐:是指应用化疗药物之前发生的恶心、呕吐,常见于以往化疗期间呕吐控制不好者,属于条件反射,在某些与化疗有关的条件下,如医院的环境、看到或听到该抗癌药物名称、嗅到该药气味等都可促发呕吐的发生。这类由精神因素引起的大脑性呕吐,一般可用镇静剂治疗。

2.发病机制　化疗所致恶心、呕吐的机制较为复杂,主要有以下几种情况:

（1）化疗药物刺激胃肠道,嗜铬细胞释放神经递质 5-羟色胺(5-HT),5-羟色胺(5-HT)与相应 5-HT$_3$ 受体结合,由迷走神经和交感神经传入呕吐中枢而导致呕吐。

（2）化疗药物及其代谢产物直接刺激化学感受区(CTZ),进而传递至呕吐

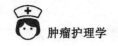

中枢引发呕吐。

(3)感觉、精神因素直接刺激大脑皮质通路导致呕吐,此类多见于预期性恶心、呕吐。

3.影响恶心、呕吐的因素

(1)化疗药物的剂量、种类、给药途径和方法。一般化疗药物的剂量越大引起的恶心、呕吐的程度就越重。同时多种致吐药物的联合使用比单药使用更易引起恶心、呕吐。静脉大量一次给药比小剂量分次给药更容易发生恶心、呕吐。

(2)心理因素:治疗前的紧张、焦虑、恐惧等不良情绪的影响均可使血液中5-羟色胺增高,从而加重恶心、呕吐症状。

(3)性别和年龄因素:男性和年龄较大者普遍比女性和年龄较小者对胃肠道反应有更好的耐受性,呕吐较轻。

(4)体质和疾病因素:体质虚弱、疲劳、机体免疫力下降者呕吐重。

(5)饮食和环境因素:化疗期间进食油腻饮食易诱发患者胃肠道反应,病房环境差、有异味会增加恶心呕吐的发生率。

(6)晕动敏感的患者,恶心、呕吐发生率增高,常饮酒者反应就轻些,并且对止吐药的效果亦较好。

4.引起恶心、呕吐的药物 根据化疗药物引起恶心、呕吐的程度不同可分为四类:

(1)高度致吐药:如顺铂(呕吐发生率极高)、卡铂、氮芥、达卡巴嗪、去甲基柔红霉素、柔红霉素、卡莫司汀、异环磷酰胺、阿糖胞苷、阿霉素、洛莫司汀、放线菌素D、表柔吡星、链佐星等。

(2)中度致吐药:如丝裂霉素、帕尼特西、依托泊苷等。

(3)低度致吐药:如博来霉素、氟尿嘧啶、甲氨蝶呤、羟基脲、白消安、长春新碱、长春地辛、苯丁酸氮芥、硫鸟嘌呤、长春花碱、长春瑞滨、氟达拉滨等。

5.防治及护理要点

(1)化疗前应向患者做好解释,减轻患者的顾虑。

(2)及时给予止吐药物,胃复安、地塞米松,以及 $5-HT_3$ 受体拮抗剂如恩丹司琼、格拉司琼等可使恶心、呕吐减少到最低程度,相应改善患者的食欲。必要时可以使用镇静药物辅助治疗。

(3)尽量睡前给药。口服药物应分次餐后服用,或临睡前服用。

(4)鼓励患者进食,给高蛋白、富含维生素、清淡易消化的饮食,避免产气、油腻或辛辣的食物,偏酸的食物可缓解恶心。少吃多餐,增加食物品种,调整食物的色香味,以增进患者的食欲。

(5)提供有利于进餐的环境,保持病房干净、整洁、无异味,避免接触烹调异味,减少不良刺激。

(6)呕吐发生时应给予协助,保持口腔清洁,帮助取舒适卧位,保持床单位整洁。

(7)严格记录出入液量,评估脱水情况,必要时查血电解质,静脉补液,防治水电酸碱失衡。

(8)必要时给予经肠道内(口服或鼻饲)或肠道外(锁骨下静脉穿刺)补充营养。

(9)做好口腔护理。长期、反复的恶心、呕吐可使口腔黏膜和牙齿持续暴露于酸性胃内容物中,从而引起口腔并发症。因此,护理人员要尽早发现患者的口腔不适,细致评估患者的症状,制订好相应的护理计划,以预防潜在的感染,提高患者的生活质量。

(二)黏膜炎

化疗药物会损害增殖活跃的黏膜组织,破坏再生的黏膜上皮细胞,使其增生修复减慢,局部抵抗力下降,容易造成口腔和肠道的细菌入侵,引起黏膜炎,黏膜炎包括口腔黏膜、舌黏膜、唇黏膜、食管黏膜及胃肠道黏膜的炎症及溃疡,导致疼痛和进食减少。

1.导致黏膜炎的药物 有甲氨蝶呤、阿霉素、氟尿嘧啶、阿糖胞苷、放线菌素、博来霉素、羟基脲、丝裂霉素等。

2.临床表现 黏膜炎表现为:唇、颊、舌、口底、牙龈出现充血、水肿、红斑、疼痛、糜烂、溃疡等。

3.防治及护理要点

(1)化疗前尤其是接受大剂量化疗前,应仔细检查患者口腔状况,明确有无隐性口腔感染、牙龈炎、溃疡、龋齿等,并在化疗开始前7~14天完成这些疾病的治疗,以免粒细胞减少时因这些潜在病灶而发展成脓毒败血症。

(2)化疗期间注意口腔卫生,保持口腔清洁和湿润,每日饭前饭后用生理盐水漱口,用软毛刷刷牙,动作轻柔,避免损失口腔黏膜及牙龈。

(3)化疗后应每天检查口腔,行检查时压舌板表面应覆着凡士林纱布,以免损伤黏膜。

(4)口腔溃疡较轻时,可用锡类散、氯己定口腔溃疡贴膜治疗。对中度或重度口腔疼痛者,可局部用2%利多卡因溶液喷雾或取15mL含漱30秒钟,每隔3小时一次。

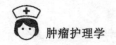

(5)若有真菌感染可给予制霉菌素含服,同时给予5%碳酸氢钠溶液漱口。

(6)疑有厌氧菌感染,可用3%过氧化氢溶液漱口。

(7)口腔炎患者应避免进刺激性、粗糙、硬质、热及酸性等食物,建议进松软清淡食物。

(8)口服维生素A、维生素E既可保护黏膜,又能促进愈合。

(9)口唇可用凡士林涂抹,减轻干燥及疼痛。

(10)对于重度口腔炎患者应住院治疗,应考虑使用麻醉类药物,并行镇痛、抗感染、输液、全胃肠道外营养等治疗。

(三)腹泻

由于肠黏膜细胞分裂增殖速度很快,因而特别容易遭受细胞毒抗癌药物的直接抑制或破坏,引起肠黏膜萎缩,肠绒毛变短或剥脱,小肠吸收面积减少,黏膜完整性破坏,从而导致消化、吸收障碍和分泌增加。严重者可出现血性腹泻,引起脱水、水电解质紊乱等。腹泻的发生程度和持续时间依赖于抗癌药物的种类、剂量以及用药次数。

1.引起腹泻的药物　有氟尿嘧啶、甲氨蝶呤、阿糖胞苷、卡氮芥、阿霉素、鬼臼碱类等。

2.腹泻的分类　腹泻按照发生的时间可分为早发性腹泻和迟发性腹泻。

(1)早发性腹泻:在静脉给药时、给药后即刻或24小时内发生,伴腹部痉挛、绞痛、出汗、面红、全身不适、流涎、流泪及瞳孔缩小等急性胆碱能综合征的表现。

(2)迟发性腹泻:在用药后第一个24小时后至下一个疗程开始的任一时间内发生,一般多在其输注后数天才发生,中位时间为用药后第5天。为类似于霍乱的分泌性腹泻,主要症状为稀便、水样便及异常肠蠕动,年龄超过65岁的老年人则更易发。

3.腹泻的防治及护理要点

(1)指导患者进高蛋白、高热量和足够液体的少渣易消化食物,避免刺激性和胀气的食物,如饮酒、辛辣、过热、过凉等食物,多摄入能增加大便固形物的食物,例如馒头、白米饭、面条等。

(2)可服用止泻药及中药健脾利湿等对症治疗。

(3)补充水电解质,维持水电平衡。

(4)腹泻每日5次以上和出现血性腹泻时应停止化疗。

(四)便秘

长春碱类可影响肠道的运动功能,产生便秘和麻痹性肠梗阻,老年人和高剂量时较易发生。易引起便秘的药物有长春新碱、长春花碱等。

应用长春新碱时注意避免过高剂量,饮食富含纤维素,多饮水,适当的体力活动,服用大便软化剂,如中药缓泻药麻仁润肠丸、通便灵等,症状可在2周内缓解。

三、骨髓抑制

大多数化疗药物都有不同程度的骨髓抑制作用,骨髓抑制是化疗的剂量限制性毒性,常因骨髓抑制而被迫中断化疗,或调整剂量。

1.导致骨髓抑制的药物　卡氮芥、司莫司汀对骨髓抑制最强,其次为氮芥、甲氨蝶呤、阿霉素等。

2.骨髓抑制的表现　一般在化疗后10~14天出现。表现为外周血细胞数量减少,因为粒细胞的平均生存时间是6~8小时,所以最先是白细胞减少,血小板平均生存时间是5~7天,其次是血小板减少,红细胞的平均生存时间是120天,受化疗影响较小,其下降常不明显。严重骨髓抑制可导致感染、出血,应及时处理。

3.白细胞减少的防治及护理要点

(1)严格掌握化疗的适应证,化疗前应检查血象,如白细胞低于$4×10^9$/L,化疗要慎重执行。

(2)化疗中给予支持治疗,进食高热量、高蛋白、高维生素饮食,提高患者的抵抗力。

(3)化疗期间检查白细胞总数和粒细胞计数,每周1~2次,明显减少时隔日查1次,直至恢复正常。

(4)遵医嘱应用升白细胞药如粒细胞巨噬细胞集落刺激因子(GM-CSF)、粒细胞集落刺激因子(G-CSF)等。

(5)当白细胞低于$3×10^9$/L时,应停止化疗。

(6)白细胞下降明显时,如低于$1×10^9$/L时感染的概率将增加,应对患者实行保护性隔离,有条件时应让患者入住层流病房,或增加病房消毒,清除感染源,减少探视,监测体温,必要时可给予抗生素。

(7)密切观察患者有无咽痛、咳嗽、口腔溃疡、尿频、尿急、尿痛等感染征象,发现异常及时报告医生处理。

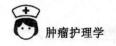

2.血小板减少的防治及护理要点

(1)化疗前检查血象,若血小板小于 $80 \times 10^9/L$ 时,应慎行化疗。

(2)化疗后定期查血小板计数,一般每周查 1 次,必要时每周检查 2 次,直至恢复正常,注意观察出血倾向。

(3)化疗期间避免服用阿司匹林等含乙酰水杨酸类的药物,注意监测出凝血时间。

(4)血小板降低时应注意预防出血,协助做好生活护理。嘱患者活动时注意避免磕碰,用软毛牙刷刷牙,静脉穿刺拔针时,应压迫局部 3~5 分钟,以防皮下出血。

(5)遵医嘱给止血药防止出血,必要时可多次输新鲜血液或血小板成分血。

(6)密切观察患者有无皮肤瘀斑、牙龈出血、鼻出血、便血、阴道流血等出血症状,发现异常及时报告医生并积极配合抢救。

3.红细胞减少的防治及护理要点　化疗引起的严重骨髓抑制可产生贫血,有的抗癌药亦可抑制红细胞生成。

(1)有明显眩晕、乏力者适当休息,必要时吸氧。

(2)化疗期间定期检查血红蛋白、红细胞和血细胞比容。

(3)贫血明显时应予以纠正,血红蛋白低于 8g/dL 时需要输血处理,如输注红细胞成分血,必要时给促红细胞生长素(EPO)皮下注射,促进红细胞的生成。

(4)有出血倾向者予以处理。

四、肝功能损害

肝脏是体内药物代谢的主要器官,化疗药物的应用可引起肝脏不同程度的损害。尤其多见于既往已有活动性肝炎等肝病患者。通常表现为急性过程,多为一过性血清谷丙转氨酶升高、谷草转氨酶升高,或血清胆红素升高(黄疸)。在化疗中和化疗后 1 月内均可发生,以化疗后 1 周内多见,发生时多为实验室检验指标异常,但近一半病例无明显临床症状,容易被忽视。长期应用对肝脏损害较大的化疗药物可引起慢性肝炎、肝纤维化、肝硬化。

1.引起肝毒性的药物　常见易于引起肝损害的药物有甲氨蝶呤、氟尿嘧啶、环磷酰胺、卡莫斯丁、阿糖胞苷、阿霉素、依托泊苷等。

2.肝脏毒性的防治与护理要点

(1)化疗前全面评估患者肝功能状况,尽量选择对肝脏无毒性或毒性小的化疗药。

(2)化疗过程中定期检查肝功能,一旦发现肝功能异常或黄疸,应立即报告医生停药。

(3)适当卧床休息,给患者高热量、高蛋白、高维生素、易消化饮食。

(4)遵医嘱给予保肝治疗,如维生素 C、维生素 B、肝泰乐、肝得健、联苯双酯等保肝药物治疗。

五、肾脏毒性

许多化疗药物及其代谢产物需经肾脏排出体外,所以肾脏容易受到损害,出现肾小管上皮细胞急性坏死、变性、间质水肿、肾小管扩张,严重时出现肾衰。轻度损害临床上可无明显症状而表现血清肌酐升高、轻度蛋白尿、镜下血尿,严重者可出现尿少、无尿、急性肾衰竭、尿毒症,甚至致命。

1.引起肾毒性的药物 常见的易致肾脏毒性的化疗药物有顺铂、甲氨蝶呤、丝裂霉素、亚硝脲类、异环磷酰胺等。

2.肾毒性的防治及护理要点

(1)化疗前全面评估患者的肾功能状况,对肾功能不全者禁用有肾毒性的药物,老年患者及有肾病史者慎用有肾毒性的药物。

(2)化疗前充分补充液体,并给以利尿,保持尿量 100mL/h 以上;碱化尿液,使尿 pH 大于 7.0。

(3)定期监测血清肌酐水平,及早发现肾损害。

(4)应用异环磷酰胺及大剂量环磷酰胺除应注意水化、碱化尿液外还需给予泌尿道保护剂硫乙磺酸(美司钠)。

六、脱发

化疗后脱发是许多患者对化疗产生恐惧心理的原因之一,给患者的心理和身体形象带来不良影响,特别是年轻女性对自身形象的改变更是难以接受,有些患者甚至因为担心脱发而拒绝某些有效的化疗药物,影响治疗效果。其实化疗药物引起的脱发是暂时的。

1.脱发的原因 正常头皮的毛发生长周期包括三期,生长初期(生长期)、生长中期(退化期)、生长终末期(静止期)。头发中一般有 60%~85%处于生长初期,1%处于生长中期,其余处于生长终末期,生长初期的毛发基质中快速

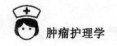

分裂的生发干细胞倍增时间约为 24 小时,对于化疗药物非常敏感,从而导致生长初期的头发脱落,药物剂量越大,脱发越严重,通常发生在用药后 1～2 周,2 个月内最显著。生长终末期的头发脱落开始于化疗后 3～6 个月。

2.脱发的影响因素　化疗中脱发的程度与化疗药的剂量、治疗方案及给药途径有关,同等化疗剂量,低剂量多次给药者脱发程度明显低于高剂量少次给药者。

3.引起脱发的药物　如阿霉素、博来霉素、环磷酰胺、甲氨蝶呤、柔红霉素、放线菌素 D、米托蒽醌等。

4.脱发的预防及护理

(1)首先应向患者说明脱发的原因,强调脱发是暂时的,待化疗结束 2～3 月头发会自动长出来,消除患者的顾虑。

(2)在化疗前指导患者头部放置冰帽,局部降温,以预防脱发。或头部使用充气止血带,用药结束后 10 分钟除去,亦可减轻脱发。

(3)发生脱发时要注意保护头部,避免日晒,外出时戴帽子,告知患者不要使用对头发有刺激性的洗发液,同时建议患者戴假发,以弥补脱发引起的外观改变,增强患者的自信。

七、心脏毒性

心脏毒性的发生与多种因素相关,如药物种类、剂量、周期数、累积剂量、给药方案途径、是否与其他有心脏毒性药物联合应用,是否有基础心血管疾病史等。

1.引起心脏毒性的化疗药物　化疗药物心脏毒性首推蒽环类药物,是临床肿瘤化疗中出现心力衰竭最常见的原因。蒽环类药物是一类对造血系统肿瘤和实体肿瘤具有高效作用的化疗药物,包括阿霉素、柔红霉素、米托蒽醌、表柔比星、阿克拉霉素等。5-氟尿嘧啶、顺铂、环磷酰胺、抗微管类药物紫杉醇和长春瑞滨、靶向药物赫赛汀和贝伐单抗等多种常用化疗药物也有一些心脏毒性报道。

2.蒽环类药物导致心脏毒性的机制　蒽环类药物导致心脏毒性的机制仍未完全明了,相对于其他细胞,蒽环类药物具有亲心肌特性,更易在心肌细胞停留,可能是由于产生过多的自由基使脂质过氧化,导致心肌线粒体、内质网和 DNA 的损伤,另外蒽环类药物还可直接破坏心肌细胞膜,造成心肌细胞损伤。

3.临床表现　药物性心脏毒性可分为急性、慢性和迟发性三种。临床上主要表现为:轻症者可无症状,仅在心电图上表现为心动过速、非特异性ST-T异常等;重者表现为心悸、无力、心前区疼痛、活动性或发作性呼吸困难、心肌炎、心肌病,甚至心力衰竭、心肌梗死。心电图改变为各种心律失常,如阵发性室上性心动过速、室性或室上性期前收缩、室内传导障碍、心房纤颤等。

4.防治及护理要点 蒽环类药物导致的心脏毒性通常呈现进展性和不可逆性,并且具有累积性,往往影响抗肿瘤治疗和患者生活质量,严重者甚至可能危及患者的生命,因此,早期监测和早期预防显得尤为重要。

(1)化疗前应了解患者有无心脏病史,作心电图、超声心动图等检查了解心脏功能状况,充分评估心脏毒性的风险,酌情调整药物的剂量及方案。

(2)限制蒽环类药物的蓄积量。蒽环类诱导的心脏毒性的发生率随着剂量的增大而增加,降低心脏毒性最简单的措施是限制化疗药物的累积剂量,如限制阿霉素的累积剂量在 $450 \sim 550 mg/m^2$,可减少心脏毒性的发生率。

(3)与洋地黄并用可提高使用阿霉素(ADM)的安全性。

(4)延长阿霉素的滴注时间也可降低心毒性。

(5)给予化疗药物心脏保护剂。右丙亚胺是目前临床上唯一认可的蒽环类药物心脏毒性保护剂,被美国国立综合癌症网络及国内外其他多种指南推荐广泛应用于蒽环类药物心脏毒性的预防和治疗。

(6)使用其他的心脏保护剂,如辅酶 Q10、维生素 E、ATP、N-乙酰半胱氨酸等。

(7)化疗过程中严密监测患者心脏功能的变化,监测心率节律的变化、心电图、超声心动图,必要时进行心电监护。

(8)发生心脏毒性时,可给洋地黄、利尿剂等药物,以及采取少盐饮食和卧床休息等措施。

八、肺脏毒性

肺毒性是抗癌药物的重要毒性之一,肺脏的毒性出现缓慢和延迟,多数出现在化疗药物应用后数月的时间。

1.发生机制 化疗药物可通过多种机制引起肺部损伤,主要原因有化疗药物对肺部的直接毒性、机体的免疫反应以及毛细血管通透性增加等。这些病理生理变化可引起相应的表现,如间质性肺炎/肺纤维化、过敏反应、非心源性肺水肿(毛细血管渗漏综合征)等。

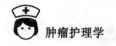

2.引起肺脏毒性作用的常见药物

（1）间质性肺炎/肺纤维化：博来霉素、丝裂霉素、甲氨蝶呤、白消安、亚硝脲类、长春花碱等。

（2）过敏反应：甲氨蝶呤、博来霉素。

（3）非心源性肺水肿：阿糖胞苷、丝裂霉素、环磷酰胺、全反式维甲酸等。

3.临床表现　肺毒性的主要表现为干咳、呼吸急促、呼吸困难，严重者哮喘，伴有发热、胸痛和咯血。肺底可闻及干湿啰音，胸片和肺功能检查均可见异常。

4.防治及护理要点

（1）对于肺脏的毒性作用目前没有有效的治疗方法，以预防为主，并及早诊断，正确处理。

（2）对高龄、联合放疗、肾功能损害以及高浓度吸氧等高危患者，适当限制抗癌药物的总量。

（3）当诊断为化疗药物引起的肺毒性后，应立即停止使用该化疗药物，某些药物所引起的肺损伤在停药后可自行缓解。

（4）进行积极的对症治疗，给予吸氧、皮质类固醇激素，肾上腺皮质激素是目前治疗药物性肺损伤常用而有效的药物，可减轻肺泡水肿、控制炎症、抑制免疫反应。

（5）抗生素控制肺部感染。

（6）应用肺保护剂：给予谷胱苷肽、维生素 E 等抗氧化剂可以降低肺毒性发生的风险。

九、神经毒性

化疗药物在杀灭肿瘤细胞的同时还会对神经系统产生损害作用，化疗药物的神经毒性可损伤神经系统的任何部位，引起脑病、脊髓病、颅神经病、周围神经病、肌病和卒中样综合征等，患者可出现肢端麻木、肢端感觉迟钝、下肢无力、垂足、下肢轻瘫、肌肉疼痛、耳鸣、暂时性失明、神经错乱、癫痫、人格改变、偏瘫、大脑白质坏死等，甚至会导致死亡。

这些损害有的由化疗药物对神经系统的直接毒性作用引起，有的则与药物诱发代谢紊乱及凝血机制障碍有关。药物大剂量使用和多种药物联合运用时，其神经毒性增加。化疗合并放疗、免疫疗法或渗透性血脑屏障开放疗法，均可增加药物的神经毒性。

引起神经毒性的化疗药物有长春碱类、顺铂、阿糖胞苷、甲氨蝶呤、紫杉醇类、环磷酰胺、氟尿嘧啶等。

（一）长春碱类药物

1.发生机制　长春碱类能抑制神经轴突的微管功能，产生神经毒性，尤其是长春新碱，神经毒性是它的限制性毒性。

2.临床表现　长春新碱类主要表现为周围神经、颅神经、自主神经损害，药物毒性与剂量有关。

（1）周围神经损害：最常见，最初的表现是腱反射减弱或消失以及肢端感觉异常，如跟腱反射减弱及痛觉、温觉的袜套样丢失，甚至出现下肢无力、垂足、下肢轻瘫。

（2）颅神经损害：可导致视神经、动眼神经、三叉神经、外展神经、面神经、听神经、迷走神经在内的颅神经麻痹，可有眼肌麻痹、面瘫等。

（3）自主神经损害：表现为胃肠动力障碍如便秘、排尿困难，甚至发展为麻痹性肠梗阻、尿潴留。

3.防治　神经毒性是可逆的，但目前暂无有效的治疗方法，停药后数周或数月，神经症状逐渐改善。严格按照常规剂量用药，如出现严重的神经毒性，应考虑减量或改用其他替代药物。

（二）阿糖胞苷

阿糖胞苷在静脉注射及鞘内注射时可产生广泛的神经毒性，在用药后数天内急性产生，毒性表现程度与药物的应用方法及剂量有关。

常见的神经毒性是小脑功能失调，表现为躯干、肢体或步态的共济失调，构音障碍及眼球震颤，伴有头痛、精神症状、记忆减退、嗜睡；周围神经损害较少见；鞘内注射可产生脊髓毒性，表现为感觉异常、背痛，脑脊液检查可见髓磷脂碱性蛋白水平增高。严重的神经毒性可能引起昏迷甚至死亡。

目前尚无有效的治疗，停药后数天症状会改善，但严重的神经损害可能是不可逆的。

（三）甲氨蝶呤

甲氨蝶呤鞘内给药可引起脑膜刺激征，如头痛、恶心、呕吐、嗜睡、颈项强直、下肢轻瘫、颅神经麻痹和小脑症状等；反复鞘内给药偶尔会发生脑白质病，表现为记忆力下降、痴呆、昏迷，甚至死亡。

甲氨蝶呤静脉给药亦会引起脑病，同时加颅脑放疗或甲氨蝶呤大剂量给药更易发生，症状与鞘内给药相似。治疗主要是加强水化、四氢叶酸救援等。

（四）5-氟尿嘧啶

5-氟尿嘧啶的主要神经毒性为小脑损害。其症状迅速发生，最常见的神

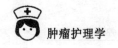
经毒性为小脑功能紊乱,包括有辨距不良、共济失调、语言混乱、发音困难、眼球震颤、眩晕,有时出现复视,亦有精神错乱及大脑认知缺失,表现为头痛、精神错乱、定向障碍、昏睡和癫痫。

任何常规剂量的 5-氟尿嘧啶均可引起神经毒性,该毒性与剂量和治疗时间长短有关,减量或停药后,其毒性可逆转。

(五)顺铂

顺铂(DDP)以耳毒性常见,表现为高音频率听力进行性减退,一般为双侧对称性病变,系耳蜗听神经细胞丧失所致。儿童损害较重,可因颅脑放疗而加剧。

顺铂亦可引起视神经炎、暂时性失明、周围神经感觉异常、腱反射消失等。大剂量使用时,可引起脑病,表现为精神错乱和癫痫。

(六)紫杉醇类

紫杉醇类能影响神经微管而引起神经病变。它引起的周围神经病变与长春碱类引起的相似,主要影响较细的感觉纤维,如痛觉和温度觉,表现为肢端麻木和感觉异常、烧灼样痛、腱反射消失、直立性低血压。神经病变可在首剂后数天或数疗程后发生,停药一段时间后症状可恢复。周围神经病变是剂量依赖性的,紫杉醇用量大于 $175mg/m^2$ 时,神经毒性的发生率高。

十、其他不良反应

(一)过敏反应

多数抗肿瘤药物可引起过敏反应,过敏反应最常见者为皮疹,停药后可消失,少数药物如紫杉醇(PTX)、左旋门冬酰胺酶(L-ASP)、博莱霉素(BLM)、替尼泊苷(VM-26)等可出现严重速发性过敏反应,临床可见胸闷、呼吸困难、发绀、低血压、休克等,抢救不及时可导致死亡。

过敏反应的防治及护理要点:

(1)给药前做好预防措施,准备好肾上腺素、血压计等抢救用物。

(2)出现局部荨麻疹并非停药指征,但需要严密观察或治疗好转后继续用药,可用激素及抗组胺类药物抗过敏。

(3)对于过敏反应发生率较高、程度较严重的化疗药物需要预防性抗过敏治疗,以减少过敏反应的发生,无论剂量大小、滴注时间长短,均必须行抗过敏预处理。

(4)给药后应严密观察病情,如有严重过敏反应,应立即停药,就地抢救。

（二）远期不良反应

除上述不良反应以外，化疗还有远期不良反应，主要表现为性腺机能障碍、致畸胎作用及第二恶性肿瘤等。

1.性腺机能障碍　性腺机能障碍表现为不育和妇女闭经。已知引起生殖器功能障碍的药物主要为氮芥、环磷酰胺、美法仑等。其毒性与药物剂量相关。霍奇金病患者接受 MOPP 方案化疗，男性 80％精子缺乏，女性 40％～50％发生卵巢功能障碍。长期大剂量应用烷化剂及含烷化剂的联合化疗可造成永久性不育。

2.第二肿瘤　第二肿瘤是化疗重要的远期毒性反应。发病率为 6％～15％。比一般人群高 20～30 倍。发病在停止治疗后 2～10 年，发病高峰在 5 年左右。常见引起第二肿瘤的抗癌药主要为烷化剂和亚硝脲类等。第二肿瘤的发生与用药总量及增加用药时间正相关。

3.远期毒性反应的处理　现代化疗及肿瘤综合治疗的发展使肿瘤的疗效不断提高，患者长期生存率、治愈率不断提高。化疗的远期毒性也日益受到重视。远期毒性的处理主要在于预防。目前要重视正确掌握化疗包括辅助化疗的适应证，避免盲目扩大适应证，不适当地长期维持治疗。注意合理制订和选择化疗方案，例如霍奇金病的 ABVD 方案（ADM、BLM、VCR、DTIC）对生殖腺毒性较低，罕见引起第二肿瘤。医生在患者治疗初始阶段就应考虑到在保持和提高现有疗效的前提下选择远期毒性较小的方案。防治和减少远期毒性并发症已是临床和实验研究面临的重要课题之一。

（高辉）

第四章　肿瘤患者化疗的静脉管理

化学治疗(以下简称化疗)作为恶性肿瘤治疗的主要手段之一,在肿瘤整个治疗过程中起着举足轻重的作用。化疗有多种给药途径,其中经静脉给药在临床中较为常见。经静脉给药可以快速提高血药浓度,达到治疗效果。但是因绝大多数化疗药物具有较强的细胞毒性,反复静脉穿刺、静脉留置针时间过长等因素会造成血管不同程度的损伤,甚至药液渗漏造成局部组织坏死。因此,化疗期间的静脉管理已成为专业护理人员面临的一个非常重要的问题,应引起足够重视。

第一节　化学治疗中静脉的评估与选择

静脉将血液从身体各部分送回心脏,始于毛细血管,终于右心房。四肢的浅静脉常被用来进行普通药物的静脉输入。化疗是治疗恶性肿瘤的方法之一,经外周静脉输注化疗药物,可能导致以下不良后果:①化疗药物的强刺激性及多疗程治疗,导致静脉内膜炎的发生。②化疗药物外渗,可造成局部疼痛及组织坏死、溃疡。③多疗程的反复静脉穿刺,可给患者的静脉造成物理性损伤并留下瘢痕。④多疗程的化疗和穿刺,会导致肿瘤患者的后期治疗没有外周静脉通路,造成患者恐惧治疗的不良心理状态。因此,作为一名肿瘤科专科护理人员,在执行静脉化疗的过程中,如果只满足穿刺准确、输液时穿刺针不脱出血管的要求,是远远不够的。只有充分掌握静脉的解剖结构、各种静脉穿刺工具及静脉导管的特点,掌握化疗药物对静脉的化学性损伤和外渗的特性,才能对肿瘤患者化疗的静脉通路作出合理的评估和选择。

一、静脉解剖

(一)浅静脉

1.上肢静脉　上肢静脉管径细,血流缓慢,输注刺激性药物时容易发生静脉炎和渗漏性损伤。常用于输液的上肢静脉有头静脉、贵要静脉、肘正中静脉及手背静脉。

(1)头静脉:起于手背静脉网的桡侧,于腕关节桡侧上行至前臂,沿前臂桡侧上行,至肘窝处通过肘正中静脉与贵要静脉相连,于上臂外侧沿肱二头肌外侧上行,经三角肌与胸大肌肌间沟,在锁骨下静脉穿过深筋膜,汇入腋静脉或锁骨下静脉。头静脉直径约 6mm,血流量为 40～90mL/min。

(2)贵要静脉:起于手背静脉网的尺侧,沿前臂静脉尺侧上升,在肘窝下方转向前面,接收肘正中静脉后,位于肱二头肌内侧沟的浅层内,经肱二头肌内侧沟上行至臂中部,穿过深筋膜汇入肱静脉,或伴随肱静脉向上汇入腋静脉。贵要静脉直径为 6～10mm,血流量为 90～150mL/min。

(3)肘正中静脉:粗而短,位于肘窝前面,连接头静脉和贵要静脉。

2.下肢静脉　下肢常用的浅静脉有大隐静脉、小隐静脉和足背静脉。由于下肢静脉血流缓慢,静脉瓣多,一般静脉输液不宜选择下肢。静脉化疗则禁忌在下肢静脉穿刺。

3.颈外静脉　是颈部最大的浅静脉,由耳后和枕部的静脉与下颌后静脉后支汇合而成,沿胸锁乳突肌表面下行,汇入锁骨下静脉。

(二)深静脉

1.颈内静脉和锁骨下静脉　管径较粗,锁骨下静脉直径约为 19mm,血流量为 1000～1500mL/min,若进入空气危害较大;胸腔内压力较大,深静脉血液容易反流至中心静脉导管内堵塞导管;穿刺难度大,损伤静脉后形成血栓的概率增加。

2.上腔静脉　上腔静脉管径粗,直径约 20mm,血流量为 2000～2500mL/min。中心静脉导管的头端通常位于此处。

二、静脉输液路径及静脉穿刺工具介绍

(一)外周静脉路径

外周静脉穿刺针包括头皮钢针和静脉留置针。

1.一次性静脉输液针

(1)优点:与输液器配套使用,经济方便。

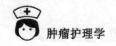

（2）缺点：患者活动受限，容易渗漏，需每日穿刺；输入刺激性化疗药物时，仍能引起渗漏性损伤和化学性静脉炎，不能保护血管内膜。

（3）规格：由针柄的颜色区分，一般指输液针外径。

2.静脉留置针　静脉留置针又称套管针，由硅胶材料制成。

（1）优点：套管柔软、容易固定、操作方便，可减少穿刺及输液时的渗漏，有利于患者搬动及活动，患者感觉比较舒适；可随时静脉给药，便于紧急抢救；可在静脉内留置3天，不必每天穿刺。

（2）缺点：输入刺激性化疗药物时，仍能引起渗漏性损伤和化学性静脉炎，不能有效保护血管内膜。静脉留置针分为开放式与封闭式两种类型。

（3）规格：静脉留置针规格（G）与针的外径相关，有12G、14G、16G、18G、22G、24G等型号，其中22G、24G在临床上使用较为广泛。在满足临床治疗的前提下，应选用最小型号，以减少机械性摩擦及对血管壁的损伤。

（4）使用时的注意事项：留置针穿刺宜选择粗直、富有弹性、血流量丰富、无静脉瓣膜的血管，注意避开关节位置。长期卧床的患者因下肢血流缓慢易形成血栓，应尽量避免在下肢静脉使用留置针。

（二）中心静脉路径

中心静脉导管（central venous catheter，CVC）一般分为单腔、双腔、三腔、四腔导管；按长度及置管位置不同分中等长度导管、颈内/锁骨下/股静脉导管和经外周静脉置入中心静脉导管等。

1.中等长度导管　有8.33cm和13cm两种类型，便于从肘部或颈部快速置入，多用于抢救。导管质地较硬，保留时间7～15天。缺点是导管尖端没有到达上腔静脉，输入刺激性化疗药物时对静脉内膜有损伤。此类导管在临床上较少应用。

2.颈内/锁骨下/股静脉导管　有15cm、20cm和30cm三种类型。常用于手术、抢救、中心静脉营养和中心静脉压监测。该导管质地柔软，可保留15～30天。导管头端位于上腔静脉内，可输注刺激性化疗药物，对外周静脉内膜有保护作用。缺点是保留时间不长，一次置管不能满足肿瘤患者多疗程化疗的需要。

3.经外周静脉置入中心静脉导管（peripherally inserted central venous catheter，PICC）　质地最为柔软，可在静脉内保留1年。导管头端位于上腔静脉内，是长期输液及静脉化疗患者首选的静脉路径。可持续或间断输注刺激性溶液，对溶液的渗透压和pH值无限制，特别适用于全胃肠外营养和肿瘤患者的化疗，也可用于新生儿及早产儿。目前在国内使用较为广泛。

4. 植入式静脉输液　植入式静脉输液是一种可植入皮下,长期留置在体内的静脉输液装置。其导管头端位于上腔静脉内,通过无损伤针刺输液即可建立静脉通路,是中心静脉导管的一种。留置时间大于 PICC。需长期输液治疗或化疗患者、外周静脉条件不适宜 PICC 的患者,可以选择植入式静脉输液。该操作由医师在手术室完成。其优点是导管全部埋于体内,患者体表没有导管外露,不影响美观和清洁皮肤。缺点是医师需要在局部麻醉下行锁骨下静脉切开置管,取出时也要行局部麻醉及手术,有创操作限制了植入式静脉输液的广泛应用。目前国内临床使用较少。

第二节　化疗药物静脉给药的方法

一、静脉推注法

静脉推注法适用于刺激性比较小的药物。注射时速度宜慢,确保针头在血管内,定时检查回血情况。注射前后用生理盐水冲洗静脉通路。注意尽量不使用静脉推注,以减少静脉炎发生的机会。

二、静脉冲入法

静脉冲注药物均为刺激性较强的抗肿瘤药物。将化疗药物分段冲入,不要加压,通过间断开放输液夹,使液体不断稀释化疗药,以减轻药物对静脉的刺激。采用联合给药时,一般间隔 20～30 分钟,防止两种药物混浊。

三、静脉滴注法

将化疗药物加入葡萄糖或生理盐水中,在规定时间内滴入,以维持血液中的有效药物浓度。

四、电子化疗泵持续 24 小时静脉注射法

目前,许多化疗药物和化疗方案都选择静脉持续给药,使用一次性便携式持续化疗泵化疗也越来越普遍。在使用一次性便携式持续化疗泵时,应根据医嘱的给药时间选择不同时间的化疗泵。根据化疗泵的承载总量,加入药物及所需的葡萄糖或生理盐水,加入的液体一定要精确,以免药物的输入时间延长或缩短。

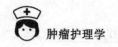

第三节 化疗药物外渗的处理

研究资料表明,化学治疗药物在静脉给药过程中渗漏的发生率为 0.1%～6%,可引起栓塞性静脉炎和局部组织坏死,应引起护理人员高度重视。

一、化疗药物的分类

化疗药物通过外周静脉输入时易刺激血管内膜,使血管壁通透性升高,药物渗漏至血管外造成局部组织炎症和坏死。按外渗引起局部组织的损害程度,化疗药物可分为:

1.腐蚀性化疗药物 外渗后可引起局部组织发疱、溃疡及坏死。如多柔比星、表柔比星、柔红霉素及长春新碱等。

2.刺激性化疗药物 能引起注射部位疼痛,可有局部炎症反应、静脉炎及局部过敏反应。如依托泊苷、紫杉醇、博莱霉素、顺铂和氟尿嘧啶等。

3.非刺激性化疗药物 对局部组织不造成溃疡、坏死等不良反应。

二、药物外渗的原因

1.解剖因素 年老体弱患者由于血管壁硬化等原因,使血管脆性增大、管腔变小,血流减慢。如果将药物注入这些静脉,可使局部药物浓度升高,发生药物外渗。

2.生理因素 静脉压升高时(如上腔静脉压迫综合征或手术后上肢水肿),造成静脉回流受阻。如果将药液注入患肢静脉,则会增加药物外渗的危险性。

3.药物因素 局部组织损伤与药物外渗量接触时间有关。如高浓度药物易引起组织损伤,为了减低局部药物浓度,应缓慢给药,但延长给药时间又使药物与组织接触时间较长。因此,要根据患者的静脉情况,选择合适的药物浓度,并在最短的时间内给药。

4.静脉注射部位 在选择静脉注射部位时,应避免在关节处、神经和肌腱较多的部位注射。若选择该处静脉给药,可损伤神经和肌腱。

5.医源性因素 少数护理人员缺乏注射抗肿瘤药物的经验,或者在发生药物外渗后没有采取适当措施;应避免在同一部位反复穿刺给药;此外,熟练的静脉穿刺技术也至关重要。

三、药物外渗的临床表现

化疗药物外渗性损伤的临床表现因药物种类及渗出量多少而异。例如，腐蚀性化疗药物外渗后，局部皮肤可即刻出现肿胀、大小不等的红斑、硬结甚至水疱，伴有疼痛，严重者局部皮肤发生坏死，形成慢性溃疡，可持续数周或数月，病灶不断扩大可累及筋膜、肌肉、韧带等。

四、药物外渗后的处理原则

1.立即停止药液输入，尽量回抽渗出的药液。

2.立即通知医生，通过原输液针给予相应的解毒剂（若针已出血管，则通过皮下注射给予解毒剂）。

3.更换输液器，输入生理盐水。

4.抬高患肢 48 小时，局部间断冷敷或冰敷 6～12 小时，冰敷时注意防止冻伤发生。

5.可给予 1% 的普鲁卡因＋地塞米松做环形封闭。

6.局部皮肤破溃时，应采用无菌换药的方法处理，不要涂抹任何膏剂，清理创面后可用高渗生理盐水纱布湿敷，上面覆盖透气的溃疡贴。

7.对广泛的组织坏死，可予以手术清除、皮瓣移植等处理。

五、化疗药物外渗的预防

1.化疗药物的输入应该由受过专业培训或取得化疗专科证书的护理人员来执行。

2.化疗前应该识别和了解所输入药物的性质及药物对局部组织和静脉的刺激程度。

3.将化疗药物按要求稀释到规定浓度，避免浓度过高。

4.正确评估静脉、合理选择静脉穿刺部位，避免在放射治疗的肢体、有动静脉瘘的肢体、乳腺手术后的患侧肢体、淋巴水肿等部位穿刺；有上腔静脉综合征的患者应选择下肢静脉穿刺。避免在 24 小时内被穿刺过的静脉给药。

5.输注化疗药物前，检查是否有回血。若无回血，或不能确定针头完全在静脉内，则另外选择静脉重新穿刺。

6.给药过程中不断观察静脉情况，并询问患者穿刺处有无疼痛和烧灼感。对于语言沟通障碍、老年或意识欠清的患者要给予重点关注。

7.如果需要输入多种药物时，应先输入非刺激性的药物；两种药物之间要

给予生理盐水或葡萄糖液体。强刺激性药物输注过程中,护理人员必须在床边监护直至药物全部输入体内,输注完毕后,应继续输入生理盐水,充分冲洗管道后再拔针。

8.告知患者药物外渗的相关症状,让患者主动参与早期的观察,可对外渗的预防起到积极作用。

第四节　经外周置入中心静脉导管在癌症治疗中的临床应用及护理

经外周静脉置入中心静脉导管(PICC)是指经外周静脉(贵要静脉、肘正中静脉、头静脉)穿刺,将一条放射显影、硅胶材料制成的导管沿静脉送入,使导管尖端位于上腔静脉内。

PICC导管具有光滑、柔软等特点。大多数接受PICC置管的患者感觉良好,无特殊不适感,插管上肢活动自如,避免了传统中心静脉置管可能发生的气胸、血气胸、空气栓塞等并发症,减少了静脉穿刺次数,可输注强刺激性药物,有效保护了上肢浅静脉,减少了局部渗漏和静脉炎的发生。

一、传统的PICC穿刺技术

(一)适应证

1.有缺乏外周静脉通道的倾向。

2.有锁骨下静脉或颈内静脉插管禁忌。

3.需要长期静脉输液。

4.需要输注刺激性药物,如化疗药物。

5.需要反复输血或血制品,或反复采血。

6.需要输注高渗性或黏稠性液体,如全胃肠外营养。

7.需要使用输液泵或压力输液。

8.同样适用于儿童。

(二)禁忌证

1.凝血功能障碍。

2.肘部血管条件太差。

3.预插管途径有外伤史、血管外科手术史、放射治疗史或静脉血栓形成史。

4.预插管途径有感染、皮炎或外伤。

5.乳腺癌根治术后,患侧禁忌插管。

6.患者确诊或疑似对导管材料过敏。

(三)PICC 操作程序

1.PICC 操作前准备

(1)操作者准备:态度认真、情绪稳定、自信。清楚血管解剖位置,选择血管准确,对于操作中可能出现的问题要有充分估计和准备。

(2)患者准备:告知患者 PICC 适应证及禁忌证,签署知情同意书,评估患者穿刺部位皮肤及血管情况,协助患者取平卧位或半卧位。有严重呼吸困难不能平卧者,可取半卧位穿刺置管。

(3)用物准备:皮尺、止血带、PICC 穿刺套件、无菌手套、医用酒精、碘附、生理盐水、20mL 注射器、静脉穿刺包、10cm 和 12cm 透明贴膜、脱敏胶布、无菌剪刀。

2.操作步骤

(1)选择穿刺点:穿刺静脉一般首选贵要静脉,该静脉短直、静脉瓣少,置管成功率高;肘正中静脉粗直,但静脉瓣多,与贵要静脉交汇处形成角度,导管送至此处易受阻,可调整患者肢体位置;头静脉静脉瓣多,易反折进入腋静脉。最佳穿刺点为肘窝下二横指。

(2)测量导管置入长度:患者预穿刺侧上肢外展90°,测量自穿刺点至右胸锁关节加3～4cm 为置管长度。

(3)建立无菌区:打开 PICC 导管包,将治疗巾铺于患者穿刺侧手臂下,戴无菌手套,抽吸生理盐水和肝素盐水。

(4)预冲导管:用肝素盐水预冲导管、连接器和肝素帽,再将导管浸于肝素盐水中。

(5)穿刺点消毒:按无菌原则消毒穿刺点,范围为肘关节上下 10cm。

(6)扎止血带,使静脉膨胀。

(7)更换无菌手套,并用生理盐水冲洗手套上的滑石粉。

(8)铺孔巾,暴露穿刺部位。

(9)实施静脉穿刺:一手固定皮肤,另一手持针穿刺,进针角度15°～30°,穿刺见回血后将穿刺针与血管平行,继续推进1～2mm,然后保持针芯位置不动,单独向前推进插管鞘,避免由于推进钢针造成血管壁穿透。

(10)取出穿刺针:松开止血带,以一手拇指固定插管鞘,食指或中指压住插管鞘末端处的血管,防止出血,从插管鞘中撤出穿刺针。

(11)插入并推进导管:固定插管鞘,将导管自插管鞘内缓慢、匀速推进,导

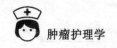

管置入到肩部时,指导患者头转向穿刺侧,下颌靠肩,防止导管误入颈内静脉。

(12)撤回插管鞘:当导管置入预计长度时,在鞘的远端静脉上加压止血并固定导管,然后撤出插管鞘。

(13)撤出支撑导丝:轻压穿刺点以保持导管位置,缓慢将导丝撤出。

(14)修正导管长度:保留体外 5cm 导管,以便于安装连接器,用无菌剪刀剪断导管,注意断面要平整。

(15)安装连接器:先将减压管筒套于导管上,再将导管与连接器翼形部分的金属柄连接,注意一定要推进到底,导管不能起褶,然后将翼形部分的倒钩与减压套筒上的沟槽对齐、锁定。

(16)抽回血、冲管:用注射器回抽至有回血,然后用 20mL 生理盐水以脉冲方式冲管、正压封管,安装肝素帽。

(17)固定导管:将导管出皮肤处逆血管方向盘绕呈"S"型,在穿刺点处垫以纱布,其上以透明贴膜固定,透明贴要覆盖至连接器翼形部分的 1/2,然后用脱敏胶布以蝶形交叉固定连接器和肝素帽。

(18)确定导管尖端位置:拍 X 线胸片确定导管尖端位置。

(19)整理记录:整理完毕,记录穿刺者姓名、穿刺日期、穿刺过程及导管名称、编号、型号、置入长度和 X 线检查结果等。

二、B 超引导下的 MST 技术

随着医疗技术的进步,B 超引导下的 MST(modified seldinger technology,MST)行 PICC 置管避免了传统方法在肘关节以下部位置管,减少了血管损伤、提高了穿刺成功率及患者满意度,降低了并发症的发生率。该技术已在临床广泛运用。

(一)B 超引导下的 MST 技术与传统穿刺方法的区别

1.穿刺部位的选择　B 超引导下的 MST 技术通常以肘关节上 3~5cm 处为穿刺点,可减少 PICC 导管因穿刺在肘关节下而随肘关节活动在静脉内被牵拉、摩擦血管内膜及进入或退出血管等问题,并可避免肘关节处的汗液刺激穿刺点引起的不适感。

2.选择血管方法的区别　传统的 PICC 选择血管方法为手指触摸血管有无弹性和肉眼是否能看清血管;而 B 超引导下的 MST 技术则使用探头探测血管,操作者眼看屏幕即可判断血管的走向、深度和内径大小。

3.测量方法的区别

(1)传统的 PICC 测量方法:先选择穿刺点,然后从预穿刺点开始至右胸锁关节的距离再加 3～4cm 为置管长度。

(2)B 超引导下的 MST 技术分为两次测量：

1)第一次测量：在置管前测量，从肘关节至右胸锁关节的距离再加 3～4cm 为置管长度。

2)第二次测量：①巴德(BD)三向瓣膜式导管：在穿刺成功后，送管时将预测刻度送至肘关节即可，然后读出穿刺点处送入体内的刻度，即为送管长度；②巴德(BD)头端开口式导管：穿刺成功后准备导管时进行二次测量，即测量肘关节至穿刺点的长度，然后用公式：导管置入体内长度＝预测长度－肘关节至穿刺的长度。

4.消毒范围的区别

(1)传统的 PICC 消毒：消毒范围为肘关节上下各 10cm。

(2)B 超引导下的 MST 消毒：由于穿刺部位在肘关节上，并且贵要静脉位于上臂的尺侧，所以消毒范围为腋窝至肘关节下 10cm，两侧要求消毒至臂缘下。由助手帮助抬起患者的上臂进行消毒。

(二)B 超引导下的 MST 技术的注意事项

1.严格无菌操作

(1)操作者应穿无菌手术衣。因操作者在操作中为稳定探头，双肘需支撑在无菌区域内，所以必须穿无菌手术衣才能达到无菌要求。

(2)探头需使用无菌探头罩(长约 150cm)保护，以充分满足无菌区域的要求；无菌探头罩外需要涂无菌耦合剂。

(3)孔巾要求：至少备有 120cm×90cm 或更大的孔巾。

2.送导丝动作要轻柔，避免损伤血管内膜；沿导丝向前推送扩张器、置管鞘的过程要始终用手指夹住导丝末端，防止导丝完全滑入血管内。

3.扩张皮肤时要注意一次到位，避免扩张皮肤不全而导致旋入置管鞘困难和引起患者胀痛不适；刀刃需从导丝外侧、与导丝平行的方向进入皮下组织，避免切割导丝。

4.穿刺前和穿刺中一定要稳定 B 超探头，防止探头滑动，使操作者不易看清屏幕，而造成穿刺失败。

三、PICC 置管中的常见问题及处理

(一)送管困难

1.首选贵要静脉穿刺，适当调整体位，送管时动作轻柔，以减轻对血管内膜的损伤。

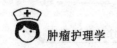

2.送管速度不宜过快,可暂停片刻再送,边送管边向导管内推注生理盐水,使送管血管充盈以利于导管通过;必要时辅助热敷,以消除静脉痉挛引起的送管困难。

3.指导患者放松,避免由于患者紧张憋气导致胸腔内压力增高,使导管通过困难。

（二）导管异位

尽量避免在头静脉穿刺。如果导管异位,可用5～10mL生理盐水快速冲管,适当改变体位,通过自然重力下降,X线定位确定,重新调整位置。

（三）导丝拔出困难

送管时用力太猛使导管扭曲或导管在生理弯曲处,造成拔管时有阻力感,导丝拔出困难。此时不能强行拔管,如有阻力,暂停1～2分钟后再轻轻拔出;适当调整患者体位;穿刺前用生理盐水冲管,保持导管润滑。

（四）心律失常

导管尖端位置过深,误入右心房或刺激上腔静脉丛可导致患者出现心律失常。术前应准确预测导管深度,以免插管过深;发生心律失常患者可将导管退出3～5cm。

（五）渗血、血肿

导入针型号过大、穿刺不当或有出血倾向者,可造成穿刺部位渗血、血肿。此时应加压止血,嘱患者避免过度活动,停服抗凝剂,必要时给予止血剂。

四、PICC置管后的常见问题及处理

（一）穿刺点出血

穿刺后24小时少量出血属正常现象,如出血不能被敷料吸收,可在穿刺点上方按压10分钟,告知患者屈肘10～20分钟,如出血不止,应通知医师处理。关节下穿刺置管者,指导患者在穿刺点未愈合期内避免屈肘运动,防止出血。

1.置管后给予弹力绷带加压包扎 弹力绷带包扎后,应检查患者绷带的松紧度是否合适及患者手指末端循环状况。弹力绷带加压包扎可使出血点迅速闭合,血小板易于聚集于此,达到促凝止血的目的。

2.明胶海绵按压止血 明胶海绵的主要成分是药用明胶,为质轻多孔的海绵状物,有吸水性,揉搓不易崩碎。将明胶海绵对折后覆盖在穿刺点部位,再覆以透明敷贴按压穿刺点10分钟,对于局部止血、预防出血具有很好的效果。

3.外用止血药物　如云南白药外敷止血效果较好。方法为穿刺点外敷云南白药粉末,用无菌纱布覆盖即可。

(二)导管阻塞

如通过导管给药时有阻力,输液速度减慢或停止,无法抽到回血,应考虑为导管阻塞。应检查导管是否有曲折、受压情况,根据堵管液体的性质(血栓、脂质物、酸性物、碱性物等)选择尿激酶、75％酒精、5％碳酸氢钠、弱盐酸等通管。

(三)机械性静脉炎

机械性静脉炎是 PICC 常见并发症之一,为急性无菌性炎症,常发生于置管后 48～72 小时。由于导管对血管壁的摩擦、撞击作用,造成血管痉挛和血管内膜损伤,引起组胺、5-羟色胺、缓激肽、前列腺素、前列腺环素等炎症介质的释放,从而使毛细血管扩张、血管通透性增加,血液从血管中渗出,形成局部炎症性水肿,导致机械性静脉炎,可见置管侧手臂沿血管走向的皮肤红肿现象。处理原则为抬高患肢,加快上肢静脉血液回流速度,改善静脉炎症状,避免剧烈运动;局部湿热敷或理疗仪治疗,温热刺激可使静脉扩张,静脉血液回流加速,改善微循环,同时促进静脉内膜组织新陈代谢,加速静脉内膜组织的修复。如上述治疗不能控制症状,应做 B 超排查有无血栓形成。

(四)血栓形成

仔细观察患者置管侧上肢有无肿胀、疼痛、皮温增高及皮肤颜色变化,沿静脉走向有无红肿现象。静脉血栓一旦形成,应立即停止经 PICC 导管输入液体并封管,通知分管医师及护士长,遵医嘱及时给予抗凝及溶栓治疗,根据患者实际病情决定是否拔出 PICC 导管。

1.心理护理　主动与患者交流,讲解深静脉血栓发生的过程及溶栓治疗的必要性、安全性以及注意事项,使患者对并发症有全面的了解,从而保持良好的心态,积极配合治疗和护理。

2.患肢的护理　患肢制动并抬高 20°～30°,以促进血液循环,注意患肢保暖,室温保持在 25℃左右;严禁患肢按摩,以防血栓脱落引起肺栓塞。每日测量患肢、健肢同一水平臂围,观察对比患肢消肿情况,并观察患肢皮肤颜色、温度、感觉及桡动脉搏动,做好记录,及时判断治疗效果。

3.严禁冷热敷　由于热敷促进组织代谢,同时增加动脉血流,引起肿胀加重,增加氧耗量,对患者无益;冷敷引起血管收缩,不利于解除疼痛和建立侧支循环。

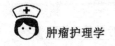

4. 避免患肢输液和静脉注射。

5. 监测出血倾向　监测患者血常规、血小板计数、出凝血时间、凝血酶原时间、粪便隐血试验等。

6. 预防患肢压疮　由于患肢制动且血栓引起血液循环较差，容易引起压疮。应保持床单清洁干燥，患肢下垫小软枕，防止受压。

7. 预防肺栓塞　血栓形成后 1～2 周内最不稳定，栓子极易脱落，并随血液循环回流入心脏，继而进入肺动脉，造成肺栓塞。血栓形成的患者除积极抗凝、溶栓治疗外，急性期应卧床休息 1～2 周，防止一切使静脉压增高的因素，避免血栓脱落。如果患者突然出现剧烈咳嗽、胸痛、呼吸困难、发绀、咯血甚至休克，应考虑肺栓塞的发生。

（五）穿刺点感染

无菌操作不严格、敷料渗透未及时更换、有糖尿病病史者均可发生穿刺点局部感染，表现为局部皮肤红肿、疼痛，有渗液，甚至出现脓性分泌物。有感染症状者，应严格无菌操作，加强换药，及时更换敷料，保持穿刺点清洁干燥；有脓性分泌物者，应将脓性分泌物清除干净，避免残留，并遵医嘱使用抗生素治疗。

（六）导管断裂

高压力注射操作、导管堵塞后强行冲管及导管固定方式不当等皆可造成导管断裂。若导管断裂部分发生在体外，断裂点距离穿刺点 5cm 以上，方可采用修复导管的方法（巴德三向瓣膜式导管）；若导管在体内断裂，应立即在穿刺侧上肢腋窝处扎止血带，患肢制动，紧急 X 线检查，确认导管在体内的位置，然后请介入或心脏导管室医师于腔静脉用介入方法取出断裂的导管。

五、PICC 置管后的护理要点

（一）更换敷料

1. PICC 穿刺时建议使用无菌透明贴膜固定。置管术后 24 小时内更换贴膜，并观察局部出血情况，以后酌情每周更换 1～2 次。

2. 换药时应沿导管方向由下向上揭除透明贴膜，避免牵动导管，防止将导管带出体外。

3. 检查导管穿刺点有无发红、肿胀，有无渗出物。

4. 洗手，打开无菌包，戴手套。

5. 先用酒精棉球清洁穿刺点 3 遍，从中心向外螺旋清洁，消毒范围直径至少达到 20cm。

6.用碘附棉球以同样方法消毒 3 遍,待干 2 分钟。

7.消毒剂待干后,贴敷料。敷料贴以穿刺点为中心覆盖全部体外导管,下缘固定到连接器翼形部分的一半,注意勿使用胶布直接固定导管,以免损伤导管。

8.用脱敏胶布以蝶形交叉方式固定连接器和肝素帽。

(二)冲管频率

每次静脉输液、给药或血制品、输注全胃肠外营养等高黏滞性药物后必须立即冲管。治疗间歇期每 7 天冲管 1 次。每次输液后,封管时不要抽回血,用 10mL 以上注射器抽吸生理盐水 10～20mL 以脉冲方式进行冲管,并正压封管。

(三)更换肝素帽

使用无菌技术打开肝素帽包装,预冲肝素帽。取下原有的肝素帽,消毒导管接头的外壁,连接新的肝素帽,用 10mL 的生理盐水冲洗导管,用脱敏胶布以蝶形交叉固定好连接器和肝素帽。更换频率为常规 7 日一次,如遇有裂纹、残留血液等特殊情况,需立即更换。

此外,应密切观察患者情况,发生感染时应及时处理或者拔管。

(贾世磊)

第五章　肿瘤患者常见症状的护理

　　肿瘤患者很容易出现疼痛、疲乏、发热、恶心、呕吐、口腔并发症、腹泻、便秘、恶性积液、凝血功能障碍及上腔静脉症候群,及时发现以及解决这些问题是肿瘤专业护士工作能力的基本要求。

第一节　癌症疼痛的护理

一、疼痛

　　疼痛是指"与实际或潜在的组织损伤相关联的不愉快的感觉和情绪上的体验"。这一定义强调了疼痛是人的主观感受,同时也是人的生理因素、情感因素和理性因素相互作用的结果。不同的人对疼痛的感受是不同的,同一个人在不同时期对疼痛的反应也不同。在评估疼痛强度的时候,应该以患者本人的主诉为依据。

　　(一)疼痛的机制

　　疼痛是由疼痛中枢、疼痛感受器和传导神经共同参与完成的生理防御机制。组织损伤、物理刺激或炎症刺激引起的化学刺激因素,以及缓激肽、前列腺素、组胺、5-羟色胺等致炎因子刺激神经末梢引发疼痛,冲动沿着周围神经传导到脊髓后角,利用各种神经递质,通过脊髓丘脑束的神经突触传到脊髓,再通过脑干到达背侧丘脑,在脊髓丘脑冲动被传导至大脑皮层的各区域,产生了疼痛的感受和反应。

　　(二)疼痛的分类

　　1. 根据疼痛的发生时间和延续时间分类　可分为急性疼痛、慢性疼痛与突发疼痛。

　　(1)急性疼痛:通常由炎症或组织损伤等引起,持续时间较短的一种疼痛类型。急性疼痛通常是组织损伤的标志,起病明确,病期限定可预测。一般随着损伤组织的治愈,疼痛也随之消失。患者可表现为呼吸急促、心悸和血压升高。

(2)慢性疼痛:通常由慢性病理过程引起,持续时间较长的一种疼痛类型。慢性疼痛可以逐渐发生,也可持续加重。根据病变的病理改变不同,时限也有所不同。患者可表现为食欲缺乏、失眠、迟缓或淡漠等。癌症疼痛一般为慢性疼痛,可以用止痛药物治疗,同时进行综合治疗,如心理和社会支持等。

(3)突发疼痛:通常发生在某些特定情况下,如进食后、活动或长时间站立后,疼痛剧烈且间断发生。

2. 根据疼痛发生的机制分类　根据疼痛发生的机制可分为躯体痛、内脏痛和神经性疼痛。

(1)躯体痛:是由体表(皮肤)或深部组织(骨骼肌肉)的痛觉感受器受到伤害性刺激所引起。常见原因有肿瘤骨转移、术后切口痛等。疼痛部位明确,通常表现为酸痛或刺痛。

(2)内脏痛:是由于胸腔、腹腔、盆腔的脏器受到浸润、牵拉、压迫或扭转所引起的疼痛。常见原因有肠梗阻、盆腔炎等。定位一般不明确,通常表现为胀痛或牵拉痛。

(3)神经痛:由恶性肿瘤浸润或治疗引起的神经末梢或者中枢神经系统受损所致。表现为烧灼样、钳夹样阵发性疼痛,经常伴有感觉或运动功能丧失。

3. 根据疼痛的程度分类　根据疼痛的程度可分为轻微疼痛、中度疼痛和剧烈疼痛。

(三)疼痛对生理的影响

1. 循环系统　剧烈疼痛能兴奋交感神经,使患者血压升高、心律失常和心动过速。

2. 呼吸系统　很多患者因疼痛不敢深呼吸与用力咳嗽,以致容易造成肺炎和肺不张,尤其在老年人身上更容易发生。

3. 消化系统　疼痛经常会引起患者食欲缺乏、恶心、呕吐以及消化功能障碍等。

4. 内分泌系统　疼痛可引发应激反应,使患者体内释放多种激素,如儿茶酚胺等。

5. 心理变化　疼痛会引起患者焦虑、恐惧以及抑郁等,尤其是伴有疼痛的恶性肿瘤患者的心理变化更为显著,有的患者甚至会出现自杀倾向。

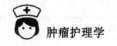

二、癌症疼痛

癌症疼痛（cancer pain）是指由癌症、抗癌治疗以及癌症相关性病变所导致的疼痛。癌症疼痛常为慢性疼痛，是癌症患者的常见症状之一，严重影响了患者的生活质量。晚期癌症患者的疼痛发生率约为70%，其中1/3的患者为重度疼痛。癌症疼痛如果得不到缓解，将令患者感到不适，可能会引起或加重患者的焦虑、抑郁、失眠、乏力、食欲减退以及全身情况恶化，严重影响患者的自理能力、日常活动、交往能力、整体生活质量，甚至干扰抗癌治疗的施行。同时，疼痛也是患者最恐惧的症状之一。这些都要求肿瘤科的护士必须熟练掌握癌症疼痛的护理知识，保证给予患者专业有效的护理，使癌症患者的疼痛得到最大程度的缓解，提高患者的生活质量。

（一）癌症疼痛的原因

1. 直接由肿瘤侵犯引起的疼痛　由肿瘤直接浸润、压迫或转移引起的疼痛。最常见的是骨转移，压迫或浸润破坏神经等。

2. 与肿瘤相关的疼痛　不是由肿瘤直接引起的，恶性肿瘤患者长期卧床不起、便秘、褥疮、肌肉痉挛等都有可能引起疼痛。

3. 抗肿瘤治疗引起的疼痛　常见于手术、化疗、放疗以及创伤性检查操作后。

4. 与肿瘤无关的疼痛　由其他并发症等非肿瘤因素所引起的疼痛，如骨关节炎、痛风、风湿等。

（二）癌症疼痛的评估

癌症疼痛处理的第一步就是对疼痛进行的评估。评估时应详细询问病史，了解疼痛的部位、疼痛的性质、疼痛的严重程度、疼痛对患者生活质量的影响以及患者对疼痛的感受，分析疼痛发生的原因，判断疼痛的程度。同时，由于病情的变化，患者可突然出现新的疼痛或者疼痛程度突然加重，因此应及时、有效地对患者的疼痛进行评估。

1. 评估原则

（1）相信患者的主诉：由于疼痛是患者的一种主观感受，因此，评估患者是否疼痛以及疼痛的严重程度时主要依据患者的主诉并且要如实记录。应主动询问患者的疼痛病史，仔细倾听并且相信患者的主诉和叙述，同时可鼓励患者积极参与评估。

（2）全面评估原则：全面评估是指对癌症患者的疼痛情况及相关病情进行全面评估，包括了解疼痛的病因、疼痛的类型、疼痛的性质、影响因素、疼痛的程度、疼痛对生活质量的影响、止痛治疗情况、体检及相关检查情况、心理状况、重要器官功能情况、家庭和社会支持情况以及既往史等。

（3）动态评估原则：动态评估是指持续、动态地评估癌症疼痛患者的疼痛变化情况，包括评估疼痛的发作、治疗效果及转归。患者的病情、镇痛治疗效果及不良反应存在较大个体差异。动态评估对于药物止痛治疗剂量滴定尤为重要，以此来制定和调整镇痛药的剂量，可获得理想镇痛效果。

2. 评估工具

（1）数字疼痛强度评估量表（NRS）（见图 5-1）：这是目前临床常用的一种评估工具，主要是使用数字对患者疼痛强度进行评估。将疼痛强度用 0～10 的数字依次表示，其中 0 表示无痛，1 代表最轻微的疼痛，10 表示最剧烈的疼痛，数字越大，表示疼痛强度越大。使用前先向患者解释使用方法，然后交由患者指出一个当前最能代表自身疼痛强度的数字，或者可以由医护人员询问患者：你的疼痛有多重？根据患者的描述由医护人员选择相应的数字。例如，如果患者感觉只是有一点儿疼，不影响睡眠，疼痛应评为 1～3 分；若疼痛虽然影响到患者的睡眠但仍可忍受，疼痛应评为 4～6 分；若因疼痛导致患者不能入睡或者睡眠中痛醒，患者难以忍受，必须用镇痛药，疼痛应评为 7～10 分。

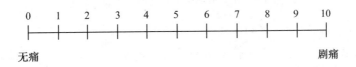

图 5-1　数字疼痛强度评估量表（NRS）

以往很多患者对于疼痛的报告经常犹豫不决，不知是否该对医护人员说明，也不知如何去描述和准确表达疼痛，经常拖到实在忍受不了时才向医护人员说明。而数字疼痛强度评估量表帮助很多患者解决了这个问题。同时医生也可以根据得到的疼痛强度来使用相应阶梯的药物，而且以往被忽略的轻度、中度疼痛也能得到及时的控制和治疗，很大程度地提高了癌症疼痛患者的生活质量。

（2）面部表情疼痛评分量表（见图 5-2）：用图画将面部表情由高兴到极其痛苦进行分级，由医护人员根据患者疼痛时的面部表情进行疼痛评估。0 代表无痛，1 代表极轻微疼痛，2 代表稍痛，3 代表疼痛显著，4 代表重度疼痛，5 代表最剧烈疼痛。此种方法直观、简单、形象、易于掌握，没有年龄和性别的限制，特别适用于表达困难的患者，如儿童、老年人、有语言及文化差异或认知障碍的患者。

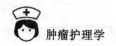

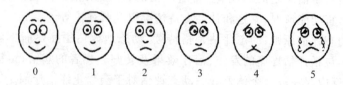

图 5-2　面部表情疼痛评分量表

（3）视觉模拟疼痛强度评估量表（VAS）（见图 5-3）：将一条 100mm 的水平线或垂直线模拟分成 100 个点，两端代表从无痛到难以忍受的最痛，让患者根据自身对疼痛强度的感受作出标记。此方法相对比较客观而且简单、有效、敏感，是一种较少受到其他因素影响的疼痛强度测量方法，广泛应用于临床和研究工作中。临床治疗前后都使用这种方法可以对疼痛治疗的效果进行比较客观的对比和评价。

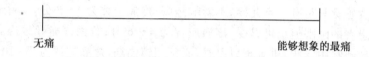

无痛　　　　　　　　　　　　　　　　　　　　　能够想象的最痛

图 5-3　视觉模拟疼痛强度评估量表（VAS）

要注意的是，在患者初次使用 VAS 方法时，由于患者可能不习惯用这种方法表达疼痛程度，所以医护人员对该方法的解释和说明非常关键。医护人员对患者一定要有耐心，根据患者的具体情况，采用贴近患者的语言进行多方位的说明和解释，特别是对于两端点的说明十分重要，使患者能够充分理解这种方法，并能正确与自身的疼痛强度相对应。VAS 方法一般用于能正确表达自己感受和身体情况的患者。而对于年龄较小以致无法正确表达的人群、老年人、精神错乱、情绪不佳和服用镇静剂的患者，一般难以完成 VAS 评价。

（4）主诉疼痛程度分级法（VRS）：让患者根据自身的感受进行描述，具体将疼痛划分为 4 级：无痛、轻度疼痛、中度疼痛和重度疼痛。这种方法患者容易理解，但不够精确。

0 级：无疼痛。

Ⅰ级（轻度）：患者有疼痛但能忍受，能正常的生活，睡眠不受干扰。

Ⅱ级（中度）：患者疼痛明显，不能忍受，要求服用镇痛药，睡眠受到一定的干扰。

Ⅲ级（重度）：患者疼痛剧烈，不能忍受，需要用镇痛药，睡眠受严重干扰。

3. 评估内容

(1)评估疼痛的一般情况：

1)疼痛部位及范围：了解疼痛发生的部位及范围，有无牵扯痛或放射痛等。

2)疼痛强度：准确评估疼痛强度是有效止痛的前提。要注意的是，在请患者进行自我评估疼痛强度的时候，要考虑患者的情绪和认知状况，这两者都可影响疼痛强度评估的结果，一定要针对不同的患者选择不同的评估方法。另外，在止痛治疗的过程中对疼痛强度进行反复评估有助于安全用药。

3)疼痛性质：疼痛的性质特征对疼痛的诊断非常重要。

4)疼痛的发作时间以及频率：由于治疗策略的不同，在评估疼痛的过程中还要了解疼痛的发作时间以及频率，例如是持续性疼痛、间断发作性疼痛还是突发性疼痛。

5)使疼痛加重或减轻的因素：评估使疼痛加剧或减轻的因素有助于进行个体化综合镇痛治疗。使疼痛加重的因素包括失眠、焦虑、乏力、全身不适、恐惧、愤怒、抑郁、悲观、厌倦、社会隔离以及精神孤独等。使疼痛减轻的因素包括睡眠改善、精神放松、获得理解、其他症状的缓解、友谊、积极主动活动、减轻焦虑以及改善情绪等。

6)目前的治疗情况：详细了解患者的疾病治疗和疼痛治疗情况。例如了解疾病本身的治疗方法和经过以及疼痛治疗用药情况，包括用药种类、给药途径、药物剂量、用药间隔、镇痛治疗效果以及药物不良反应等。

(2)评估疼痛对患者心理的影响：癌症疼痛经常会使患者产生焦虑、烦躁、沮丧、绝望甚至产生自杀念头，而这些负面情绪又会加重患者对疼痛的感知。有资料显示癌症患者求死的主要原因之一就是恐惧难以忍受的疼痛。因此，评估疼痛对患者心理的影响，及时提供相应的辅导和支持，对于减轻患者的负面情绪，避免患者发生意外是很有必要的。特别要进行评估的人群有：既往抑郁发作史、试图自杀史、家族抑郁史、缺乏社会支持、疼痛控制不良的患者。护理人员要鼓励患者尽情倾诉和宣泄情感，充分表达自己所感受到的疼痛，由此来评估患者的实际需求并提供有效的心理支持。对于抑郁明显的患者，护理人员可以向医生建议加用抗抑郁药物。

(3)评估疼痛对患者功能活动的影响：癌症疼痛会直接影响患者的日常功能活动。包括对患者睡眠、休息、自理能力、社会交往、娱乐、家庭角色、性生活等多方面的影响。评估疼痛对患者日常功能活动的影响程度可以为制定针对性的护理干预措施提供一定的依据。有的患者诉说疼痛严重地影响了他们的

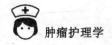

睡眠,导致他们难以入睡或者睡眠中断,这就提示护理人员可以向医生建议加用镇静安眠药。有的患者因疼痛限制进食、穿衣、如厕等自理活动,这就提示护理人员应该加强基础护理,并且允许有专人陪护,以协助患者完成自理活动。对于多发性骨转移的患者,护理人员应指导患者的受累部位减少持重,防止发生病理性骨折。另外,要制订疼痛护理目标。制订的原则是使疼痛缓解到一定强度,患者在此强度下可以完成一般功能以及保证基本的舒适。制订疼痛护理目标时应与患者和家属一起,要现实可行,要及时评价和记录实施的效果,以确定目标是否达到。

(4)评估患者对疼痛治疗的态度以及治疗依从性:在癌症疼痛控制过程中,患者是否愿意向医护人员如实报告疼痛以及是否遵医嘱按时服用止痛药是癌症疼痛能否得到有效缓解的关键环节之一。在临床上,有大约一半的患者不愿意汇报疼痛,不能遵医嘱按时服用止痛药,自行延迟、减量、停药甚至拒绝服药。出现这些情况的原因主要来自患者对疼痛以及疼痛治疗的误解和担忧。例如,担心麻醉性止痛药会成瘾,担心癌症疼痛无法控制,担心药物的不良反应和耐受性,担心总说疼痛别人会烦以及会转移医生治疗癌症的注意力,担心经济承受能力以及认为忍受疼痛是坚强的表现等等。

(5)评估社会家庭支持系统在疼痛治疗中的作用:在癌症疼痛的治疗过程中,家属的作用非常重要。家属可以提醒患者按时服药,预防和处理止痛药的不良反应,记录疼痛变化和缓解情况,对患者实施非药物治疗措施以及提供情感支持等。尤其是对于一些癌症晚期患者在家治疗时,家属的作用更加不容忽视。家属在疼痛治疗中的积极参与对于护患双方都是支持,而家属对止痛药的顾虑在一定程度上也会影响患者的行为和态度。因此,护理人员要评估患者家属对疼痛治疗的态度、知识的了解情况以及在治疗中的作用,通过疼痛教育来消除家属对患者的负面影响,充分发挥他们的积极作用,共同促进护理目标的实现。

(三)癌症疼痛的治疗

1. 抗肿瘤治疗 抗肿瘤治疗包括化疗、放疗与姑息性手术。这些既是恶性肿瘤的治疗方法,也可用作晚期癌症止痛。

2. 止痛药物治疗 止痛药物是癌症疼痛治疗的主要方法。世界卫生组织(WHO)推荐的三阶梯止痛方案,目前已经成为在国际上被广泛认可和接受的癌症疼痛的药物治疗方法,可以根据具体情况用于癌症疼痛的患者。

(1)原则:

1)口服给药:口服为最常见的给药途径,经济、方便,既能避免创伤性给药的不适,又能增加患者的独立性。对不宜口服的患者可采用其他给药途径,如患者自控镇痛、吗啡皮下注射,较方便的方法有透皮贴剂等。

2)按阶梯给药:遵循三阶梯止痛方案,根据患者的疼痛程度,有针对性地选用不同强度的止痛药。

第一阶梯:对于轻度疼痛的患者可选用以阿司匹林为代表的非阿片类药物。

第二阶梯:对于中度疼痛的患者可选用以可待因为代表的弱阿片类药物。

第三阶梯:对于重度疼痛的患者可选用以吗啡为代表的强阿片类药物。

非阿片类药物可以增强阿片类药物的止痛效果,针对不同性质的疼痛均可以加辅助用药。

3)按时给药:指按照规定的时间间隔规律性给予止痛药。按时给药可以使药物在体内保持稳定、有效的血药浓度,保证疼痛得到持续的缓解。

4)个体化给药:指按照患者的病情和癌症疼痛缓解的药物剂量,制订个体化用药方案。使用阿片类药物时,由于个体敏感度差异较大,所以阿片类药物没有理想的标准用药剂量,应当根据患者的病情,从小剂量开始,逐步增加至理想缓解疼痛且无明显不良反应的用药剂量,凡是能够使疼痛得到有效缓解的剂量就是正确计量。

5)注意具体细节:对使用止痛药的患者要加强监护,密切观察疼痛缓解程度、机体反应情况以及药物的不良反应和程度,如恶心、镇静、便秘等。及时给予处理,既要保证疼痛得到最大程度的缓解,又要尽可能降低药物的不良反应,以提高患者的生活质量。

(2)止痛药物分类:

1)非阿片类药物:又称非麻醉性止痛药,主要是非甾体类抗炎药,代表药物有阿司匹林、布洛芬、扑热息痛(对乙酰氨基酚)等,主要用于治疗轻度疼痛。

2)阿片类药物:又称麻醉性止痛药,根据作用强度分为弱阿片和强阿片两大类,弱阿片类药物以可待因为代表,可用于治疗中度疼痛。强阿片类药物以吗啡、哌替啶为代表,可用于治疗重度疼痛。

(3)止痛药物常见不良反应及处理:

1)非阿片类药物的不良反应及处理:此类药物镇痛作用相对较弱,而且与阿片类镇痛药相比,非阿片类镇痛药长期或大剂量用药发生器官毒性反应的危险性明显高于阿片类镇痛药。当非阿片类镇痛药的用量达一定剂量时,增加用药剂量不会再增加镇痛效果,但是药物的不良反应将明显增加。因此,若需长期服用镇痛药或者非阿片类镇痛药物的剂量达到限制性用量时,应考虑

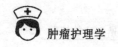

换用阿片类镇痛药,如果是联合用药,则只增加阿片类镇痛药的用药剂量。

非甾体类抗炎药物最常见的不良反应是胃肠道反应,长期服药可能会出现恶心、胃灼热、消化不良、腹痛、腹胀、腹泻、便秘等。长期大剂量服用可能会引起消化道出血和消化性溃疡。另外,此类药物可以影响血小板的聚集引起出血。长期服用还可能发生肾功能和肝功能的损伤。其不良反应的发生,与用药剂量及使用持续时间相关。对于服用这类药物的患者应密切观察药物的不良反应。

减少非阿片类药物不良反应的主要措施有:选择适当的药物种类;长期用药时控制用药剂量;联合使用抗酸剂、H$_2$ 受体拮抗剂、米索前列醇、奥美拉唑等药物预防消化道溃疡;注意并发症对用药的影响,如低白蛋白血症等并发症可能会明显增加非甾体类抗炎药的肾毒性和耳毒性。

2)阿片类药物的不良反应及处理:

阿片类药物的不良反应及处理:阿片类药物的不良反应主要发生于用药初期及过量用药时,与多种因素有关,如年龄因素、个体差异、肝肾功能、药物相互作用、药物剂量等,而与药物的种类和给药途径关系不大。除了便秘可能长期持续存在,其他大多数是暂时性或可耐受的反应。为减轻癌痛患者的痛苦,医护人员要充分发挥阿片类药物在癌症疼痛中的治疗作用,同时要采取积极的防范措施,最大限度地减少或者避免药物不良反应。

a.便秘:是阿片类药物最常见的不良反应,发生率可达 90%~100%。大部分患者需使用缓泻剂预防便秘。阿片类药物产生的便秘不因长期用药而产生耐受,即便秘不仅出现于用阿片类药物的初期,而且还会持续存在于使用阿片类药物镇痛治疗的全过程中。严重的便秘还可能会引起或加重患者的恶心、呕吐,而通畅的大便则可能缓解患者的恶心、呕吐。因此,预防和治疗便秘是阿片类药物镇痛治疗中不容忽视的问题。

预防:除了要多饮水、多摄取富含纤维素的食物以及适当的活动外,医师在为患者使用阿片类镇痛药物的同时也要使用预防便秘的缓泻剂,如番泻叶等。

治疗:如果出现便秘,首先要评估便秘的原因及程度;可以增加刺激性泻药的用药剂量;对于重度便秘可选择其中一种强效泻药,如硫酸镁等;必要时灌肠;必要时可减少阿片类药物的剂量,合用其他镇痛药。

b.恶心、呕吐:阿片类药物引起恶心、呕吐的发生率约为 30%,一般发生在用药初期,症状大多在 4~7 天内有所缓解。随着用药时间的延长,症状会逐渐减轻,并完全消失。患者出现恶心、呕吐时,应排除其他原因所致,如便秘、化疗、放疗、脑转移、高钙血症等。患者是否出现恶心、呕吐及其严重程度有较大的个体差异。一般来说,癌症患者既往化疗中恶心、呕吐反应严重者,初次用阿片类药物也容易产生恶心、呕吐。

预防:在初用阿片类药物的第一周内,最好同时给胃复安等止吐药进行预防。

治疗:轻度恶心可选用胃复安等治疗;重度恶心、呕吐应按时给予止吐药,必要时用恩丹西酮等;由于便秘可能会加重恶心、呕吐,因此对于持续性重度恶心、呕吐的患者,应及时了解是否合并便秘,若有便秘要及时解除便秘症状;恶心、呕吐持续1周以上的患者,要减少阿片类药物的剂量或者换用药物,也可以改变用药途径。

c.嗜睡及过度镇静:在用阿片类药物治疗的最初几天,患者可能会出现嗜睡,数日后症状多可自行消失,有的患者还会出现明显的过度镇静症状。少数情况下,若患者的过度镇静症状持续加重,则应严密观察患者的意识和呼吸,当患者对躯体刺激无反应,呼吸频率小于8次/分,出现针尖样瞳孔时,要警惕可能为阿片类药物过量中毒引起。要注意的是,当患者出现嗜睡及过度镇静时要排除其他的原因,如使用其他中枢镇静药、高钙血症等。

预防:初次用阿片类药物时剂量不宜过高;老年人尤其要注意谨慎滴定用药剂量。

治疗:若患者出现明显的过度镇静症状,则应减少阿片类药物的剂量,待症状减轻后再逐渐调整药物剂量至满意镇痛,剂量调整一般以原有剂量的25%～50%的幅度逐渐增加。若怀疑阿片类药物过量中毒,应立即停用阿片类药物和其他镇静药,给予纳洛酮(阿片受体拮抗药)0.4mg溶于10mL的生理盐水中,每隔2分钟取0.5mL皮下或静脉注射,用药的同时要呼喊患者的名字。一般患者在1～2分钟睁开眼睛。停药指征为:患者清醒,呼吸频率大于9次/分。要注意的是,纳洛酮的使用限量为0.8mg,若患者的意识和呼吸仍然无好转,则要考虑其他原因。

d.眩晕:发生率约为6%。主要发生于阿片类药物治疗的初期。癌症晚期、老年人、体质虚弱以及合并贫血的患者,在使用阿片类药物时容易发生眩晕。

预防:初次用阿片类药物时剂量不宜过高。

治疗:轻度眩晕在使用阿片类药物数日后可以自行缓解;中、重度眩晕则需要酌情减低阿片类药物的剂量;严重者可以考虑选择抗胆碱能类药物、抗组胺类药物或催眠镇静类药物,以减轻眩晕症状,如苯海拉明等。

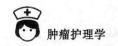

e.尿潴留:发生率低于5％。若腰麻术后、同时使用镇静剂以及合并前列腺增生等可能会增加尿潴留发生的机会。例如,腰麻术后使用阿片类药物发生尿潴留的发生率可能增加至30％;若在使用阿片类药物的同时使用镇静剂,尿潴留的发生率可能高达20％。

预防:尽量避免在用阿片类药物的同时使用镇静剂;避免膀胱过度充盈,给患者良好的排尿空间和时间。

治疗:一旦发生尿潴留,可先进行诱导排尿、会阴部热敷或给予膀胱区轻柔按摩,以上方法均无效时可考虑导尿;对难以缓解的持续尿潴留的患者可考虑更换镇痛药物。

f.皮肤瘙痒:发生率低于1％。晚期癌症、皮肤干燥、皮脂腺萎缩的老年患者、黄疸及伴有糖尿病等患者,在使用阿片类药物时容易出现皮肤瘙痒。

预防:进行皮肤护理,注意皮肤卫生,避免搔抓、摩擦、强碱性肥皂、强刺激性外用药等不良刺激,宜选择柔软、纯棉的贴身内衣。

治疗:轻度瘙痒给予适当的皮肤护理即可,不要全身用药;重度瘙痒者,可以适当选择局部和全身用药。局部用药主要是选择无刺激性的止痒药,皮肤干燥者可选用凡士林等润肤剂;全身用药主要是选择 H_1 受体拮抗剂类的抗组胺药物,例如苯海拉明等,此类药物有明显的镇静作用,与阿片类药物同时应用时,可能会增强相互的镇静作用,因此建议选择低剂量,同时要注意个体化调整用药剂量。

g.精神错乱以及中枢神经毒性反应:阿片类药物引起精神错乱非常罕见,主要见于老年人以及肾功能不全的患者。临床上要注意鉴别其他原因所致的精神错乱,例如其他精神药物所导致的高钙血症。长期使用哌替啶(杜冷丁)的患者易出现中枢神经毒性反应。去甲哌替啶是哌替啶在体内的代谢产物,有一定的中枢神经系统毒性,其半衰期为3～18小时,长期使用容易蓄积,出现中枢神经系统中毒症状。患者可以出现震颤、抽搐、战栗、肌痉挛或癫痫大发作等症状。因此,哌替啶只可用于短时的急性疼痛治疗,不适用于慢性疼痛治疗,它被列为癌症疼痛不推荐使用的阿片类药物。

h.药物依赖:癌性疼痛的患者通常需要长时间大剂量地使用阿片类药物,可能会导致耐受和依赖。但是,耐受和依赖的存在以及患者对耐受和依赖可能发生的恐惧,都不能干扰阿片类药物的正确使用。

3.非药物治疗 非药物治疗包括社会心理干预、物理疗法和创伤性非药物疗法。

(1)社会心理干预:社会心理干预是疼痛治疗模式中的重要组成部分,这种疗法是要与止痛药物相结合来控制疼痛。社会心理干预可采用认知和行为技术，或两者兼用，以帮助患者得到疼痛被控制的感觉。认知技术强调的是领会和思考，它是用来教会患者如何看待事件和身体的感觉，可以给患者一些关于疼痛和止痛治疗的知识，以帮助患者用不同的观点来看待疼痛；而行为技术是直接帮助患者开发克服疼痛的技巧，帮助患者改变对疼痛的反应。应鼓励癌症患者使用认知-行为疗法，它不仅对控制症状有效，而且能恢复患者的自我效能、自我控制感，主动地参与自己的治疗。转移与分散注意力、放松和意念想象是常用的方法。

1）转移与分散注意力：是使患者的注意力从疼痛或恶劣情绪中转移到其他刺激上。转移与分散注意力可以是内心的，如在心里数数、给自己唱歌；也可以是外在的，如与家人或朋友谈话、看电视、听音乐帮助放松或听别人读书等。

2）放松疗法：是指导患者使身体及精神达到一种松弛状态，身体放松指的是降低骨骼肌的紧张状态，精神放松指的是缓解焦虑。放松疗法包括逐步放松肌肉、沉思及音乐松弛法等。尤其是音乐可以对人的行为和情绪产生微妙影响。悦耳动听的音乐对大脑可以产生良好的刺激，可以协调内分泌、心血管、消化系统的功能，缓解患者的紧张和疲劳。人们在一种声级较低的柔和音乐下，会感到轻松与愉悦，对患者而言能消除他们的不良情绪，进一步起到镇痛以及镇静的作用。也就是说音乐能同时改善患者的心理及生理状态。

3）意念想象：愉快的意念想象能帮助患者放松。例如可以鼓励患者设想一个宁静的景色，如海浪轻拍沙滩，或者让患者进行缓慢的深呼吸，同时想象着疼痛正在离开身体。意念想象与放松疗法结合会更为有效，特别是当每位患者按照自己喜爱发挥想象力时效果最为理想。

社会心理干预最好在疾病的早期应用，因为这时患者有一定的体力和精力，能够学习和实践这些疗法，易于成功，同时能促使患者产生继续应用这种疗法的动力。除了这些干预疗法外，有些患者还可受益于短期的心理治疗。

短期心理治疗的目的是给患者提供感情支持，帮助患者更好地度过危机，适用于疼痛伴有抑郁、焦虑的患者。心理治疗主要由临床心理专家、精神病学专家等专业人士来完成。

支持组织来自家庭、社会各界和病友等，可以帮助患者正确看待疾病，增强患者战胜疾病的信心，并且患者通过交流可以获得很多对自己有帮助的信息。

实施疼痛教育的目的是针对患者在疼痛治疗中存在的问题进行指导和解

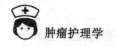

释,以提高患者的治疗依从性。由于患者家属在疼痛治疗中的作用非常重要,因此,实施疼痛教育的对象应包括家属在内。

(2)物理疗法:包括皮肤刺激、锻炼、固定术、针刺以及经皮电神经刺激(TENS)等。对患者进行有效的物理疗法可以减轻疼痛,同时也可以减少患者对止痛药物的需求,但不能代替药物治疗。

1)皮肤刺激:包括在皮肤表面热敷、冷敷、湿敷、按摩等,可以帮助患者松弛,分散疼痛的注意力。例如,按摩可以促进局部血液循环来减轻疼痛,特别适于治疗期活动受限引起的酸痛。

2)锻炼:对治疗慢性疼痛很重要,它可以活动强直的关节,增强肌肉力量,帮助患者恢复身体的平衡与协调性,增加患者的舒适感,改善患者心血管功能状况。要注意的是:一是锻炼要适度;二是当患者因恶性肿瘤侵犯可能发生病理性骨折的情况下,要避免做任何负重的锻炼。另外,改变体位也是令患者更为舒服、预防或缓解疼痛的简单方法。

3)固定术:常用来治疗急性疼痛发作以及固定骨折或丧失功能的肢体、关节。在需要制动的时候,可使用一些支持装置,但要保持关节的最佳功能位。骨转移的患者可采用固定术预防骨折。

4)针刺:是一种治疗疼痛的神经刺激技术,操作时用小的实心针插入皮肤到不同的深度,一般要刺入肌肉。但目前还不能确定哪些类型的疼痛可以或不能用针刺来缓解。

5)经皮电神经刺激(TENS):是通过皮肤将特定的低频脉冲电流输入人体以达到缓解疼痛的目的。目前的研究表明,TENS的部分疗效可归为安慰剂作用,轻度疼痛的患者可以从TENS中受益。

(3)创伤性非药物疗法:包括姑息手术、麻醉及神经外科方法等。

1)姑息手术:可减少肿瘤的体积,减轻梗阻和压迫症状。

2)麻醉方法:通过局部用麻醉剂进行神经阻滞,大多情况下用来控制难治性疼痛。

3)神经外科方法:包括神经切除术、电神经刺激法和神经药物的使用,适用于躯体痛,不适用于神经痛。

(四)癌症疼痛的护理

1. 癌症疼痛药物治疗的护理

(1)给药途径:尽量首选口服给药,因为口服是无创的给药途径,相对比较安全。患者可以自己控制口服给药,使治疗的主动性有所提高。但临床上很多患者入院后会要求针剂止痛,认为这样效果好、起效快。这时,护理人员应做好说服教育工作。尽量避免肌内注射,因其不仅会给患者带来疼痛,还会造成患者出院后用药不方便。

(2)给药时间:疼痛治疗药物根据药物释放速率大体分为控/缓释制剂和即释制剂两类。规范的给药方法是:对于持续性疼痛的控制,为了使止痛药物在体内维持稳定的血药浓度,保证疼痛得到持续缓解,应按时给予控(缓)释制剂。对于突发疼痛的控制,为了使突发疼痛迅速缓解,给予即释制剂止痛药。临床上一个很常见的误区是许多患者认为疼痛只有到了无法忍受的时候才需用止痛药,护理人员应使患者明白按时服药对疼痛持续缓解的重要性,告诉患者癌症疼痛需要常规药物控制,不能等无法忍受时才用药。

(3)止痛药不良反应的护理:

1)长期大剂量服用非甾体类抗炎药的患者发生消化道出血、消化性溃疡、血小板功能障碍、肾损害以及肝损害的危险性会明显增加。护理人员应告知患者如有胃肠道不适或症状加重,要及时通知医护人员,并密切观察患者有无出血征象。

2)指导服用阿片类药物的患者同时服用润肠通便药以防便秘。初次用阿片类药物者,应向其解释可能出现恶心、呕吐等不适,遵医嘱给胃复安等药物预防,以消除患者顾虑。对于初次使用或明显增加阿片类药物剂量的患者,特别是老年人,应注意询问患者有无思睡或嗜睡等镇静表现,要连续评估并记录镇静程度,若程度严重,应建议医生减少阿片类药物用量,以免发生呼吸抑制。一旦确认药物中毒致呼吸抑制,立即用纳洛酮解救。要注意的是,患者出现阿片类药物中毒引起的呼吸抑制时不宜吸氧,特别是高浓度吸氧。另外,长期应用阿片类药物的患者,可能会对药物产生躯体依赖性,对拮抗剂非常敏感,有可能会出现戒断症状。

(4)对患者进行疼痛教育:阿片类药物成瘾往往是患者担心最多的问题。事实上,长期使用阿片类药物,尤其是口服按时给药,发生成瘾(精神依赖性)的可能性非常小。所谓的成瘾性(精神依赖性)是指患者为了得到精神上的快感不择手段地获取和使用药物的行为。对阿片类药物产生生理依赖性或耐受性并非意味已成瘾。生理依赖性是阿片类药物的药理特征之一,一般在突然停药或使用阿片类药物拮抗剂纳洛酮时,患者出现焦虑、寒战、易怒、流涕、恶心、呕吐、腹痛、疲乏、无力等症状,也称戒断症状。护理人员应告知患者无需太过担心,因为当病因解除后,按照阿片类药物规范的撤药方案,完全可以避免戒断症状。阿片类药物的耐受性是指随着阿片类药物用药时间的延长,为了维持镇痛效果,可能需要在一定程度上增加用药剂量,最初表现为一定剂量

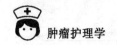

的药物作用时间缩短。患者担心的主要是如果现在增加用药剂量,可能以后再增加就不起作用了,导致需加量时拒绝加量。护理人员应告知患者阿片类药物的镇痛作用没有极限,只要合理调整用药剂量,按原有剂量的 25% ～50% 逐渐增加,镇痛作用也将随之增加。

(5)使用透皮贴剂患者的护理:透皮贴剂是指可贴于皮肤上的薄片状制剂,药物可经皮肤吸收产生全身作用或局部治疗作用。它的优点是不受胃排空速率等影响,生物利用度高,给药剂量准确,吸收面积固定,血药浓度稳定,使用起来方便、无痛,可随时撤销或中断治疗。对于癌症疼痛的患者,目前临床上常用的是芬太尼透皮贴剂,用于疼痛相对稳定患者的维持用药。一次用药维持作用时间可长达 72 小时,在初次用药后 6～12 小时内达血浆峰浓度,12～24 小时达稳定血药浓度。护理时要注意的是:

1)首先选择合适的粘贴部位,一般选择躯体平坦、干燥、体毛少的部位,如前胸、后背、上臂等。

2)粘贴前用清水清洁皮肤,不可用酒精或肥皂擦拭。

3)待皮肤干燥后打开密封袋,取出贴剂,先撕下保护膜,注意手不要接触粘贴层,将贴剂平整地贴于皮肤上,并用手掌按压 30 秒,以保证边缘贴紧皮肤。

4)贴剂局部不能接触热源,如热水袋、电热毯或暖气等,因为温度升高会增加皮肤对药物的通透性,加速药物的释放,缩短药物作用的时间。

5)每 72 小时定时更换贴剂,不宜拖延,以免出现爆发痛,更换时重新选择粘贴部位。

(6)老年疼痛患者护理:由于老年患者在生理、心理、社会等方面的特点,导致他们在疼痛控制中的复杂性与特殊性。有调查发现老年癌症疼痛患者多不愿意汇报疼痛。主要原因可能是医护人员通常误认为老年人经受的疼痛体验较多,对疼痛的耐受性较强,从而忽视了老年患者的疼痛。再就是老年患者由于生病后角色转变为被照顾的对象,处于自尊心的问题,在疼痛时总想表现得坚强。调查还发现老年癌症疼痛患者对疼痛治疗的顾虑明显高于年轻人,他们更加担心阿片类药物的成瘾性以及停药时所带来的不适。另一个老年癌症疼痛患者不能及时汇报疼痛的原因是,老年人群是语言沟通障碍和视听障碍的高发人群。因此,护理人员要注意对老年患者的全面评估,鼓励其表达疼痛感受并给予充分的信任和理解。告知患者忍受疼痛并不代表坚强,同时也不利于治疗。鼓励老年患者说出对止痛药物和治疗存在的顾虑,并给予正确的解释,消除其顾虑。

另外,老年患者对阿片类药物的治疗效果和不良反应更加敏感。因此,老年患者用阿片类药物起始剂量要小于年轻人,一般是年轻人起始剂量的25%～50%,并根据反应缓慢加量。另外,随着年龄的增加,肝肾功能减退,药物代谢速度减慢,药物作用时间延长,易在体内积聚。所以在护理中要特别注意止痛药物不良反应的观察、预防和处理。

2. 护理人员在癌症疼痛非药物治疗中的作用　在控制癌症疼痛的过程中,恰当应用非药物疗法有时可以起到较好的效果,但不能代替药物治疗。护理人员应掌握常用的非药物疗法的使用范围和方法,指导患者及其家属正确实施。在疼痛评估中,特别要注意评估患者的心理状态,若发现患者有明显的抑郁、焦虑,应及时给予心理护理,严重的患者可请心理治疗师进行治疗。研究显示,对癌症疼痛患者进行疼痛教育可以提高患者的治疗依从性,同时提高疼痛缓解的有效性。另外,护理人员作为癌症疼痛患者支持组织的成员,应积极参与到患者的疼痛控制的过程中,并起到协调和组织的作用。

三、患者自控镇痛

患者自控镇痛(patient-controlled analgesia,PCA)是指由患者根据自身疼痛情况,自行决定并按压给药键,通过由计算机控制的微量泵向体内注入镇痛药,按需给药,从而达到满意的镇痛效果的一种方法。该装置可以根据患者的需要提供准确的止痛药物剂量、增减范围和间隔时间,当患者意识到疼痛发生或加剧时,按压控制按钮,就可将事先设定的止痛药注入体内,由患者自我控制疼痛的治疗。从而做到个体化给药,达到最佳止痛效果。同时PCA体积小,便于携带。

(一)分类

1. 静脉PCA(PCIA)　通过静脉给药,可方便地使用外周静脉和锁骨下静脉置管,操作简单,起效快,效果可靠,适用药物较多,适应证广泛,如癌症疼痛、术后痛、烧伤后疼痛、创伤痛、炎症疼痛等。但针对性差,对全身影响较大。

2. 硬膜外PCA(PCEA)　通过硬膜外腔给药,主要适用于胸背部及以下区域疼痛的治疗。用量小,持续时间长久,止痛效果可靠,且作用范围局限,对全身影响相对较小,特别适用于术后镇痛、癌性镇痛、产科镇痛。但其操作相对复杂,无菌要求高。阿片类药物尤其吗啡用于硬膜外腔注射时可发生延迟性呼吸抑制,因而PCEA的应用具有较高的选择性。

3. 皮下PCA(PCSA)　皮下置管,患者自控皮下注入镇痛药,方法简单,并发症较少。但效果不够确切,用药注射量不宜太多,使用时间不能太长。使

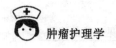

用时应注意要定期更换皮下针放置位置,以免吸收不良造成镇痛不足。

4. 外周神经阻滞 PCA(PCNA) 在给予外周神经阻滞后留管,患者自控局麻药进行外周神经阻滞。常用于颈丛、臂丛、腰丛、股神经或坐骨神经处。

(二)常用药物

PCIA 主要以麻醉性镇痛药为主,常用吗啡、芬太尼等;PCEA 主要以局麻药和麻醉性镇痛药复合应用,常用布比卡因加小剂量的吗啡或芬太尼。

(三)适应证与禁忌证

1. 适应证 主要适用于术后急性疼痛治疗;癌症疼痛的治疗;分娩期间、分娩后及剖宫产术后镇痛;内科疼痛(如心绞痛)的治疗;危重患者的镇痛;慢性腰腿痛等。

2. 禁忌证 年龄过大或过小、无法控制按钮、有药物成瘾史的患者、精神异常以及不愿意接受 PCA 的患者。

(四)护理要点

1. 镇痛指导 使用前要向患者介绍 PCA 的原理、优点及其安全性,讲解 PCA 泵内的药物及常见的不良反应,教会患者如何使用 PCA,如何自己控制按钮。特别是要让患者知道应在感到疼痛时就按键给药,不能等到剧烈疼痛再给药,这样才能获得满意的镇痛效果,同时也可以防止因使用不当而造成的疼痛或药物过量。

2. 心理护理 护理人员要多安慰和鼓励患者,解答患者及其家属的疑问,减轻患者的顾虑,增强患者战胜疼痛的信心。PCA 的一个显著特色就是在治疗期间帮助患者获得"自我控制"的感觉,尊重患者自主独立的人格价值。

3. 检查 PCA 泵 使用前护理人员应检查镇痛泵开关是否开启,接口、针头、导管有无脱落,导管接口有无漏液以及连接管有无折叠、扭曲、受压等。

4. 生命体征的监测 严密监测呼吸和循环系统。因为 PCA 的常用药物为吗啡或芬太尼,这类药物可引起低血压、呼吸抑制以及窒息等,如不及时治疗可发生呼吸停止、循环抑制以及心脏停搏等。

5. 局部穿刺部位的护理 镇痛期间,由于导管多数留置在四肢或腰背部,当患者翻身或更衣时有可能发生导管扭曲或脱出。因此,导管要妥善固定,保持局部无菌,保留 PCA 导管长度为 20～30cm,这样活动时不易脱落。同时告诉患者活动时不要牵拉 PCA 管道,以防止将导管从体内拔出。同时护理人员还应观察局部皮肤有无发红及脓性分泌物渗出等感染征象,一旦发现应立即通知医师及时拔管并加强抗感染治疗。

6. 皮肤护理 使用 PCA 后,患者下半身有一定的知觉减退。因此,护理人员应帮助患者定期翻身、变换体位,按摩受压部位的皮肤,同时要保持床铺平整干燥,预防褥疮的发生。

7. 全面评估　由于患者的疼痛经历、文化程度以及家庭支持等因素都会影响到患者对疼痛的反应,因此,应全面评估影响疼痛控制的因素,及时给予相应的护理措施,以保证 PCA 治疗的顺利进行。治疗期间要连续评估患者的疼痛强度,及时评价患者的镇痛效果,注意观察、预防和处理药物的不良反应并做好记录。

(曲晓怡)

第二节　癌因性疲乏的护理

随着癌症发病率的增高,癌症患者数量的不断增多,医护人员在注重癌症治疗疗效的同时,对癌症患者的生活质量也日益关注。影响癌症患者生活质量的因素有很多,癌因性疲乏(cancer related fatigue,CRF)是与癌症治疗有关的高发生率事件之一,严重影响着患者的生活质量和治疗。

对于 CRF 的概念,医学界存在不同的定义。美国国家癌症网在 2007 年发表的《癌因性疲乏实践指南》中指出:CRF 是一种痛苦的、持续的、主观的乏力感或疲惫感,与活动不成比例,与癌症或癌症治疗相关,并常伴有功能障碍。

有研究显示,癌因性疲乏在各个年龄阶段的癌症患者中均有发生,在接受放疗的癌症患者中,65%的人感到疲乏,在接受化疗的癌症患者中,82%～96%的人容易感到疲乏。

一、导致 CRF 的可能原因

1. 癌症治疗　化疗产生的贫血、白细胞减少,放疗导致的免疫功能低下以及细胞损伤等都和疲乏的产生有关。

2. 恶病质和体重减轻　CRF 是恶病质综合征的一个表现,这是因为恶病质可以导致肌肉体积的减少,从而导致疲乏。

3. 失眠　失眠能极大地抑制免疫系统。治疗癌症患者的失眠能改善CRF,从而提高患者的机体免疫力和整体生活质量。

4. 心理社会因素　癌症的诊断、治疗以及患者对功能的丧失、预后的担心以及社会角色的认同等因素都会导致患者出现一系列精神心理上的不良反应,如沮丧、恐惧、焦虑、抑郁等,促进和加重疲乏。

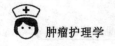

二、CRF 的临床表现

CRF 包括身体疲倦、精神迟钝和情感顺应性缺乏的感觉。症状为非特异性的疲劳、虚弱、无力、全身衰退、嗜睡等。CRF 不同于一般的疲乏,它从体力、心理、精神、情绪等多方面影响患者,发生快,程度重,持续时间长,并且不能通过休息来缓解。

CRF 的评价量表有很多,例如 Piper 疲乏量表、简易疲劳量表(BFI)、多维疲劳问卷(MFI-20 量表)、瑞典职业疲劳问卷(SOFI 量表)、疲劳症状问卷(FSI 量表)等。

三、CRF 的治疗

CRF 的治疗主要是针对 CRF 几种常见的诱因,如贫血、睡眠障碍、情绪障碍等采取相应的治疗。针对 CRF 出现的症状,医护人员要及时发现并给出相应、合理的干预措施,帮助患者预防和减轻 CRF。

1. 非药物干预　包括活动锻炼、进行娱乐活动、心理干预、改善睡眠、营养支持、对肿瘤患者和家属进行健康教育和咨询等。

2. 药物干预　如抗贫血药、抗精神病药、促眠药等。

四、护理措施

(一)有氧运动

有氧运动时神经系统可产生微电刺激,能缓解肌紧张和精神抑郁,同时使大脑皮层放松,减轻紧张情绪,是非常好的生理镇静剂。另外,运动可促进新陈代谢,增加重要脏器的血液以及提高脏器功能,减轻或消除疲劳。可以鼓励患者散步、骑自行车、跳交谊舞、打太极拳等。但要注意应根据自身的病情适当调整活动量,循序渐进、劳逸结合。在锻炼过程中要注意观察锻炼的效果和患者的身体状况,如有异常要立即通知医护人员。

(二)音乐疗法

音乐疗法是通过听觉作用于机体,以提升患者的生理、心理健康水平,减轻 CRF。舒缓、平和的音乐可有效减轻患者的焦虑、抑郁等不良情绪。但要注意的是,实施音乐疗法的音乐类型要根据患者的喜好来选择,并要变换乐谱,以免久听生厌。

(三)行为放松疗法

行为放松疗法不但可以缓解一般的精神紧张和神经症状,还可以处理应激引起的身心反应,它可以使机体产生生理和心理等多方面的变化。例如进行渐进式肌肉放松、意念想象、冥想放松等,以减轻患者的焦虑和抑郁,放松患者的身心,缓解疲劳。

(四)饮食

教会患者养成良好的饮食习惯,例如少量多餐,选择富含营养的食物。同时家属要注意食物多样化,烹调时多采用蒸、煮、炖的方法,忌食煎、炸、辛辣、酒类和含咖啡因的食物。

(五)改善与调整睡眠

疼痛是导致癌症患者睡眠紊乱引起 CRF 的重要原因。另外,肿瘤引起的症状和治疗的不良反应也是原因之一。增加睡眠和休息是癌症患者自我照顾的基本策略,必要时可以用药物帮助患者。具体措施如下:

1. 根据患者的习惯制定适宜的睡眠时间表。

2. 睡眠环境要舒适、通风、黑暗和安静。

3. 只有想睡时才睡,控制躺在床上的时间。

4. 睡前避免刺激性饮食或运动。

5. 睡前不要思考苦恼的事情,避免被他人破坏睡眠,尽量拒绝会见客人或接听电话。

6. 睡前热水泡脚或喝热牛奶可促进睡眠。

7. 尽量在熟悉的环境中入睡,穿纯棉、柔软、宽松的衣服睡眠,另外还要注意枕头和床垫的舒适性。

(六)给药护理

遵医嘱给予患者抗贫血药、抗精神病药或促眠药等可以缓解相关症状,改善疲乏,提高生命质量。但要注意在药物使用过程中,护理人员应熟知给药原则。

(七)健康教育

1. 为患者提供关于疾病和治疗的初步认识,使患者认识到 CRF 是治疗的不良反应,与健康人群的疲劳是不同的,会影响到自己的生活质量。

2. 使患者了解 CRF 可能发生的时间、程度、持续的时间以及为何会引起CRF,为患者做好预备。

3. 使患者了解有效的干预措施能减轻 CRF,帮助患者树立正确的信念,提高生活质量,缓解压力。

4. 鼓励患者参加社交活动,建立健康的社会关系等,适度恢复工作与回归社会同样能一定程度地减轻 CRF。

(曲晓怡)

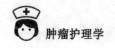
第三节　癌性发热的护理

正常人的体温受体温调节中枢调控,通过神经和体液因素使产热和散热过程呈动态平衡,保持体温在相对恒定的范围内。当机体在各种致热源的作用下或各种原因引起体温调节中枢功能障碍时,体温升高超出正常范围,称为发热(fever)。

癌性发热通常是指癌症患者出现的直接与癌症有关的非感染性发热和患者在肿瘤发展过程中因治疗而引起的发热,是恶性肿瘤患者常见的并发症之一。由于其发病机理复杂,热程长短不定,特别是热程长的患者除了要忍受身体上的痛苦,心理也受到很大影响,患者经常出现焦虑、烦躁等负面情绪,严重影响了患者的生活质量,也给临床治疗和护理带来许多困难。

一、病　因

现代医学认为癌性发热与以下因素有关:

1. 恶性肿瘤生长迅速,导致组织相对缺血缺氧而坏死。

2. 恶性肿瘤细胞本身可能产生内源性致热原,如恶性肿瘤细胞内释放抗原物质引起免疫反应而发热。

3. 治疗引起肿瘤细胞的大量破坏,释放肿瘤坏死因子(TNF),导致机体发热。

4. 肿瘤细胞能分泌一些活性物质,例如肝癌细胞产生甲胎蛋白等,都对机体产生各种反应,其中有些物质可引起发热。

5. 在肿瘤治疗中化疗、放疗,应用干扰素、白介素Ⅱ、集落刺激因子、肿瘤坏死因子、肿瘤疫苗等制剂也可引起发热。

二、临床表现

癌性发热一般具有以下几个特点:

1. 发热可呈间歇性,热程或短或长,有的可达数月之久。

2. 常为弛张热或不规则热,少数呈稽留热,体温在 37.5～38.5℃。

3. 单纯的癌性发热常以低热为主或仅自觉身热,而体温并不升高,外周血中白细胞计数及中性粒细胞比值大多正常。

4. 癌性发热患者多不伴有寒战或恶寒,表现为中低度发热,以下午或夜间发热为主。

5. 发热时全身症状可不明显,患者有时不能感知或无明显不适。

6. 抗感染治疗无效,对解热镇痛药和抗癌药物反应较好。

7. 癌症发热常为首发症状,其后才出现肿瘤的增大。因此,如果持续一段时间患者不退热,应及时到医院就诊,找出真正的病因。

三、治疗方法

癌性发热的发病机制复杂,目前常用的降温方法有物理降温法(酒精擦浴、温水擦浴、冰袋降温等)、药物降温法(解热镇痛类药物等)、中医药治疗(口服中草药汤剂、针刺疗法等)以及直肠给药法等。

四、护理措施

1. 环境要求　保持病室整洁,定期开窗通风,注意保暖,切勿受凉。

2. 心理护理　正确评估者发热时的心理状态,对体温变化及伴随症状给予合理的解释,向患者介绍肿瘤发热的机理、诱因和临床表现等,缓解其紧张情绪。经常巡视患者,给予精神安慰,解除不适,满足患者的需要。

3. 病情观察　护理人员要按时测量患者的生命体征并详细记录。

4. 口腔护理　注意口腔清洁,晨起餐后、睡前协助患者漱口以减轻口唇干裂现象防止口腔感染,口唇干裂者可涂抹植物油。

5. 饮食护理　为了维持水电解质平衡,鼓励患者多饮水。进食高热量、高维生素、高蛋白、清淡、易消化的流质或半流质食物,增加身体抵抗力,勿食油腻、辛辣等食物。

6. 发热的护理　根据不同情况采取物理降温或药物降温的方法,但要注意退热后,患者往往会大量出汗,这时护理人员应当及时帮助患者擦干身体,更换清洁的衣服与床上用品,防止褥疮和感冒。

7. 安全护理　高热发生抽搐时应注意安全防护,给予约束带或加床栏,以防止坠床。

(曲晓怡)

第四节　恶心、呕吐的护理

恶心、呕吐是临床常见症状。恶心常为呕吐的前奏,但也可单独出现,主要表现为上腹部的特殊不适感和紧迫欲吐的感受,常伴有皮肤苍白、流涎、出汗、脉搏缓慢、血压降低等迷走神经兴奋的症状。呕吐是通过胃的强烈收缩迫

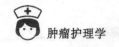

使胃内容物或一部分小肠内容物,通过食管逆流出口腔而排出体外的一种复杂的反射动作。一般恶心之后随之呕吐,但也可只有恶心而无呕吐,或只有呕吐而无恶心。恶心和呕吐是一种机体反射,可将食入胃内的有害物质吐出,因此可视为人体要将体内有害物质排出的自然保护功能。但频繁而剧烈的呕吐同时也会引起失水、电解质紊乱、酸碱平衡失调、营养障碍等情况。

肿瘤患者发生恶心、呕吐主要是因为化疗、放疗、疾病情况、手术(麻醉原因)等。随着近几年新的止吐药物的应用,很多化疗引起的恶心、呕吐得到了很好控制,但是,还有大量的肿瘤患者经历着不同原因、不同程度的恶心、呕吐,严重地影响了患者的生理、心理和生活质量,有时还会影响进一步的治疗。

一、发生机制

呕吐是一个复杂的反射动作,可分为三个阶段,即恶心、干呕和呕吐。恶心时胃张力以及蠕动减弱,而十二指肠张力增强,可伴或不伴十二指肠液反流;干呕时胃上部放松但胃窦部短暂收缩;呕吐时胃窦部持续性收缩,贲门开放,腹肌收缩,腹压增加,使胃内容物急速向上反流,经食管、口腔排出体外。

呕吐中枢位于延髓,有两个不同作用的机构:一是神经性反射中枢,即呕吐中枢,位于延髓外侧网状结构的背部。抗癌药物引起呕吐时,发现有许多感觉传入冲动进入呕吐中枢,这些冲动包括来自化学感受器触发带、大脑皮质和胃肠道的迷走传入支等,直接支配呕吐动作,电刺激此部位可触发呕吐反射,当切除时可预防由各种刺激引发的呕吐。二是化学感受器触发带(CTZ),位于延髓第四脑室的底面,接受各种外来化学物质或药物以及内生代谢产物的刺激,同时由此引发出神经冲动,传至呕吐中枢引起呕吐。

二、化疗引起的恶心、呕吐

(一) 化疗引起恶心、呕吐的类型

不同化疗药物引起的恶心、呕吐因其发生快慢、持续时间以及严重程度不同,可有以下几种类型。

1. 急性恶心、呕吐　常发生在化疗后 24 小时内,而大部分化疗药物导致的恶心、呕吐在静脉给药 1~2 小时后开始。此期发生的恶心、呕吐最为严重,因此要针对此期进行大量的预防性治疗。

2. 迟发性恶心、呕吐　常发生在化疗 24 小时后,甚至更长时间。虽然没有急性的严重,但由于持续时间长,可引起水与电解质失衡、营养不良及生活质量下降。急性恶心、呕吐若控制不好,则易发生迟发性恶心、呕吐,迟发性恶

心、呕吐可能与化疗药物的残留代谢物或胃肠黏膜的直接刺激有关。

3. 预期性恶心、呕吐　可发生在化疗前或者化疗期间，主要见于在以前化疗过程中呕吐控制不好的患者，是一种条件反射。患者在接受强致吐性化疗药过程中或既往使用强致吐化疗药中经历了难受的呕吐反应，因此对下次治疗感到恐惧，就连看到或听到该化疗药物名称时，或嗅到该药气味时都会发生。另外，在某些与化疗有关的情况下，如医院的环境等有时也可触发呕吐。这类精神因素引起的大脑性呕吐，一般可用镇静剂治疗。

（二）化疗药物根据致吐强弱的分类

根据化疗药物引起恶心、呕吐的程度不同可将其分为三类：

1. 高度致吐药　如顺铂（呕吐发生率极高）、卡铂、氮芥、达卡巴嗪、去甲基柔红霉素、柔红霉素、卡莫司汀、异环磷酰胺、阿糖胞苷、阿霉素、洛莫司汀、放线菌素 D、表柔吡星、链佐星等。

2. 中度致吐药　如丝裂霉素、帕尼特西、依托泊苷等。

3. 低度致吐药　如博来霉素、氟尿嘧啶、甲氨蝶呤、羟基脲、白消安、长春新碱、长春地辛、苯丁酸氮芥、硫鸟嘌呤、长春花碱、长春瑞滨、氟达拉滨等。

（三）化疗引起恶心、呕吐的影响因素

1. 化疗药引起恶心、呕吐的快慢、持续时间和强度与药物本身致吐的强度、使用的剂量、用药的长短和致吐的作用机制有关。一般来讲，化疗药物的致吐性越高，发生恶心、呕吐的时间越早；致吐性越低，发生恶心、呕吐的时间越晚。例如，高度致吐性药物可于治疗后 1～2 小时内即可发生恶心、呕吐；中度致吐性药物可于治疗后 6 小时内发生恶心、呕吐；低度致吐性药物可延迟到 12 小时才发生恶心、呕吐。一般化疗药物的剂量越大引起的恶心、呕吐的强度就越强。同时多种致吐药物的联合使用比单药使用更易引起恶心、呕吐。静脉大量一次给药比小剂量分次给药更容易引发恶心、呕吐。

2. 性别是决定化疗引发的恶心、呕吐的重要因素，一般女性比男性更容易发生恶心、呕吐。

3. 年龄也是一个影响因素，年轻患者发生化疗引起的恶心、呕吐的概率高。

4. 晕动敏感的患者，恶心、呕吐发生率增高；反之常饮酒者反应就轻些，并且对止吐药的效果亦较好。

5. 患者之前在化疗期间接受抗呕吐药物治疗的有效性对下次化疗是否发生恶心、呕吐有很重要的意义，有效的抗呕吐治疗会减少下次发生恶心、呕吐的概率。

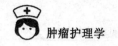

三、放疗引起的恶心、呕吐

放疗引起的恶心、呕吐主要与照射剂量、照射野和分次照射计划有关。照射剂量越多,越容易造成恶心、呕吐。如果照射野涵盖胃肠道,尤其是上腹部,发生恶心、呕吐的概率极高。若果患者下肢区域接受放疗,则一般不会发生恶心、呕吐。

四、治疗原则

对于恶心、呕吐目前主要是采用药物治疗,原则为阻断各种呕吐中枢传导的路径。

(一) 防治原则

1. 目的是预防恶心、呕吐的发生。

2. 可根据化疗药物的致吐强度、剂量以及途径选择合适的抗恶心、呕吐药物。

3. 可根据患者恶心、呕吐的严重程度来调整抗恶心、呕吐药物。

4. 若前期抗恶心、呕吐效果较好,之后的治疗可以继续应用此方案。

5. 可以选择不同作用机制的抗恶心、呕吐药物联合使用,使疗效相加而非毒性相加。

6. 充分了解抗恶心、呕吐药物的不良反应,及时处理。

7. 对抗恶心、呕吐方案的应用进行科学、严密的观察研究,以获得最佳治疗效果。

(二) 抗恶心、呕吐药物

1. 5-HT$_3$ 受体拮抗剂　5-HT$_3$ 受体主要存在于中枢神经系统和胃肠道中,5-HT$_3$ 受体拮抗剂可以阻断 5-HT$_3$ 受体,阻断小肠末梢神经发挥阻断作用,多用于治疗恶性肿瘤患者手术和化疗引发的恶心、呕吐。代表性药物主要有昂丹司琼(恩丹西酮)、格拉司琼、多拉司琼等。5-HT$_3$ 受体拮抗剂是抗恶心、呕吐药物中非常有效的一类。这类药物相比于大剂量的甲氧氯普胺,几乎没有锥体外系反应。

2. 苯甲酰胺类　代表药物是甲氧氯普胺(胃复安)。具有中枢和外周两方面的作用。中枢作用主要表现在可阻断多巴胺受体而止吐,研究表明大剂量甲氧氯普胺还能阻断 5-HT$_3$ 受体;外周作用主要表现在它可增强胃和肠段上部的运动,促进肠道的蠕动和排空,提高内容物通过率,这些作用可增强止吐效果。但长期反复或大剂量使用甲氧氯普胺会引起锥体外系反应,表现与酚噻嗪类相似。本药不宜与酚噻嗪类药合用。

3. 酚噻嗪类 本类药物主要是阻断多巴胺受体而止吐,代表药物有氯丙嗪等。这类药物经常使用,常与其他药物联合用于治疗轻中度致吐的抗癌药引起的呕吐,对高度致吐的抗癌药引起者无效。不良反应主要有镇静以及较少见的肌张力障碍。

4. 丁酰苯类 可特异性阻断多巴胺受体而止吐。代表药物是氟哌啶醇和氟哌利多。两者均有中等的抗恶心、呕吐作用,甚至可缓解部分患者因顺铂引起的强烈的恶心、呕吐。主要不良反应有镇静、肌张力障碍等。

5. 糖皮质激素 作用机理尚不清楚。经研究发现,这类药物对中度致吐的抗癌药引起的呕吐作用较突出。单独使用作用不明显,与其他抗恶心、呕吐药联合应用时效果较好。代表药物有地塞米松等。近年来,地塞米松已与大剂量甲氧氯普胺合用,或与昂丹司琼合用,以降低强致吐抗癌药引起恶心、呕吐的发生率。结果显示地塞米松可以增强昂丹司琼的止吐效果。本药也可减少因使用大量甲氧氯普胺引起的腹泻,预防放疗引起的呕吐。此类药物间断短期应用于止吐时,不良反应较少见,但糖尿病等其他禁忌证的患者慎用。

五、护理措施

1. 心理护理 关心体贴患者,耐心与患者沟通,做好心理疏导,减少患者焦虑或恐惧的产生,治疗前纠正患者不正确的认识。对于首次接受化疗的患者,护理人员应解释化疗的目的、方法以及可能出现的不良反应,使患者了解相关知识,但不要过于强调恶心、呕吐的处理,避免人为造成患者的紧张,产生不良效果。曾经接受化疗但呕吐较剧烈的患者,经常在未化疗前已经产生了恐惧心理,这时护理人员要及时做好心理疏导,帮助患者分析致吐原因,采取相应的预防措施。初次复发的患者再次接受化疗时,会对治疗信心不足,护理人员要帮助患者正确对待化疗,帮助患者增强战胜疾病的信心。多次复发的患者情绪经常不稳定,化疗方案可能也会改变,护理人员应告之患者,稳定的情绪可增加机体对化疗的耐受力,若能积极主动地配合治疗,可产生较好的治疗效果。由于家属与患者接触最多,他们的焦虑情绪很容易传染给患者,可利用亲属、同事和朋友等比较亲密的关系,给患者精神方面的支持,有利于减轻或缓解患者情绪或精神上的压力,帮助患者树立信心。

2. 创造良好的环境 保持病室内干净、整洁、无异味、无不良刺激,为患者营造舒适、轻松的环境。对一些爱好音乐的患者,可以指导其聆听一些舒缓、平和的音乐,分散患者的注意力,有效缓解患者的不良反应和焦虑,同时可

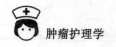

减轻恶心、呕吐。

3. 饮食护理　饮食要以清淡易消化的高营养、高维生素食品为主,温热适中。嘱患者多饮水,避免产气、油腻或辛辣的食物,偏酸的食物可缓解恶心。饮食采用少食多餐,每日 4～6 餐。如果营养严重失调且不能经口进食者,可酌情给予肠内或肠外营养支持。

4. 口腔护理　长期、反复的恶心、呕吐可使口腔黏膜和牙齿持续暴露于酸性胃内容物中,从而引起口腔并发症。因此,护理人员要尽早发现患者的口腔不适,细致评估患者的症状,制订好相应的护理计划,以预防潜在的感染,提高患者的生活质量。

5. 给药时间　尽量睡前给药,口服药分次餐后或睡前服用。及时并且准确地给予止吐药物,必要时可使用镇静药物辅助治疗。

(曲晓怡)

第五节　口腔并发症的护理

一、口腔黏膜炎

口腔黏膜炎是发生于口腔和咽部黏膜组织的急性炎症和溃疡,表现为黏膜充血、水肿,出血、糜烂、溃疡等。患者自感剧烈疼痛,不能进食,严重影响生活质量,甚至导致治疗中断。

（一）病因和发生机制

口腔黏膜由非角质鳞状上皮细胞组成,每 7～14 天分化和更新一次,其下层为唾液腺和皮脂腺。恶性肿瘤患者放、化疗时,口腔黏膜组织极易受到影响而发展成为口腔黏膜炎。

1. 化疗药物引起的口腔黏膜炎　化疗药物可直接损伤黏膜,加之化疗后机体抵抗力下降,且恶心、呕吐使患者进食和饮水减少,唾液分泌减少,口腔自净能力下降,特别是大剂量化疗时,化疗药物在抑制或杀灭恶性肿瘤细胞的同时,对更新较快的口腔黏膜上皮细胞产生明显的毒性作用,故患者常于第 3～5 天出现口腔黏膜萎缩、变薄、脆性增加,继而形成溃疡,发展为口腔黏膜炎。

2. 放射治疗引起的口腔黏膜炎　如头颈部放疗,射线在照射恶性肿瘤组织的同时,也会不同程度地损伤正常组织。黏膜对射线的耐受性差,大量射线照射后,口腔黏膜充血、水肿,脆性增加,容易破溃。同时唾液腺受到放射性损伤,导致唾液分泌减少,口腔自净作用显著降低引起菌群改变,再加上放疗抑制全身免疫系统,机体抵抗力下降,从而导致口腔黏膜炎的发生。一般见于软腭、颊黏膜等处。

3.其他因素

(1)生理解剖特征:口腔的温度、湿度和食物残渣,以及牙间隙、齿龈槽难以清洁,有利于微生物的生长。

(2)恶心、呕吐:使恶性肿瘤患者进食减少,营养摄入不足,造成蛋白质及维生素缺乏,影响组织修复,又可加重口腔溃疡的程度。

(3)氧自由基损伤:目前认为氧自由基损伤是导致口腔黏膜炎的重要致病环节。氧自由基可能通过攻击上皮细胞内的重要酶类及分解结缔组织中的蛋白质而引起口腔黏膜炎症性和溃疡性反应。

(4)为预防或治疗放、化疗后的感染而使用抗生素:导致口腔菌群失调,使条件致病菌迅速繁殖引起口腔黏膜炎。

(5)精神因素:家庭角色、经济负担、社会环境、治疗时间、治疗效果、不良反应等可造成恶性肿瘤患者食欲下降、失眠及精神紧张,使机体抵抗力下降,诱发口腔黏膜炎。

(二)分级

参照 WHO 抗癌药口腔急性及亚急性毒性反应分级标准,口腔黏膜炎分级如下:

0级　口腔黏膜无异常。

Ⅰ级　口腔黏膜有 1~2 个小于 1.0cm 的溃疡,出现红斑、疼痛。

Ⅱ级　口腔黏膜有 1~2 个 1.0cm 的溃疡和数个小溃疡,能进半流质饮食。

Ⅲ级　口腔黏膜有 2 个大于 1.0cm 的溃疡和数个小溃疡,仅能进流质饮食。

Ⅳ级　口腔黏膜有 2 个以上大于 1.0cm 的溃疡或融合溃疡,不能进食。

(三)治疗

口腔黏膜炎治疗的目的是减轻患者痛苦,防止感染,对全身状况差或免疫抑制者需加强全身支持治疗。

1.止痛　给予局部麻醉剂涂到疼痛部位或配成漱口液,如生理盐水＋利多卡因＋地塞米松漱口液;或局部涂康复新、锡类散等镇痛药;西瓜霜含片含服也有一定止痛效果。口腔疼痛严重时可给予全身性止痛剂,如阿司匹林、布洛芬、双氯芬酸钠、强痛定、芬太尼贴剂等止痛。

2.抗感染　口腔溃疡极易继发感染,且多为混合性。应尽可能根据病原

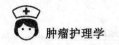

学检查和药敏试验结果选择广谱抗生素治疗。

3. 细胞保护剂

(1)直接细胞保护剂:如硫糖铝、谷胱甘肽、β-胡萝卜素、维生素 E、维生素 C、前列腺素及肾上腺皮质激素等。其中硫糖铝应用最广,其作用原理是在黏膜表面形成一层保护膜,还可促进局部组织产生 PEG_2,改善局部黏膜的充血、水肿及溃疡,减轻症状。谷胱甘肽、β-胡萝卜素、维生素 E、维生素 C 的主要作用是抗氧化,可稳定细胞膜,减少黏膜炎的发生。

(2)间接细胞保护剂:细胞刺激因子如促粒细胞集落刺激因子、促粒细胞-巨噬细胞集落刺激因子及表皮生长因子(EGF)等,既可作为骨髓生长因子,还具有免疫调节功能。可通过皮下注射或将其溶于生理盐水中含漱。

4. 其他治疗方法

(1)口腔降温:是较为有效的预防和治疗方法,可使口腔黏膜炎发生率降低 50% 左右。在治疗前、治疗中及治疗后分别含棒冰,冷刺激促使口腔黏膜血管收缩和减缓血液流速,可保护或减轻对口腔黏膜的损伤。

(2)漱口液含漱:是治疗口腔黏膜炎最常用且有效的方法。常用漱口液有别嘌呤醇含液、甲硝唑漱口液、庆大霉素漱口液、氧化电位水漱口液等。别嘌呤醇含液可防治 5-FU 导致的口腔黏膜炎;氧化电位水漱口液既可清洁创面,又能杀菌消毒,还可促进组织再生,具有止血、止痛、消炎、消肿、创面愈合快的特点,对化疗引起的口腔溃疡效果好。

5. 中医中药治疗 放化疗性口腔溃疡属于中医的"口疮"范围。中医认为放疗可以产生热毒,热盛伤阴,多为阴虚火旺,治则滋阴降火。化疗易致脾胃损伤,易发口疮,宜健脾补气。伴虚阳上浮、虚火上熏者,宜加扶正温阳、敛火止痛。

(四)预防及护理

1. 密切观察和评估口腔黏膜情况 每天检查和评估患者口腔卫生情况、饮水量、机体状况。治疗前如有易引起口腔黏膜炎的问题(如龋齿、牙周疾病等),应先治疗口腔疾病,待伤口愈合后方可进行治疗。向患者及家属讲解口腔溃疡的预防和观察方法、营养支持的重要性及如何促进口腔溃疡愈合。消除患者紧张焦虑的情绪,鼓励其坚持治疗。

2. 基础口腔护理 每日清洁口腔,保持口腔卫生。选用温性牙膏,用软毛牙刷刷牙,餐前、餐后及睡前漱口。治疗期间戒烟、戒酒,避免进食过冷、过热、辛辣、粗糙等刺激性食物。鼓励患者进食高蛋白、高热量及富含维生素 B、维生素 C 的食物,以保持良好的营养状况。鼓励患者多饮水,以保持口腔内水分,并可促进化疗药物的排泄。

3.预防性口腔用药　可以漱口液含漱,如普通漱口液(生理盐水、碳酸氢钠)和抗菌类漱口液(口泰、氯已定等)。甲酰四氢叶酸可预防甲氨蝶呤所致口腔黏膜炎的发生。别嘌呤醇可有效预防氟尿嘧啶和顺铂所致的口腔黏膜炎的发生。此外,还可口含碎冰或颊部冰敷,以保护口腔黏膜。

二、口　干

口干是一种主观感受,由唾液分泌减少引起。患者感到不适,吞咽、咀嚼及说话困难,味觉丧失或改变。口干不仅直接影响口腔正常功能,还可改变口腔正常菌群,诱发口腔溃疡。

(一)原因及发生机制

1.放疗因素　腮腺、颌下腺、舌下腺的功能是分泌唾液以保持口腔湿润。头颈部放疗时,上述腺体都在放射野内,在接受高剂量放疗后,腺体受损,分泌唾液减少,患者感到口干。此情况在放疗时便可出现,照射停止后半年至一年可部分恢复,部分患者口干延续多年甚至伴随终身。

2.化疗因素　化疗药物如多柔比星,其细胞毒性可致口腔黏膜萎缩、变薄,引起暂时性口腔干燥。

(二)预防、治疗及护理

餐前、餐后及睡前使用氟制牙膏(可强化牙齿)及软毛牙刷与牙线进行口腔护理,保持良好的口腔卫生。每2小时用漱口液漱口,或用麦冬、金银花泡茶饮,保持口腔的湿润。建议食用含水量高、易消化的软食,避免酒精类及碳酸饮料对黏膜的刺激。避免使用可能引起口干的药物。

三、味觉改变

味觉改变包含味觉的减退、消失或正常味觉障碍。有资料表明,25％～50％的恶性肿瘤患者会出现味觉改变。味觉改变导致患者食欲下降、体重减轻、机体免疫力降低,影响患者的生存质量。

(一)原因

1.蛋白质、维生素及锌摄取不足。

2.与恶性肿瘤的位置及范围有关　如肺癌患者对酸认知阈值提高但不会影响对苦、甜、咸的感觉;喉癌患者对酸、甜、苦、咸四种基本味觉阈值会升高。

3.与头颈部放疗有关　放疗可能会造成味蕾细胞的绒毛受损或减少唾液的分泌,剂量达20Gy时会造成味觉丧失。在放疗开始后3周,最早丧失的是

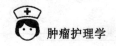

苦味和咸味,甜味感觉受影响最少。当放射剂量为 60Gy 时味觉丧失超过 90％。味觉敏感度在放疗结束后 20～60 天会部分恢复,2～4 个月可完全恢复。

(二)预防、治疗及护理

1.加强口腔卫生,进行促进唾液分泌的治疗。

2.停止服用引发或增加味觉改变的药物。

3.鼓励摄取温热、气味强烈的食物,无口腔溃疡者,可予以柠檬或醋以增加味觉。

(贾世磊)

第六节　腹泻、便秘的护理

一、腹　泻

腹泻(diarrhea)是指排便次数增多,粪质稀薄,或带有脓血、黏液或未消化的食物。具体指标为解液状便,每天三次以上,或每天粪便总量大于 200g,其中含水量大于 80％。腹泻分为急性腹泻和慢性腹泻,急性腹泻起病急,病程多为 2～3 周;慢性腹泻起病缓慢,病程常在 2 个月以上。

对于肿瘤患者来说,化疗、放疗均可引起腹泻。由于腹泻迫使患者治疗剂量减少,同时治疗延缓,很大程度上限制了肿瘤患者的治疗,导致疗效降低和病情加重。同时腹泻会引起继发性脱水、感染和营养不良,严重时可危及患者的生命。

(一)病因

1.抗癌药物　由于肠黏膜细胞分裂增殖速度很快,因而特别容易遭受细胞毒抗癌药物的直接抑制或破坏,引起肠黏膜萎缩,肠绒毛变短或剥脱,小肠吸收面积减少,黏膜完整性破坏,从而导致消化、吸收障碍和分泌增加。腹泻的发生程度和持续时间依赖于抗癌药物的种类、剂量以及用药次数。易引起腹泻的药物有 5-FU 等。

2.其他因素　除了上述原因之外,许多其他因素也可引起或加重腹泻的发生。

(1)继发性肠道感染:化疗和放疗都易造成骨髓抑制,机体免疫力低下,肠道易发生感染,引起或加重腹泻。

(2)肠道肿瘤:瘤体溃烂及合并炎症使肠道分泌增多。

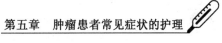

（3）心理因素：对疾病本身以及放疗、化疗等各种治疗手段存在恐惧、焦虑或紧张情绪，使胃肠蠕动及消化液的分泌量增加而致腹泻。

（二）腹泻的分级标准

腹泻对生活质量的影响常用标准是国际肿瘤协会（NCI）制定的标准（见表5-1）。

表5-1　　　　　　腹泻对生活质量产生影响的标准

患者	0级	1级	2级	3级	4级
未行结肠造口术的患者	无	排便次数小于4次/天	排便次数4～6次/天或夜间排便	排便次数大于等于7次/天或失禁或需要静脉注射以控制脱水	需加强护理或血流动力学出现问题
结肠造口的患者	无	与治疗前相比大便轻微变松软或水分增多	与治疗前相比大便中度变松软或水分增多但不影响正常活动	与治疗前相比大便更加松软或水分增多并影响正常活动	需加强护理或血流动力学出现问题
骨髓移植的患者	无	腹泻物多于500mL且小于等于1000mL/d	腹泻物多于1000mL且小于等于1500mL/d	腹泻物多于1500mL/d	严重腹痛伴或不伴肠梗阻
骨髓移植的小儿患者	无	腹泻物＞5mL且多于10mL/（d·kg）	腹泻物多于10mL且小于等于15mL/（d·kg）	腹泻物多于15mL/（d·kg）	严重腹痛伴或不伴肠梗阻

（三）治疗原则

当腹泻每日超过5次或者出现血性腹泻时，要立即停止化疗并及时治疗。一般来说停用抗癌药物后，腹泻很快就会停止，但同时要注意消除其他各种不利因素。一般采用的处理步骤为：

1. 停止化疗。

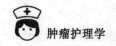

2. 应用止泻药,减低胃肠蠕动。

3. 抗感染治疗,主要是大肠杆菌感染,可选用庆大霉素、氨苄青霉素等。

4. 补充足够的营养,维持水及电解质的平衡,尤其要防止低钾血症的发生。

(四)护理措施

1. 注意观察大便的次数、性状、量,配合医生及时收集标本。

2. 指导患者进高蛋白、高热量和足够液体的低残渣饮食;避免刺激性和胀气的食物,如饮酒、辛辣、过热、过凉等食物;多摄入能增加大便固形物的食物,例如馒头、白米饭、面条等;如果有乳糖不耐受现象,则避免牛奶及其他奶制品;如果出现无力、疲劳或化验检查表明血钾下降,则宜进食高钾食物;少食多餐;每天至少进 3000mL 流质,如鸡汤、鱼汤等,保持电解质的平衡;严重腹泻时,应首先进流质饮食,逐渐改为半流质,直至普通饮食。

3. 嘱患者多卧床休息;按医嘱给予止泻药和静脉应用抗生素及静脉补充液体、电解质;做好患者物品和床单位的清洁和消毒,预防交叉感染。

4. 直肠区黏膜和皮肤的护理

(1)为减少感染和促进患者的舒适,每次排便后用温水和软性皂清洗肛门和骶尾部,并用软纸轻轻吸干。

(2)为了减少对皮肤的刺激,表面涂用氧化锌等软膏,以促使皲裂皮肤愈合。对于中到重度腹泻,软膏最好涂到 5～6mm 的厚度。

(3)为减轻骶尾部的刺激,可进行温水坐浴,每 4 小时一次。可以用生理盐水 1000mL 加利多卡因凝胶 20mL 以减轻疼痛或瘙痒。

(4)为防止进一步的皮肤刺激,指导患者穿棉质、柔软的内衣,并且尽可能地将骶尾部暴露在空气中。

5. 指告知患者和家属若出现以下症状要及时到医院就诊:发热、寒战、口渴、脉速、严重的腹痛以及眩晕伴或不伴心悸。

二、便 秘

便秘是临床常见的症状,而不是一种疾病,主要是指排便次数减少,一般每周少于 3 次,伴有粪便干结、排便费力等。

将近一半的肿瘤患者及超过 3/4 的晚期肿瘤患者都会发生便秘。尤其在女性和老年患者中更常见。便秘可造成腹部疼痛与不适、食欲减退、恶心或呕吐、肛裂、痔的加重以及由于便秘而拒绝进食阿片类药物,导致不能很好地控制疼痛和生活质量的下降。

(一)病因

1. 肿瘤性因素　例如盆腔肿瘤可引起肠道阻塞,使肠内容物通过受阻,以致到达直肠的粪便很少,不能触发排便反射而引起便秘。或因肠道外肿瘤压迫肠道引起便秘。另外,肿瘤会直接或间接损害排便的相关神经系统也是一个重要的原因。

2. 代谢性因素　肿瘤患者常合并有代谢方面的紊乱,如低钾血症、高钙血症甚至尿毒症,均可引起便秘。

3. 治疗性因素　常见于药物的应用和医疗干预。例如阿片类药物、化疗药物、抗呕吐药物、放射治疗、手术吻合口狭窄等,均有可能引起便秘。

4. 精神性因素　肿瘤患者往往存在焦虑、紧张或抑郁的情绪,这些消极情绪可引起或加重自主神经功能紊乱,影响胃肠道的功能,导致胃肠功能紊乱。同时,消极心理也会影响食欲,患者进食减少,不足以引起排便反射,从而引起便秘。

5. 生活习惯的改变　例如低纤维素饮食、活动量的减少或者不适当的排泄环境和时间等也可引起便秘。

(二)治疗原则

1. 首选非药物的干预方式　例如增加蔬菜、水果、膳食纤维的摄入,增加液体摄入量,适当增加活动量,建立规律的排便习惯等。

2. 选择合适的缓泻药　例如果导、番泻叶、开塞露等。

(三)护理措施

1. 建议患者进食高纤维素的饮食,多饮水。

2. 建议患者进行适当的活动。

3. 遵医嘱应用缓泻剂。

4. 大便干结引起肛裂者,指导患者每次排便后清洁肛门皮肤,防止感染。

(曲晓怡)

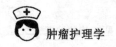

第七节　恶性积液的护理

一、恶性胸腔积液

恶性胸腔积液是指由肺癌或其他部位的恶性肿瘤累及胸膜或胸膜原发性肿瘤所导致的胸腔积液,是恶性肿瘤患者晚期的常见并发症之一。胸膜腔正常情况下有微量液体,其产生和吸收在正常情况下处于动态平衡,任何病理因素使其产生增多或吸收减少,就会出现胸腔积液。临床上恶性肿瘤患者一旦出现恶性胸腔积液就意味着病变已到晚期,已局部转移或全身播散,失去了手术机会。由于胸腔内液体的增加,肺扩张受到了限制,影响了心肺功能,易并发肺不张和感染。患者常常出现气急、胸闷、不能平卧以及严重的呼吸困难和循环障碍,极大影响了患者的生活质量,若不及时治疗,可危及生命。因此,积极治疗恶性胸腔积液是延长恶性肿瘤患者生命和提高生活质量的有效措施之一。

（一）病因

恶性胸腔积液最常见的病因是肺癌,大多数是由癌细胞种植和淋巴转移所致;第二是乳腺癌,主要是淋巴转移所致;第三位和第四位导致恶性胸腔积液的分别是恶性淋巴瘤和卵巢癌。

（二）临床表现

1. 症状　主要症状与积液的量和形成速度有关。少量恶性胸腔积液时常无明显症状,有时在检查中无意发现。大量胸腔积液有明显的症状,主要表现在:

（1）进行性加重的呼吸困难:源于肺脏受压。呼吸困难的程度与胸腔积液的量、形成的速度以及患者本身的肺功能状态有关。若积液量少或形成速度慢,呼吸困难就较轻,仅有胸闷、气短等。若积液量大,肺脏受压明显,呼吸困难则重,甚至出现端坐呼吸、发绀等。积液量虽然不大,但在短期内快速形成,也可表现为较重的呼吸困难,尤其是在肺功能代偿能力较差的情况下更为明显。

（2）咳嗽:多为刺激性干咳,由胸腔积液刺激、压迫支气管壁所致。

（3）胸痛:壁层胸膜被侵袭时多是持续性胸痛。

2. 体征　体格检查可发现患侧肋间隙饱满,呼吸运动减弱,气管向健侧移位,积液区叩诊呈浊音,呼吸音消失。

（三）辅助检查

常用的方法有胸部 X 线影像、CT、B 超和胸腔穿刺等。

（四）治疗原则

1. 病因治疗 积极治疗原发病。

2. 胸膜固定术 胸膜固定术也称胸膜闭锁术，即向胸膜内注入硬化剂引起化学性胸膜炎，造成胸膜粘连固定，使胸腔积液增长缓慢或不再增长。胸腔内注入硬化剂最大的不良反应就是疼痛，一般与利多卡因同时使用，可减轻疼痛。

3. 胸膜腔穿刺术 这既是诊断的方法，又是治疗的手段。它可以进行胸膜腔内排液，以缓解患者呼吸窘迫的症状。

胸膜腔穿刺的注意事项：

（1）操作前应向患者说明穿刺的目的，消除顾虑，同时签好知情同意书。

（2）操作过程中尽量避免咳嗽、深呼吸和转动身体，以免损伤肺脏。患者若出现剧烈咳嗽应终止操作。

（3）操作中密切观察患者的反应，若患者出现面色苍白、头晕、出汗、心悸、胸部压迫感或剧痛等症状，应立即停止抽液，协助患者平卧，吸氧及进行其他对症处理。

（4）一次抽液不可过多、过快，防止纵隔移位。诊断性抽液，50～100mL 即可；减压抽液，首次不超过 600mL，以后每次不超过 1000mL。

（5）严格无菌操作，操作中要始终保持胸膜腔负压，防止空气进入胸膜腔。

（6）胸腔内用药治疗时，嘱患者卧床 2～4 小时，并不断变换体位，使药物在胸腔内均匀涂布。

（五）护理措施

1. 提供安静舒适的环境，保持室内空气湿润，可利于患者的休息，也有助于咳嗽和排痰。

2. 观察呼吸的速度与幅度，注意是否有呼吸困难或呼吸急促的症状。

3. 患者取半卧位，增加心输出量，促使肺复张。减少患者的活动，促进、维持患者的呼吸。遵医嘱给予吸氧，必要时可用药物减轻患者的焦虑和疼痛。

4. 做好积液出入量的记录，评估积液再生的速度。

5. 若胸腔内用药，注意观察药物的反应，发现异常及时报告医生。

6. 胸膜腔穿刺后记录胸水的量和性状，注意观察患者有无咳嗽、咯血、气胸以及皮下气肿等并发症的发生。

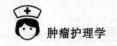

二、恶性心包积液

恶性心包积液是肿瘤转移至心包膜引起渗出增多所致。常见于恶性肿瘤的终末期,少数情况下也可为首发症状。

（一）病因

常见于乳腺癌、肺癌、淋巴瘤转移。

（二）临床表现

临床症状与积液形成的速度和量有关。只有少量心包积液,心包腔内压力不升高时,患者可无任何自觉症状。大部分恶性心包积液患者可出现慢性心包填塞症状,如气促、不能平卧、面部及下肢水肿等。急性心包填塞时,可出现烦躁不安、大汗淋漓、血压下降等。

（三）辅助检查

1. X 线检查　心影向两侧普遍扩大（积液 300mL 以上）；大量积液（大于 1000mL）时心影呈烧瓶状。

2. B 超　该检查简便、有效,并可在其引导下进行穿刺,获得病理学证据,必要时可行心包活检。

3. CT、MRI 检查　揭示心包厚度和原发肿瘤。

（四）治疗原则

1. 建立静脉通道,补充液体,必要时加用升压药。

2. 有呼吸困难或周围发绀者予以吸氧,但不予加压人工呼吸。

3. 对于淋巴瘤和早期乳腺癌患者,采用全身化疗可控制心包积液。

4. 为挽救生命的心包穿刺等措施应尽快进行。

心包穿刺的注意事项:

（1）严格掌握适应证,术前进行心脏超声检查。

（2）术前向患者作好解释,消除顾虑,嘱其在穿刺过程中切勿深呼吸和咳嗽。

（3）抽液量第一次不可超过 100～200mL,重复抽液可逐渐增加到 300～500mL。抽液速度要慢,若过多、过快,短期内会使大量血液回心,可能引起肺水肿。

（4）如果抽出新鲜血液,应马上停止抽吸,同时观察有无心脏压塞症状出现。

（5）取下引流管前要夹闭引流管,以防空气进入。

（6）操作中、操作后均需观察血压、呼吸以及脉搏等的变化。

（五）护理措施

1. 患者取半卧位休息,可以取端坐位缓解严重的呼吸障碍,同时注意观察骶尾部、足跟、内外踝等处,预防压疮发生。

2. 必要时吸氧,同时监测呼吸、心率及血压的变化。

3. 由于恶性肿瘤引起代谢消耗增加,同时心包积液以纤维蛋白为主,在抽取过程中会造成蛋白丢失,易选择富含高蛋白、高热量,易消化的食物。减少牛奶等产气食物的摄入,避免肠道胀气引起膈肌上抬。要以低盐食物为主,水肿严重的患者应选择无盐食物。

三、恶性腹腔积液

恶性腹腔积液是恶性肿瘤晚期常出现的一种严重并发症。大多数患者短时期内腹水骤增,严重腹胀,反复穿刺抽液无明显效果,迅速出现恶病质、衰竭甚至死亡。近年来,一些不良反应小、疗效好的抗肿瘤药物联合应用于腹腔化疗,可以改善恶性腹腔积液患者的预后。

（一）病因

主要是因为腹膜癌结节、低蛋白血症等使液体渗出增加,腹腔静脉和淋巴管阻塞导致回吸收障碍使腹腔内液体增加。常见于卵巢癌的患者,肠道恶性肿瘤产生恶性腹腔积液多发生在疾病的晚期。

（二）临床表现

恶性腹腔积液可造成患者有饱腹感,食欲减退。大量腹水可出现呼吸困难和行动不便,患者常表现为腹胀、腹痛、消化不良、消瘦等。

（三）辅助检查

1. CT 和 B 超　有助于腹水的诊断。

2. 腹腔穿刺　可进行腹水的引流、腹腔内用药,同时可抽取积液做细胞学检查。

（四）治疗原则

1. 积极纠正低蛋白血症,改善血浆胶体渗透压,减轻腹水。

2. 适当使用利尿剂,要循序渐进,从小剂量开始。

3. 对于顽固性恶性腹腔积液可进行腹膜-静脉分流术。

4. 腹腔穿刺术是必不可少的治疗手段。

腹腔穿刺的注意事项:

（1）操作中密切观察患者的反应,若患者出现头晕、心悸、气促、恶心、面色苍白、脉搏增快等症状,应立即停止操作,并适当处理。

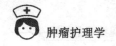

（2）放腹水不应过多、过快，防止腹压骤降，血液重新分配，导致血压下降甚至休克。一次放腹水一般不超过 3000mL。

（3）若流出不畅，可嘱患者变换体位或将穿刺针稍作移动，有助液体流出。

（4）注意无菌，防止腹腔感染。

（5）术后严密观察有无出血和继发感染等并发症。

（五）护理措施

1. 嘱患者减少活动，注意休息，维持舒适的体位，减轻呼吸困难。

2. 饮食以高热量、高蛋白、高维生素以及易消化的食物为主。根据腹水的量，适当限制水和钠盐的摄入。

3. 定期测量患者的腹围和体重并记录，每天记录出入量。

4. 使用利尿剂时要注意电解质平衡。

（曲晓怡）

第八节　凝血功能障碍的护理

凝血功能障碍是恶性肿瘤常见的并发症，据报道约有 50% 的患者在患病过程中产生凝血功能异常，包括弥散性血管内凝血、血栓、出血等问题，是导致肿瘤患者死亡的常见原因之一。

在正常情况下，循环血液内凝血系统和抗凝血系统处于动态平衡，以保持血液在血管内呈流动但是并不凝固的流体状态。但是疾病本身或放疗、化疗导致的骨髓抑制、营养不良或肝脏病变造成的凝血因子产生减少、药物引起的凝血功能障碍、血液的高凝状态、感染等因素，可导致血液系统的平衡遭到破坏，凝血功能发生异常，患者出现出血倾向。

一、病　因

（一）血小板数量异常

1. 血小板减少症　表现为血小板生成减少和血小板破坏增加两种形式。引起血小板生成减少最常见的原因是骨髓中巨核细胞缺乏，多见于乳腺癌、前列腺癌、血液系统恶性肿瘤等引起骨髓转移而使骨髓造血系统受累；患者在接受放疗、化疗时出现的骨髓抑制，亦可引起血小板减少。某些合并脾脏肿大的原发性恶性肿瘤，因脾功能亢进可造成血小板破坏增加，导致血小板减少。

2. 血小板增多症　在癌症患者中有 30%～40% 的患者出现继发性血小板增多症，致使血液呈高凝状态，极易发生血栓，严重者发生弥散性血管内凝血而危及生命。此外,造血干细胞功能异常也可发生原发性血小板增多症。

（二）血小板功能异常

部分恶性肿瘤患者可出现血小板计数正常,但功能异常。主要表现为凝血活性和凝血功能下降。

（三）凝血功能异常

凝血因子缺乏及凝血因子消耗增多均可引起凝血功能异常而导致出血。例如,肝癌患者因肝功能障碍常造成肝脏合成的各种凝血因子不足而导致凝血功能障碍。此外,患者血液黏稠度过高,各种淀粉样变性患者合并的获得性因子 X 缺乏症,循环中的肝素样抗凝集素,纤维蛋白溶解作用和骨髓瘤蛋白对纤维蛋白聚合作用的抑制,以及对其他凝聚蛋白质功能抑制作用等因素也是导致出血的原因。

二、常见凝血功能障碍及治疗

（一）出血

出血症状最常见于急性白血病患者。皮肤、眼睛及黏膜是最常见的出血部位。患者可有不同程度的鼻出血、齿龈出血、胃肠道出血及视网膜出血等。眼底出血可致视力障碍;颅内出血最为严重,常表现为头痛、呕吐、双侧瞳孔大小不等,继而昏迷、死亡。血小板严重减少是出血的主要原因。

1.一般治疗　一旦发生出血征象,应根据出血的部位和形式采取积极有效的止血措施。发生危及生命的大出血征象时,如肺癌大咯血、上消化道出血等,应积极进行急救处理,及时给予输液、输血,保证有效血容量,保持呼吸道通畅,预防休克和窒息。

2.药物治疗

（1）止血药物治疗,如垂体后叶素、氨甲苯酸等。

（2）促进血小板生成的细胞因子,如促血小板生成素（TPO）、白介素Ⅱ等,此类药物适用于因血小板减少而引发的出血。

（3）血凝片、辅酶 A 等,主要适用于血小板功能障碍引发的出血。

（4）根据患者实际情况输注全血或血小板。

（二）弥散性血管内凝血

弥散性血管内凝血（disseminated or diffuse intravascular coagulation,DIC）是指在某些致病因子的作用下,导致弥漫性微血管内血栓形成,继之因凝血因子及血小板被大量消耗及纤维蛋白溶解亢进而发生的出血综合征。临床上可有出血、休克、器官损害、溶血等一系列主要表现,病情凶险,死亡率高。

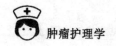

1.去除诱因,治疗原发疾病　去除引发 DIC 的诱因,及时有效地治疗原发疾病是治疗 DIC 的根本措施。

2.肝素治疗　肝素是主要的抗凝药物。每日予以肝素 6000U 静脉滴注即可改善出血症状。使用肝素时,应每日监测凝血时间,并根据结果调整药物剂量,以能保持凝血时间在正常值的 1.5～2.5 倍为宜。待出血停止,临床症状改善,凝血象恢复,方可考虑停药。

3.抗血小板凝集的药物　在 DIC 过程中血小板被活化并大量消耗,因此,有学者建议给予抗血小板药物。一般而言,在轻度或慢性 DIC,或 DIC 已被有效控制、肝素用量减量过程中方可使用抗血小板凝集药物。

4.补充凝血因子和血小板　在 DIC 消耗性低凝血期,应及时补充凝血因子和抑制物。血小板输注应视具体情况而定,在血小板生成障碍、血小板计数很低或有明显出血时可输注血小板。

5.抗纤溶治疗　当确定 DIC 发展为继发性纤溶亢进期,可给予抗纤溶药物如纤维蛋白原治疗。

三、护理措施

1.控制出血的护理措施

(1)嘱患者绝对卧床休息,必要时遵医嘱给予镇静剂,尽可能陪伴患者,给予心理安慰和支持。

(2)协助患者采取舒适体位,肺部出血而发生咯血者应取患侧卧位或头低足高位,保持气道通畅,防止血块堵塞气道;消化道呕血者应取侧卧位或头偏向一侧,以免误吸。

(3)严密监测患者生命体征及意识,注意生命体征的变化及患者的不适主诉。

(4)给予较高浓度的湿化氧气,以保证重要器官的供氧,减轻组织缺氧。

(5)表浅部位出血时,应给予加压止血并立即冷敷,但冷敷时注意防止冻疮发生。

(6)鼻腔出血时,可局部使用肾上腺素以收缩血管,局部冷敷,也可使用明胶海绵填塞。根据患者情况采取坐位、半卧位或患侧卧位。

(7)每次更换中心静脉导管的敷料后要至少按压 5～10 分钟以减少渗血,也可以在穿刺点处使用明胶海绵促进止血。出血停止时,也不要立即移走明胶海绵,待其自然脱落,否则会再次出血。

(8)配合医生采取各种止血措施,如药物止血、手术止血、内镜下止血等。

（9）准备好各种抢救物品及药品，一旦出现窒息、心包填塞、失血性休克等严重并发症时，立即配合医生抢救。

（10）注意出血部位保持清洁以预防感染，可予以擦澡、更换被服、口腔护理、会阴冲洗、协助坐浴等，如有感染应立即留取标本并做药敏试验。

（11）正确采集各种标本，及时送检。

2.预防出血的护理措施

（1）病室环境整洁安全，有防止磕碰或摔倒的安全措施，如桌角用软布包裹，地板应防滑，病床设护栏等。

（2）尽量避免侵入性操作，如血管穿刺、灌肠、导尿、肛塞栓剂及肌内注射等。若不可避免，各种穿刺后应增加按压止血时间，至少5～10分钟。穿刺时宜选择小号针头，避免使用止血带。留置各种导管时，宜选择小号导管并充分润滑，注意观察受压处皮肤及黏膜情况。

（3）避免使用非甾体类抗炎药（如阿司匹林、布洛芬等）。

（4）避免可造成身体伤害的活动。不要憋气及剧烈活动，避免情绪激动，以防止颅内压升高；尽量穿松软的棉质内衣，避免粗糙衣物摩擦。

（贾世磊）

第九节　上腔静脉综合征的护理

上腔静脉综合征（SVCS）是由于上腔静脉回流受阻导致的一组躯体症状，可表现为上肢、颈、颜面部瘀血水肿，上半身浅表静脉曲张的一系列临床综合征。

一、解剖及病理

上腔静脉位于纵隔腔中间，接受来自头颈、胸腔上部和上肢的血液进入右心房。上腔静脉是一薄壁、内压低的大静脉，周围为相对较硬的组织，如胸骨、气管、右主支气管和淋巴结。这些部位的病变都有可能压迫上腔静脉导致SVCS。少数情况下，纵隔的其他结构如食管、脊柱的病变也可引起SVCS。

当上腔静脉部分或完全受阻后，回流到右心房的静脉减少，随着阻塞位置上方的静脉压力的增加，逐渐引起侧支循环、浅表静脉扩张、结膜水肿、面部淤血、颅内压升高导致的头痛、视物不清和意识障碍。SVCS的严重程度取决于阻塞的程度、速度、位置、肿瘤的侵犯以及侧支循环的能力等因素。

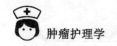

二、病因

上腔静脉受阻最常见的原因是肿瘤或增大的淋巴结压迫血管。而肿瘤直接侵入上腔静脉并不常见。主要与下列因素有关：

（一）SVCS 相关的恶性疾病

1. 肺癌　SVCS 的患者中大约 85％是肺癌患者，最常见的是小细胞肺癌，其次为鳞状上皮细胞肺癌。由于上腔静脉位于右肺部，因此右肺癌症引起的 SVCS 的概率较高。即使如此，只有 6％～7％的肺癌患者会发生 SVCS。

2. 非霍奇金淋巴瘤　第二位引起 SVCS 的恶性疾病是非霍奇金淋巴瘤。7％～20％的非霍奇金淋巴瘤会发生 SVCS。要注意的是，虽然霍奇金疾病一般会牵扯到纵隔，但是它并不是 SVCS 的常见原因。

3. 胸内转移肿瘤　多为原发于乳房的肿瘤，所以乳腺癌是引起 SVCS 最常见的转移性疾病。

（二）引起 SVCS 的非恶性疾病

血栓是目前引起 SVCS 最常见的非恶性原因。其他引起 SVCS 的疾病有上腔静脉的狭窄、胸骨后甲状腺腺瘤、良性胸腺瘤等。另外先天性心脏病及手术后、中心静脉插管或心脏起搏器引起的栓塞导致上腔静脉受阻也会引起SVCS。

三、临床表现

（一）上腔静脉回流障碍的表现

上腔静脉回流障碍表现为：头颈、上肢的非凹陷性水肿，平卧时加重，坐位或站立时减轻，常伴有头晕、头胀；胸壁静脉扩张，颈静脉怒张，当阻塞发展迅速，上述症状会加重，可出现全身水肿，并发胸、腹腔积液和心包积液。

（二）气管、食管和喉返神经受压的表现

气管受压可以引起咳嗽、呼吸困难、胸闷、口唇发绀甚至不能平卧；食管受压可引起进食不畅；喉返神经受压可引起声音嘶哑。

（三）其他表现

上腔静脉阻塞可导致中枢神经系统损害，患者可出现颅内压增高的症状，常表现为头痛、呕吐、视神经盘水肿导致视力模糊、意识及精神改变等。还会出现脑水肿、眶周水肿、结膜充血、周围静脉压升高等。

SVCS 为肿瘤急症，若短期内上腔静脉完全阻塞，且尚未建立侧支循环，则可导致上腔静脉压急剧增高，引起颅内压增高，颅内静脉破裂而死亡。但多数病例发病缓慢,当患者进行弯腰、身体向前弯曲或任何增加胸腔、颅内压力体位时,所有的症状和体征都会加重。

四、辅助检查

(一)影像学检查

1. 胸部 X 线摄片　X 线可见纵隔增宽,可发现上纵隔、右肺上叶、上腔静脉周围有肿块阴影。

2. CT 扫描　CT 可显示侧支循环、上腔静脉血管内外肿瘤以及血栓形成情况。另外,CT 准确的定位有助于引导针吸活检。

3. 磁共振影像　磁共振比 CT 扫描能更好地显示血管以及其他纵隔组织的关系,具有高度的特异性和敏感性。

4. 血管造影　血管造影可清楚地呈现胸廓解剖结构以及侧支循环流动的方式。但因有侵入性因素受到争议,同时存在发生血栓的危险。

(二)病理学检查

尽量选择创伤性小的检查,可通过痰细胞学检查、支气管镜检查、CT 引导下针刺活检、胸腔穿刺术以及纵隔镜检查来明确诊断。

五、治疗原则

(一)一般处理

1. 体位与休息　患者应卧床,取半坐卧位或头高脚低位。可增加静脉回流血量,减轻颜面及上部躯体水肿。

2. 吸氧　可缓解暂时性呼吸困难。

3. 限制液体及钠盐摄入量　减少循环血量,减轻症状。患者要低盐饮食,同时利尿剂的使用可以减轻阻塞所致的上部水肿,如脑水肿,常用呋塞米。

4. 抗凝　由于患者常处于高凝状态,必要时可给一定的抗凝、抗栓治疗,以预防血栓。也适用于非恶性病因所致的有血栓形成的情况,可缓解症状,但对肿瘤本身无效。

5. 糖皮质激素的应用　可抑制正常组织内的炎性反应,减轻压迫,控制喉、脑水肿,预防和治疗颅压升高所导致的生命威胁,可用地塞米松等。

6. 使用镇静剂和止痛剂　减轻因呼吸困难和疼痛导致的焦虑与不适。

(二)放射治疗

放射治疗具有良好的疗效,除小细胞肺癌和恶性淋巴瘤外,对绝大多数恶性病因所导致的 SVCS,放疗仍是首选的治疗方法。放疗可以减小肿瘤体积,

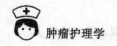

减轻上腔静脉的压迫,缓解症状。对于临床症状严重的患者,在没有明确病理的情况下,放疗也是最初治疗的手段。但是只要情况允许,按照标准应先确立病理再开展适当的治疗。起初通常采用高剂量成分,一般24～72小时内症状会有所改善。

(三)化学药物治疗

当SVCS继发于小细胞肺癌和恶性淋巴瘤时,有时可先化疗,有显著的效果。对于病变较广泛,需要照射的范围过大的患者也可先化疗。若用化疗,一般必须有明确的组织学诊断,才能制订出较为有效的化疗方案。在给药途径上,因上腔静脉受压,血液回流受阻,速度减慢,药物通过同样也减慢,所以应避免上肢给药,即避免从上腔静脉特别是右上肢静脉注入。

(四)外科手术治疗

外科手术治疗对少数患者是有效的方法,常用于良性疾病所导致的SVCS,患者能立即缓解症状。可行肿瘤切除、上腔静脉松解术、上腔静脉成形术等改善上腔静脉阻塞。另外,对恶性肿瘤侵犯范围大、有远处转移、预期生存时间短的患者,也可用外科手段作姑息性治疗,如可给予静脉支架植入或建立旁路血管等。

六、护理措施

1. 心理护理　患者病情发展迅速,临床症状明显,常因不能平卧、胸闷、呼吸困难、颜面水肿甚至感到窒息而产生焦虑、恐惧等,有时对治疗失去信心,很大程度影响到患者对治疗和护理的配合以及疾病的预后。护理人员应关心安抚患者,多与患者沟通,讲解疾病与情绪的内在联系,耐心解释与疾病相关的知识。可以请治疗效果显著的患者现身说法,增强患者战胜疾病的信心,使其身心都处于最佳的状态,积极配合治疗。同时维持安静舒适的环境,必要时可给予止痛剂或镇静剂以减轻疼痛和焦虑。

2. 保持呼吸道通畅,防止窒息　患者应卧床休息,取半坐卧位或头高脚低位,同时给予持续低流量的吸氧。协助翻身、扣背,指导患者进行有效咳嗽及排痰,必要时雾化吸入,避免过度活动以减少能量的支出。

3. 做好饮食护理及营养指导　给予高蛋白、高维生素、高糖、清淡易消化的低脂低盐饮食,少量多餐,多食新鲜水果蔬菜,保证患者大便通畅。

4. 病情观察　严密观察病情变化,注意体温、脉搏、呼吸、血压、意识变化以及有无缺氧症状,并做好记录。观察患者呼吸喘鸣音和精神状态的改变,若呼吸和神志发生了改变可能是紧急发作的信号(脑部静脉血栓形成的扩大)。

观察颜面、颈部及上肢肿胀消退情况,准确记录液体出入量。

5. 皮肤护理　由于 SVCS 的患者上半身水肿,血液循环障碍,皮肤弹性降低,易引起皮肤感染,要禁用热水袋。按时检查皮肤完好情况,观察皮肤的颜色、温度、末梢循环情况,是否有静脉炎、静脉瘀血、血栓及出血的危险。同时保持床铺的平整清洁,床上加海绵垫,注意保暖,温水擦浴,勤换内衣,减轻局部皮肤压迫,防止压疮。

6. 静脉穿刺部位选择　静脉穿刺时禁用上肢静脉、颈外静脉及锁骨下静脉,因为经这些静脉输入的液体最后由上腔静脉回流到右心房,而上腔静脉已被肿瘤组织侵犯和压迫。应选择下肢静脉建立输液通道,药液通过下腔静脉回流至右心房。同时要严格限制液体输入量,控制输液速度。如需静脉输注化疗药物,特别是发泡剂和刺激性较强的药物,临床上不使用下肢外周静脉输注,以免发生化学性静脉炎和血栓。推荐选择股静脉置管给药,比较安全。尽量避免在指(趾)端进行侵入性或压迫性的操作,尤其禁止在右上肢测量血压、静脉穿刺、戴戒指和穿紧身衣,因为压迫时回心血量减少,导致阻塞位置上方的静脉压增高。

7. 放化疗患者要做好相关的护理。

七、预后

SVCS 的预后取决于原发病变的性质、侧支循环建立情况及治疗效果,主要包括原发肿瘤的组织学诊断、肿瘤的分期、肿瘤对放疗或化疗的反应性、诊断期间患者的行为表现、以往治疗情况及剩余治疗选择的有效性等。恶性淋巴瘤的预后要好于肺癌,复发的概率小;而小细胞癌的复发较常见。恶性SVCS 的患者的复发概率为 $10\% \sim 19\%$。未治疗的恶性 SVCS 的预后较差,生存时间通常少于 6 周。

(曲晓怡)

第六章　肿瘤患者心理护理

随着医学模式由生物医学模式向生物-心理-社会医学模式转变及护理学的发展,护理制度由过去以"疾病为中心"的功能制护理向以"患者为中心"的整体护理转变,把人看成是一个身心统一的整体,护理工作就是要给患者以护理支援,关心患者的心理,提高自我护理能力,促进患者早日康复。时至今日,"心理护理"的概念已成为现代护理模式的核心概念。心理护理是对现代医学模式最好的诠释与实践。

第一节　临床心理护理概论

一、心理护理的概念

心理护理是指在护理过程中,护士以心理学的理论为指导,通过各种方式和途径,积极地影响患者的心理活动,帮助患者在自身条件下获得最适宜的身心状态。

心理护理是护理心理学的核心内容之一。心理护理强调运用心理学的理论和方法,更要求护士紧密结合护理专业的临床实践,致力于对患者治疗过程中的心理问题进行甄别、研究及解决,减少一切不利于患者身心健康的消极影响,为备受病痛折磨的患者营造良好的身心健康氛围,提供心理支持。

二、心理护理的基本要素

心理护理的基本要素是指启动心理护理运转系统的四个前提条件。心理护理的基本要素是:护士、患者、心理学理论与技术、患者的心理问题。需由具备一定的心理学知识和技能的护理人员按照护理程序,运用各种心理学理论和技术有计划地针对肿瘤患者存在的或潜在的心理行为问题实施整体护理。

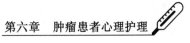

护士是心理护理的主体,患者是心理护理的客体,心理学理论及技术是心理护理过程中问题解决的方法体系,心理问题是心理护理的具体目标。四个基本要素相互依存,彼此相扣,构成一个环状心理护理的运转系统。其中任何一个环节的空缺,都会导致整个运转系统停止运行。

心理护理贯穿于患者护理的全过程,要求护士应具备一定的心理学知识和技能,才能正确识别患者的心理问题,综合使用各种心理学理论和技术,按照护理程序(评估、诊断、计划、实施和评价)有步骤、有计划地进行。

三、护理领域的临床心理问题评估

几乎所有的患者在疾病诊治过程中都会出现程度不同的心理失衡、心理偏差或心理危机,但其表现形式不同。护理领域的临床心理问题评估就是依据护理心理学理论,排除精神疾病和严重精神异常人群,遵循心理评估的原理,融合心理学、医学、护理学、社会学等综合知识与技能,对有心理问题或心理障碍的临床患者做出心理特征的判定和鉴别。主要功能是:

1.筛选干预对象 筛选出需要心理护理的干预对象。通过动态监测,在众多患者中首先应及时、快捷地甄别出重度心理危机特别是有自杀倾向的患者,争取在最短时间内化解患者心理问题,防止悲剧发生。另外,在科学评估基础上,将患者心理反应临床心理干预等级分为轻、中、重度,对患者心理状态实施综合性评估,酌情拟定干预方案,对不同程度心理问题患者采取针对性的干预措施,避免盲目性。

2.提供干预依据 临床心理评估既要把握患者心理反应的强度,还要分析患者心理反应的影响因素。同样的心理表现形式,其影响因素却不尽相同。如焦虑、抑郁、恐惧、愤怒等负性情绪,可能受到疾病认知、就医环境、社会支持、人格特征等不同因素影响。医护人员只有明确患者发生心理反应的主要原因,才能有的放矢地制定干预对策,有效降低患者负性情绪反应强度。

3.干预效果评价 医护人员在针对患者特点实施心理干预后,要通过患者的情绪表现,评估干预措施是否有效。如果发现患者负性情绪反应强度降低不明显甚至趋于严重,应及时修订、补充更为有效的干预对策。

四、评估心理问题的注意事项

1.取得患者认同 良好的护患关系是心理护理成功的重要保证。护士应尽可能让患者了解心理评估对自身健康的意义,与患者正式交谈前要了解病情,计划交谈的具体目的和内容,使谈话内容具有针对性,并使患者乐意接受。

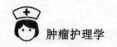

在使用评估量表时,需与患者协商沟通,不能强迫患者回答问题,患者同意后,要让患者打消顾虑,如实表述,方能保证评估结果的真实性、可靠性。

2.保护患者隐私 涉及患者隐私的谈话,应在没有其他患者的场合进行,此时工作人员也应尽量减少。无论是患者的自述还是量表统计的结果,都可能涉及患者隐私,护士必须妥善保管患者的个人资料。

3.尊重患者权益 接触交谈要尊重患者人格,防止一切不良因素给患者带来的躯体和精神痛苦。进行临床心理评估,要取得患者同意,如果患者不同意使用量表,护士应尊重患者的选择,可改用访谈法或观察法,通过患者的言语、动作、表情进行评估,制定干预措施。

第二节 肿瘤患者的心理特点与心理护理

一、与肿瘤相关的社会心理因素

肿瘤是威胁人类生命最严重的疾病,肿瘤的影响因素除了物理、化学、生物遗传、激素、营养等因素外,社会心理因素在肿瘤的发生、发展和预后中也起着非常重要的作用。一般认为以下社会心理因素与肿瘤相关:

1.个性特征 个性是指一个人由于生活环境、所受教育等背景不同而长期以来形成的对于事物的固定看法和反应形式。其中内向性格,喜欢抑制烦恼,绝望或悲痛、情绪不稳定、谨慎、孤独、抑郁的性格特征被认为是"C 型性格",也叫"C 型人格",有些心理学家把这种性格称为"癌前性格"。有研究表明,"C 型人格"是女性乳腺癌发生的典型人格,这种人格的中心表现是不善表达、爱生闷气、缺乏自我意识、息事宁人、过分耐心、过分合作、屈从让步、回避冲突等。

2.生活事件 生活事件是一个人产生应激的主要来源,特别是离婚、丧偶、亲人死亡等"重要的情感丧失"与癌症发生关系密切。1883 年,英国学者 Snow 提出:250 名患有乳腺癌和子宫颈癌的妇女被描述是受到厄运(精神创伤)的打击,其中 156 人具有"经历了失去亲人的巨大悲痛而发病"的病史,从而得出"精神因素可能是癌症病因中最强烈的一个因素"的结论。Leheer (1980)用社会再适应量表对 40 名直肠癌患者、14 名胃癌患者和 10 名正常人作为对照进行研究,结果显示,胃癌患者在首发症状出现前两年期间受生活恶性事件的冲击显著高于一般人群。此外,在中国大庆对胃癌的调查中也发现,胃癌患者在被确诊前的 8 年内,76%的患者遇到过生活事件。

3.情绪　情绪与癌症相关,有研究表明,抑郁情绪可提高恶性肿瘤患者的患病率和死亡率,而恶性肿瘤患者易伴发抑郁情绪,患者的病后情绪又可加速恶性肿瘤的病程,形成恶性循环。

二、肿瘤患者的心理特点和影响因素

(一)肿瘤患者的心理特点

人们对癌症诊断做出的反应由于患者的文化程度、生活经历、家庭环境、社会背景各不相同,癌症所引发的心理反应差别很大,但一般随着病情的进展,患者会出现下列心理反应。

1.发现期的心理反应　患者对恶性肿瘤的认识上存在不同程度的片面性,得了癌症就等于被宣判了死刑,认为"癌症"就是"绝症","谈癌色变"的情况普遍存在。患者在被怀疑但还没确诊为癌症的一段时间内,主要的心理反应是焦虑,否定和不相信自己得癌症。在未明确诊断前,患者常表现为心情紧张,忧心忡忡,坐卧不安,唉声叹气,感情脆弱。对医护人员的言语、举止、态度十分敏感。"这绝对不是真的,你们一定是弄错了,我确信是我的病理切片被弄混了,或者是医生混淆了我和别人的检查结果,这种事绝不会发生在我身上⋯⋯"。这种怀疑,足以导致患者产生严重的焦虑情绪。患者这种矛盾心理状态可一直持续到认可疾病真相为止。此时应给患者一段考虑的时间,让他们接受并认同这个消息,使其精神不至于立刻崩溃。

2.确诊后的心理反应

(1)休克-恐惧期:多数患者得知患癌症时会表现为震惊,称为"诊断休克"。患者心理受到极大的冲击,反应强烈,可表现为惊恐、心慌、气短、眩晕、昏厥甚至出现木僵状态。

(2)否定-怀疑阶段:患者表现为怀疑诊断的正确性,并在潜意识里使用否定的心理防御机制来减轻内心的痛苦与紧张。如怀疑诊断报告有误,认为医生误诊了自己的病情,怀着希望经常到条件设备更好的医院或肿瘤专科医院复诊,企图推翻癌症的诊断。否定是一种正常的心理防御反应。

(3)愤怒-沮丧阶段:一旦证实了癌症的诊断,患者常会变得愤怒、沮丧、易激惹,出现冲动性或者攻击性行为,如大发脾气、骂人、摔物,悲观绝望,甚至轻生自杀。

(4)接受-适应阶段:随着时间的推移,病情的进展,患者不得不接受和适应患癌症的现实。对病情能主动接受的患者常因个性比较乐观开朗,处于家庭和社会给予患者感情支持的氛围中。被动接受的患者表面平静,但可能处

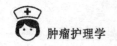

于无奈、无助、无望的消极情绪包围中,内心经受着心理痛苦的折磨,如不能及早发现并进行干预,病情很可能发展为抑郁症甚至更严重的精神疾患。

(5)情感升华阶段:升华是积极的心理防御反应。部分患者最终认识到现实无法改变时,能以平静的心情面对现实生活,在短暂的时间内,生活得更充实更有价值,努力实现自己的愿望和理想。升华能把消极的心理转为积极的效应,不但有利于心理平衡,而且有利于身体状态随着心理状态的改变朝着好的方向发展。

3.治疗期的心理反应

(1)趋避冲突心理:由于恶性肿瘤患者的手术常比一般手术创伤严重,某些手术对患者的形体和功能影响也较大。如女性乳癌根治术后,手术本身就会对患者产生极大的心理压力,并影响整个治疗过程和预后。化疗、放疗的患者由于严重的治疗不良反应导致严重的不良心理反应,常陷入严重的趋避冲突中,内心顾虑重重,不易摆脱。治疗的挫折也会加重患者的情绪应激,如焦虑、绝望,甚至产生中枢神经系统的功能障碍,如幻听、幻视、定向力障碍、精神错乱、嗜睡、谵妄和人格改变等。

(2)认可和依赖心理:随着时间的推移,患者内心不得不承认自己患癌症的事实,幻想破灭,患者为了不让家人过度悲伤,亲人为了患者安心治疗,互相心照不宣,彼此绝口不提病情。患者此时显得十分平静,愿意和家人待在一起,以得到精神上的安慰和鼓励。但同时患者也产生较强的依赖性,表现得苛刻挑剔、爱发脾气,把生的希望甚至日常生活护理也交给医护人员,以"自我"为中心,随时随地要求医护人员给予照护。

(3)抑郁和悲观绝望心理:随着癌症患者病情的日益恶化,癌性疼痛的折磨、化疗和放疗过程中出现的不良反应,常使患者对生活和前途失去希望,产生"生不如死"的念头,死亡安排多于生还打算,祈求早日解脱痛苦。患者常表现为忧郁、悲观、消沉、绝望、自残甚至自杀。

(二)影响肿瘤患者的心理因素

1.对肿瘤的片面认知 由于恶性肿瘤的死亡率较高,人们普遍认为"癌症是不治之症",一经确诊,患者往往会感到生命即将完结,出现否认、恐惧、愤怒、焦虑和抑郁等心理反应。

2.治疗疗效和预后与期望值间的差异 患者接受治疗的过程中,会对治疗的疗效和预后产生过高的期望,如果病情出现反复,治疗疗效欠佳,患者就会丧失信心,出现抑郁、悲伤、焦虑、易怒等情绪反应。

3.对治疗方法缺乏科学认知 对放疗、化疗的基本知识缺乏了解,患者对于化疗、放疗期间出现的不良反应,如恶心、呕吐、食欲差等情况不了解,常会加重患者的焦虑、恐惧心理,使免疫功能进一步降低。有些患者治疗后出现形体方面的改变,如脱发、面容水肿、器官缺损等,患者会为此产生自卑、敏感、回避、自我封闭、自信心不足等性格行为的改变。

4.医疗费用过高带来的经济压力　治疗癌症产生的高额费用常会给患者带来巨大的经济压力,造成患者情绪低落、顾虑重重,重则悲观绝望甚至出现自杀企图。

5.家庭和社会支持缺乏　家庭和社会对肿瘤患者有很重要的支持作用,如果家庭成员对患者不关心、冷漠、甚至遗弃,社会和单位对患者缺乏必要的关怀,则患者会处于无助状态,加重患者的心理负担,造成严重的心理问题。

三、肿瘤患者的心理护理

(一)肿瘤患者的心理评估

1.评估患者的一般资料及生理健康水平　收集患者一般资料多采用临床观察法、访谈法,内容包括患者性别、年龄、职业、文化程度、经济等。评估患者生理健康水平及相关问题对患者的心理影响。例如,患者有无肿瘤或相关治疗导致的持续剧烈疼痛或长期慢性疼痛;肿瘤或相关治疗导致的外形受损;肿瘤或相关治疗导致的生活功能的严重缺失等问题,以及上述问题对患者的心理影响程度如何。

2.评估患者的心理健康水平　①评估患者的人格特点及认知能力,可根据需要使用人格量表评估患者的人格特点,深入了解其个人价值观念,有助于进一步明晰患者对待疾病的态度和应对方式。②评估患者有无焦虑、抑郁、恐惧、愤怒等负性心理情绪,可通过使用焦虑、抑郁等情绪量表评估患者的精神状况,甄别负性情绪,尤其是抑郁情绪。要对患者的抑郁程度进行分级,做好肿瘤患者自杀行为或情绪特征改变,如冷漠、退缩、愤怒等危险信号的评估。③评估患者的社会支持水平:评估患者的社会资源,例如,患者的职业和家庭生活中存在的问题,可能获得的有效社会支持,以及患者对社会支持的利用情况。通过访谈了解患者的生活经历,使用心理应激量表,如生活事件量表,调查患者近期经历的生活事件,分析其心理应激水平。

(二)肿瘤患者的心理健康教育

1.科学地提供癌症相关知识和信息　癌症患者由于不了解肿瘤的相关知识或对肿瘤治疗效果感到绝望而过分紧张、焦虑。根据患者不同情况,护理人员要热情、耐心对待,用通俗易懂的语言讲解病情,让患者知道自身疾病的发生、发展、疗效等,纠正患者的不良认知,使患者对肿瘤有一个科学的了解,接受放疗、化疗带来的不良反应,使患者的信息需求得到满足。做到让患者认清自身状况,减轻紧张、恐惧、消极的心理。

2.介绍心理因素与肿瘤发生、发展、预后的关系　针对患者前期心理评估的情况,与患者探讨人格特点、生活事件及情绪状态等与肿瘤的发生、发展的相关性,让患者明白长期的精神紧张、情绪压抑、心情苦闷、悲观失望等不良心理状态是癌症的促进剂。与患者交流中多讲现实中的"抗癌明星"的抗癌故事,使患者认识到积极的心理因素在癌症的治疗和康复中起着重要的作用,激发患者的强烈的抗癌信心。

3.指导患者调整心理状态的方法　护理人员指导和鼓励患者勇于表达自己的情绪,教授患者自我心理调节技术,如放松技术、积极的应对技巧、确立新的生活目标、建立新的生活方式等,减轻焦虑、抑郁等负性情绪,以乐观、积极的态度对待人生。

(三)肿瘤患者的心理护理措施

心理护理的目的是为癌症患者提供良好的心理氛围,调整患者的心理状况、情绪状态、认知评价、应对方式,改善患者的生理、生化、免疫功能,提高生活质量,延长生存时间。

1.提供支持性心理护理　肿瘤患者不仅要承受来自躯体的痛苦,还要承受来自精神上的巨大压力,为此,给予心理支持尤为重要。护士应尽可能让患者了解心理评估对自身健康的意义,及时与患者沟通,根据患者具体情况运用解释、疏导、安慰、鼓励、倾听和体察患者的感受,耐心解答患者提出的所有问题,取得患者的信任,与患者建立良好的护患关系。适时科学地疏导、安慰和鼓励患者,对患者的身心痛苦给予同情,对患者的人格给予充分的尊重。

2.根据患者的人格特点选择对策　护理人员应评估患者的心理问题,结合患者个体特点,因人而异地制订心理护理措施。如对特质焦虑的癌症患者,心理护理的重点可侧重于控制干扰患者的各种外来影响因素,针对此类患者对刺激敏感、反应强烈、难以排遣等特点,尽可能减少不良外来刺激对其造成的心理压力。

3.鼓励患者建立有效的社会支持系统　团体活动增加患者的归属感,使患者能够感受到家庭和社会的支持和关心,从而提高生活质量。护士要鼓励患者主动加强与家庭的联系,积极加入癌症康复中心或癌症患者俱乐部,在患者、医务人员、家属和社会之间建立一个互相理解、团结一致、共同对付癌症的抗癌同盟,以增强患者的信心,减轻或消除患者的消极情绪,帮助患者找到新的生活目标和精神寄托,增强患者对自身健康的高度责任感。

4.对恶性肿瘤患者常见心理问题给予心理护理　详见本章第三节:恶性肿瘤患者的常见心理问题及护理。

第三节　恶性肿瘤患者的常见心理问题及护理

一、焦　虑

焦虑是个体对一个或多个模糊的、非特异性的威胁做出反应时所经受的不适应感和自主神经功能紊乱状态。焦虑在生理方面表现为疲乏、失眠、厌食、恶心、呕吐、腹泻、多汗、心悸、胸闷、气促、头痛等症状;在情绪方面表现为容易激动、缺乏耐心、自责、谴责他人;还有某些异常行为,如有的患者沉默不语、愁眉不展,有的患者喋喋不休,反复唠叨病情,有的患者坐立不安、来回踱步等。适当的焦虑有益于个体更好地适应变化,在生活和工作压力面前通过自我调节达到身心平衡状态。但过度焦虑且无法控制,则会对个体的身心健康造成不良影响。

护理措施:为患者提供安全、舒适的休养环境。护士与患者交流时,应态度和蔼,语速适中,解答耐心,倾听患者的诉说,为患者提供宣泄的机会,理解、安慰、鼓励患者,采取适宜的放松方式,如听音乐等。帮助患者树立一种斗争精神,使患者能够采取积极的态度寻求关于疾病和治疗的信息,主动配合治疗。宣教健康知识,减少应激源对患者的刺激与干扰,评估患者当前的应对方式是否适当,帮助患者了解当前的应对方式对焦虑的存在和消除起到的作用如何。指导患者采取有效的应对方式代替不良的应对方式,并及时提供反馈意见,对患者的积极变化及时给予正性强化。

二、抑　郁

抑郁是指一种情绪低落状态,是由于心理应激的失控而产生的消极的自我意识,如自我评价降低,自信心丧失,有自卑感和无用感;生理方面会有睡眠障碍、食欲减退、内脏功能下降等表现;行为方面表现为患者言语减少,兴趣丧失,回避人际交往等。70%～80%的肿瘤患者伴有不同程度的抑郁,这与疾病长期折磨和担心经济费用支出等有关。患者在抑郁的状态下会有悲观、失望、无助、冷漠、绝望等不良心境。抑郁心理具有发生率高、不易识别的特点。

护理措施:及时甄别出具有抑郁症状的患者,必要时请心理医师会诊。护

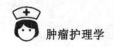

士做好抑郁患者护理最重要的一环是重视患者可能出现的自杀行为,特别要注意那些情绪低沉、沮丧、自罪自责、厌世的患者。护士必须及时将患者的自杀危险性告知患者家属,并与患者家属配合,共同给予患者心理支持。通过解释和引导努力改变患者的想法,引导鼓励患者参与力所能及的活动,培养爱好和兴趣,激发患者的主观能动性,转换不良心境,树立战胜疾病的信心。对于长时间较严重的抑郁,应该进行专业的心理干预,应用抗抑郁药物治疗。医护人员之间应就患者的自杀危险性及时沟通,在医疗文书中记录对患者自杀危险性的评估和干预记录。

三、孤独感

孤独感是指个体感觉到需要或希望与他人接触,却无力实现这个愿望的消极情绪体验。孤独是一种消极的主观感觉,多数癌症后患者会感觉到自己的生命偏离了正常的轨道,变得情绪低落、敏感多疑,难以与周围人融洽相处,从而产生孤独感。患者住院治疗后,社会信息被剥夺,依恋亲人的需要得不到满足,孤独感会进一步加重。随着病情迁延,来自各方面的关怀逐渐减少,加之痛苦较大,生活不能自理,更加剧了肿瘤患者的孤独和被遗弃感。

护理措施:护士应评估患者孤独的原因和促发因素,如社交障碍、近期生活变化等,鼓励患者表达孤独的感受。护士应关心理解患者孤独寂寞的心情,耐心安慰患者,多与患者接触,还可以通过增加信息源、谈论他们感兴趣的话题,倾听患者的心声。安排亲人探访和陪伴,鼓励病友之间的交往,组织适当的娱乐活动等措施减轻患者的孤独感。

四、否　认

否认是一种消极的心理防御。一个人得知自己患了恶性肿瘤时,典型的反应是震惊和否认。"不可能!""我怎么可能得这种病!"否认是几乎所有患者得知自己患有不治之症时的第一反应。患者的否认是一种保护性应对防御机制,适度的否认对患者有益。

护理措施:护士应与患者建立良好的护患关系,提供机会让患者表达内心的恐惧和焦虑,鼓励其逐渐面对问题或者表达对某个问题的关心,切忌直接质问患者的否认行为。在患者没做好充分的心理准备前不要强迫他们面对现实,如果他们对所否认的问题表现出关心时,则向其提供有关指导和必要的心理支持,使他们一步步接受现实,逐步适应。

五、恐 惧

恐惧是个体由于某种明确的具有危险的刺激源所引起的个体的消极情绪。和焦虑不同,它有非常明确的对象。恐惧的产生源自对肿瘤未知的恐惧、对死亡的恐惧、对癌痛折磨的恐惧、对手术的恐惧、对放化疗的不良反应及并发症的恐惧。患者常常表现出烦躁、易激动、健忘,注意力过度集中到疾病信息上,并有惧怕、忧虑和不安的感觉,多采取攻击或逃避的方式来降低恐惧感。

护理措施:护理人员可请曾有同样经历的被治愈的癌症患者现身说法,为患者提供心理支持和大量信息,纠正其不正确的认识。通过指导患者学习身心放松、深呼吸而缓解其恐惧心理。鼓励患者积极配合医生治疗,甚至让患者参与治疗上的选择,尽量减轻患者的痛苦。社会、工作单位也应尽量地给予患者关怀和照顾,帮助患者解决经济负担及家庭中存在的困难,让患者感受到人间的温暖。

六、悲 哀

悲哀是个体患病后常见的情绪反应。可分为两种:由已存在的或已觉察到的丧失所引起的悲伤,称为功能障碍性悲哀;由预期发生的丧失所引起的悲伤,称为预期性悲哀。可表现为抱怨、沮丧、哭泣、忧伤、愤怒、自责、自怜等。

护理措施:护士应鼓励患者表达悲哀情绪,提供心理支持和社会支持。协助其制订每天的生活计划,尽快恢复到正常状态。鼓励癌症患者正确地面对问题,树立起新的生活目标。

七、绝 望

绝望是人面对所期望的事情或需要解决的问题,认为没有任何的机会或办法,无法实现个人目标时产生的一种消极的情绪状态。常见于恶性肿瘤晚期的患者。

护理措施:护士是这类患者最强的心理支持者之一,应根据癌症患者的具体情况,运用解释、疏导、安慰、鼓励、保证、耐心地倾听、亲切的交谈等手段,缓解其压力和紧张情绪。鼓励患者表达绝望情绪,提供宣泄情绪的适宜条件,提高患者的自信,激发其生活动机,共同讨论面临的问题及可能的解决方法。帮助他们改变对问题的认识,认识到自身的力量和资源,提高战胜困难的自信心。加强与患者的情感交流,提供心理支持,鼓励他们增加与他人的交往,积极建立自己的社会支持体系。

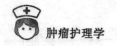
八、遵医行为问题

遵医行为是指患者为了预防、治疗疾病而与医嘱保持一致的行为。但由于种种原因,患者可能不遵从医嘱。

护理措施:护士在提高患者的遵医嘱行为中起着重要的作用,要充分认识到护患关系和沟通的意义。以精湛的技术、和蔼的态度赢得患者的信任,要以科学、简明、通俗的语言讲解或解答疑问,在执行医嘱时应调动其积极性,使其理解医嘱,主动执行医嘱。

九、自我概念紊乱

自我概念紊乱是指对本人认识的消极改变或不适应,包括体像、自尊和个人身份的消极改变。如乳腺癌根治术后形体的改变,化疗引起的脱发,化疗的不良反应。患者常有自信心受挫,产生自卑、自怜的消极情绪。

护理措施:为患者提供隐私和安全的环境,鼓励患者表达自己的感情和看法,对自身的健康问题和处理、预后提出问题,护患之间建立相互信任关系。促进患者与社会的交往,注意提高患者的适应能力。根据患者不同情况提供护理,如护士在评估患者所丧失部分意义的基础上,鼓励患者说出自己对身体的感受,纠正错误的认知。鼓励患者面对现实,学会重建生活。

(刘建晓)

第七章　肿瘤患者病情告知和沟通技巧

沟通是人与人之间信息交流的过程。在中国文化背景下,该不该告诉癌症患者实情是护理人员经常面对的难题,这需要护理人员与患者交流时灵活运用沟通的技巧,以达到最佳的护患交流效果,为肿瘤患者提供最优质的心理护理。

第一节　病情告知

一、病情告知的定义

病情告知即患者的知情权,指的是医疗过程中,由于医疗行为的特殊性,患者将自己的健康托付给医护人员,同时由于缺乏足够的医学知识,对手术、检查、疗效、价格都不甚了解,需要医护人员为其提供做决定所必需的足够信息(如病情、诊疗方案、预后及可能会出现的危害等),保证患者"知情"。由医护人员在适当时机、适当地点告知患者真实病情,以便让患者在权衡利弊后,对医护人员所拟订的诊疗方案作出同意或否定的决定。

二、病情告知的历史发展过程

18世纪美国医生已经实行知情同意,但那时不是出于对患者人格、尊严、个性化权力的尊重。现代意义上的知情同意在20世纪40年代得到认可,西方普遍接受了不取得患者或当事人在自由意志下的知情同意,就不允许对他们进行任何医学试验。1957年,美国法院通过"知情同意权",1974年,美国颁布的《患者权利》明确规定:考虑周到的、尊重人的医疗护理权;得到有关诊断、治疗和预后的完全和最新信息的权利;了解其住院费用并且得到解释等12项权利。1981年,在葡萄牙第43届世界医学会大会通过的《患者权利宣言》,确

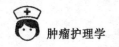

认了患者应享有的包括知情同意权在内的 6 项权利。

在我国知情同意权最为典型的形式是被严格执行的外科手术前的签字制度。1982 年,卫生部发布的《医院工作制度》第四十条(手术室工作制度)的附则(施行手术的几项规则)中第 6 款规定:施行手术前必须由患者家属或单位签字同意(体表手术可以不签字),紧急手术来不及征求家属或单位同意时,可由主治医生签字,经科主任或院长、业务副院长批准执行。近些年来我国颁布的《中华人民共和国执业医师法》《民法通则》《医疗机构管理条例》《医疗事故处理条例》等一系列法律、法规中,均有明确涉及患者享有的知情同意权的细则。

三、病情告知现状

告知癌症患者真实病情是欧美发达国家的成熟做法。在我国医护人员面对癌症患者的一个复杂的非技术性难题是:如何既能如实告知癌症患者实情,又不至于产生不良后果。该不该告诉晚期癌症患者实情被肿瘤科医护人员普遍认为是非常难以处理的问题,医护人员常需考虑制约患者对癌症的认识能力和认识水平的因素,如患者的年龄、性别、文化程度、生活习惯、嗜好、观念以及工作、家庭、所处的地理环境等。

由于癌症患者缺乏足够的医学知识,对癌症的认识不足,受"癌症是不治之症"等大众思维的影响,患者"谈癌色变",容易产生错误想法。医护人员普遍认为告知患者实情会让患者难以承受"癌症"的打击,因此,对患者提出的问题避重就轻,不敢告知患者实情,患者对治疗和生活失去信心而产生种种不利后果。"告知与不告知",常是医护人员与患者家属讨论较多的问题。在我国医护人员中一直存在这样的共识:认为如果一个人不幸身患绝症,病情应该向其本人保密。而我们一直强调的知情同意权利常常就是患者家属的权力。

在中国的文化背景下,人们的观点认为个人的事情就是家庭的事情,个人自主的观念并不深,我国对于癌症患者的病情,目前常是医护人员先将癌症患者的病情如实告知家属,然后由家属决定是否告诉患者。若家属要求医护人员保密,医护人员不会告诉患者病情的真相,患者的知情同意权是"家属优先制"。患者的知情权掌握在家属手里,特别是在对一些重症、绝症的知情上,并被视为一项保护性医疗制度而被社会所广泛认可,这一制度与手术前患者家属的签字制度成为中国知情同意权的主要内容。

但是"家属优先制"的告知现状与我国现行的法律之间存在着一定的矛盾。如《医疗事故处理条例》第 11 条规定:"在医疗活动中,医疗机构及其医护人员应当将患者的病情、医疗措施、医疗风险等如实告知患者，及时解答其咨询，但是，应当避免对患者产生不利的后果。"条例中明确规定了知情同意权是法律赋予患者的权利，是必须满足的条件，当然也包括癌症患者，医护人员对患者及其家属履行告知是一项必需的法定义务。现行知情同意权中的"家属优先制"明显与《医疗事故处理条例》的有关规定不符，与目前现行的医疗体制不符。事实证明，若继续实行家属优先制，患者家属的意见并不能够完全代表患者本人的意愿，也不能满足患者知情权的需求，这既剥夺了患者的知情权、损害了患者的利益，也损害了医院及医护人员的利益。

近年来，大量研究表明：患者越来越重视自己的自主权利，大部分患者都想知道自己的病情诊断、治疗、预后及可能发生的不良反应，开始要求终止自己生命的权利。事实上，医护人员在医疗实践过程中也常常低估了癌症患者心理承受能力，由此可见，对患者真实病情"该不该告知"已经不再是个问题。如在临床实践过程中，癌症患者由于疾病的折磨常会要求医护人员能够与她们多做交流或得到心理治疗以减轻压力；希望在手术或治疗前给予详细的解释，并求得同意；希望能在来院复诊时得到医护人员的提醒、帮助甚至陪伴等。这些都表明，癌症患者希望得到相关疾病的医疗护理指导、科普教育和心理治疗。显而易见，这些工作只有在患者知晓病情的情况下才能进行，对于那些未被告知病情的患者，很难争取到其完全的治疗配合，亦很难做到有效的医疗心理护理和疾病宣教。只要医护人员能正确评估患者对获知病情的愿望、实际想法和应对危机的能力，家属能做好充分的思想准备和应对能力，并选择适宜的时机和方式告知患者真相，绝大多数癌症患者是能应对的。

四、病情告知的意义

在明确诊断以后，告知患者病情和不告知患者病情，两者的心理反应和应对行为有显著差异。不知道病情的癌症患者的心理反应重、情绪差、应对行为消极无效、对未来充满迷惑与绝望，这对癌症的治疗和预后有着很大的负面影响。有调查表明，癌症患者建议的最佳告知时间是确诊后 1 周内即告知者占 73.31％，2 周内占 13.51％，1 个月内占 10.93％，3 个月内占 5.79％；但 66.8％的癌症家属患者认为应当在患者症状无法控制、处于临终状态时告知。由此可见，大多数患者希望在较短时间内被告知病情，而家属则主张尽量把告知时间拖延至患者临终状态。因此，癌症患者的诊断明确以后，如果医生、护士或者家属能够尽快地选择适宜的时机，将患者疾病的起因、预后、治疗手段和注意事项等实情告知患者，就能充分调动患者的主观能动性，减轻心理压

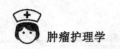

力,以乐观的态度面对未来,这对提高疾病的治疗效果和癌症患者的生存质量会产生十分重要的作用。同时,医护人员面对不同患者,应遵循"知情同意、不伤害、最优化"的医学伦理原则,也充分体现了21世纪新的医学模式,强调了"治人"的观点及对人的尊重。

五、病情告知目的与内容

告知癌症患者病情的目的是通过告知手段使患者逐渐了解癌症、认识癌症,激发患者面对癌症的勇气和与癌症作斗争的信心和决心。

国际上十分注重对癌症患者实施逐步地、分层次告知,让患者有一个逐步接受现实的过程,同时也更为强调对患者病情应如实告知。病情告知涉及的内容大体上包括以下几个方面:

1. 评估癌症患者面临的主要问题及其顾虑。

2. 患者对这些问题的理解和应对方式。

3. 患者的这些问题对患者本人及其家属在心理、情感和社会方面的影响。

4. 患者所患癌症的种类、恶性程度、是否转移、目前治疗的最佳措施、治疗中应注意的问题、护理要求及其安排、为达到治疗的效果患者必须相应改变某些生活方式等。

5. 了解患者对医护人员所告知内容的反应。

6. 评估、判断患者对今后治疗的需求。

7. 与患者讨论疾病治疗方案及医疗费用使用细节,使患者明白其中的内涵。

8. 尽量使患者同意治疗方案。

9. 如果患者暂时不同意治疗方案,医护人员所采取的应对方案。

六、病情告知后患者的反应

实践表明,不知道自己病情的癌症患者,在忍受疾病的折磨和接受痛苦的治疗时,由于得不到医生、护士的正确引导和帮助,随着病程进展和治疗手段的实施而表现为明显的消极应对行为,其焦虑、抑郁程度呈不断加重的趋势。因而不能正确认识和面对疾病,对未来缺乏信心,充满迷惑与绝望,从而采取一些悲观绝望、没有效果的应对行为,其焦虑、抑郁程度显著高于知道了自己病情的癌症患者,这对患者病情的治疗、预后以及生存质量有着十分不利的影响。而知晓病情后的多数癌症患者的心理反应属于正常范围,如震惊、麻木、否认,这种反应使患者对危机保持一定的情感距离而不是身陷痛苦之中,数天之后会表现出明显的痛苦、焦虑、忧虑甚至愤怒。此时,患者最需要的是和周围的人进行交流,医护人员应设法创造一种环境和气氛,让患者能够有充分发泄情绪的机会,去倾吐心中的不安、恐惧等。医护人员应站在患者的立场上,给予同情、理解,并及时给予心理支持。虽然多数患者知晓病情后,短时间会出现负性情绪过多的现象,但随着时间的推移,患者会表现出对疾病的良好的适应性。尤其是随着治疗手段的实施,知道自己病情的患者在医生、护士的指导帮助和亲戚朋友的开导关爱下,能很快过渡到接受期,并能与医生、护士配合得很好,其焦虑、抑郁程度明显减轻。例如,肿瘤患者知晓病情后常常表现出恐惧、焦虑、抑郁等精神症状,而这种经过也多属于正常的和适应性的表现,多数15天左右会自然消退。此时医护人员及家属若能够采取适当和适时的告知方法,配合实施针对性的干预计划,可能有助于缩短癌症患者知情后的精神心理反应经过、减轻其反应程度。

七、影响病情告知的因素

1.影响患者知情需要的一个重要因素是家属的文化程度、文化修养、社会文化背景。

2.家属选择是否让患者知情以及知情程度的另一个重要因素是癌症的种类、预后以及治疗需要。

3.患者的性别、年龄、文化程度、身体状况、精神面貌、生活习惯、生活经历、社会文化背景、人际社交能力、寻求知识及信息的愿望和态度。

4.医护人员自身的专业知识、对事务的判断和洞察能力、自身的应对能力及应激能力、语言及非语言沟通能力、医患沟通交流技巧以及是否有足够的患者需要的知识和信息。

5.病情告知的时机、场合、地点及方式。

八、病情告知中应注意的问题

1.处理好知情权与医疗保护 病情告知对患者来讲是权力,对医护人员是义务。患者有权知晓自己的病情,知情权是患者就诊、医疗过程中的一项重要权力,医护人员应该把患者的知情权放在比医疗保护更为重要的位置。病情告知要根据患者的心理状态、承受能力,采取分段、循序渐进的方法告知患者。医疗保护则是要在尊重患者知情权的前提下,从关心患者出发,尽量避免产生不利后果的一种要求。如有些癌症患者紧张、猜疑、性情忧郁、孤僻,不能正视自己的疾病;还有些癌症患者坚信自己得的就是良性疾病;对这些患者不

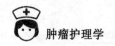

宜告知实情,应注重对其实施医疗保护。

2. 患者知情后不同意时的对策 患者可以对医护人员所采取的治疗措施决定取舍。患者在患病过程中的生理和心理的变化是动态的,患病后部分患者易产生心理障碍。此时,医护人员应充分尊重患者的自主权,对其进行心理疏导,以利于患者的身心健康。

3. 保证患者知情权的医护一致性 护士平时应多与医生沟通,在医疗护理活动中,护士所提供给患者的信息应与医生想让患者知道的信息一致,以便就同一问题能向患者提供一致的说法,增加患者对护理人员的信任,使护患关系更加融洽。

第二节 沟 通

一、沟通概述

沟通是人与人之间的信息交流的过程。如晚期癌症患者随着病情恶化会出现复杂的心理情绪的变化,护理人员只有掌握一定的沟通技巧和死亡的相关知识,才能够与患者进行有效沟通,真正帮助患者面对困境和死亡。

沟通分为语言性沟通和非语言性沟通。有效的沟通是为患者提供整体优质护理质量的关键,该不该告诉晚期癌症患者实情是肿瘤科医护人员经常要面对的问题。许多医护人员选择只将实情告诉患者家属而不告诉患者本人,或者对患者提出的问题避重就轻,原因常有以下几个方面:

1. 害怕患者本身并不想知道实情并担心医护人员会告诉他。

2. 害怕在告之患者实情时流露出自己的悲观情绪。

3. 害怕患者失去生活的信心。

4. 害怕患者知情后情绪激动或采取极端行动。

5. 害怕被患者家属责备。

6. 害怕不知道如何回答患者的问题

7. 医护人员自身对疾病和死亡的恐惧。

患者会经常询问自己的病情,而医护人员又不敢说出实情,不信任无疑影响了正常的医患交流。同时,不能据实告诉患者进行治疗和检查的目的和内容,使得患者无法正确配合治疗和护理,很多工作不能顺利进行。近年来,大量研究表明大部分患者都想知道自己的诊断、预后、治疗及可能发生的不良反应,"该不该告诉"已经不再是个问题,问题是哪些患者应该被告之,什么样的信息适合告诉患者,以及该如何告知患者。医护人员首先应评估患者对获知病情的愿望、实际想法和以前的应对危机的能力。通常认为完全开放性的沟通如实告知病情和预后,鼓励患者说出焦虑和担忧是有益的。

但现实中医护人员和晚期癌症患者的沟通会复杂得多,常常需要根据患者期望的话题和信息需求来决定沟通内容。关于如何告诉晚期癌症患者实情,Goldie(1982)指出道德问题不仅仅是是否告诉癌症患者实情,更重要的是怎样去告诉,撒谎和毫无准备的行动都是有害的。此外,Slevin(1987)也建议应该告诉患者他们想知道的信息,但是不能多于他们本来希望知道的内容,是否告诉诊断和预后取决于患者希望知道什么内容。护理人员如果不带有任何感情地叙述事实,或态度和蔼但很难过,或将坏消息混杂在近期检查和治疗计划中,效果都不理想。患者可能会表现出震惊、疑虑或绝望。在临床工作中,护理人员应选择合适的时间和地点,采用合理、有效的沟通方式,方便患者自由提问和表达感受;从患者的角度来考虑他的感受,知道什么时候停止说话和什么时候该倾听;给患者足够的时间来宣泄情绪;不要回避患者提出的问题,允许患者提出观点和参与决策;给予确切的、实际的、个体化的建议而不是模糊的简要的建议。

二、沟通技巧

沟通技巧应用恰当可以使医护人员成为患者的最好支持者。常用的促进有效沟通的技巧如下:

(一)语言性沟通技巧

1.倾听、认可、鼓励　倾听并非仅仅使用耳朵听,更重要的是用心去听。需要主动并集中精神去做,这样才能充分理解患者所表达的信息。比如,用"嗯""是的""请继续"等语言,或者用微笑、眼睛的关注、相呼应的点头等等来鼓励患者继续说下去。理解患者所表达的情感和内容,不排斥、不歧视、不做道德性或正确性的评判。鼓励患者宣泄,帮助患者澄清自己的想法。

2.沉默　交谈过程中,护士恰当的沉默可以给患者思考、体会的时间,使患者感到舒适和温暖,并认为护士是真心听取他的想法,能体会他的真实心情,自己的愿望得到了尊重。

3.发现问题　护患交流不是简单的聊天,应在交流中发现患者的实际问题,才能有针对性地去解决问题。

4.反馈　护士在交流中发现患者存在的问题,应对这一问题做出反应,并进行进一步的讨论和分析。

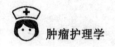

5.提开放性问题　可以使患者充分地发挥,使护士获得详细的资料。如问患者"怎么样""怎么""为什么",而不是"是不是""好不好"。

6.同感　也叫移情、共情,要求善于实现护士-患者之间的角色转换,通情达理、设身处地地从患者的角度看待、理解患者及其存在的问题,并陈述给患者。

7.提供信息　护士评估信息需求要做在给予患者信息前,并且患者只能被告之他实际需要的信息,在同一时间患者只能接受很少量的信息,护士不要使用专业术语。

(二)非语言性沟通技巧

1.面部表情　在与患者的沟通中,合理地控制自己的面部表情,能有效促进护患关系的建立。

2.目光接触　与患者目光接触,能产生许多积极的效应。如对于恐慌的癌症患者能提供安全感。

3.适当的抚触　尊重患者,根据患者的年龄、社会背景,准确、适度、明智地应用抚触。必要、适宜的抚触行为能满足患者的需要,使患者感觉到一种支持和关注。如患者恐惧时,轻轻地拍拍患者的肩膀以示鼓励,给予患者信心和勇气。

(刘建晓)

第八章　临终护理

人生都要经历从生到死的过程,死亡是每个人都无法抗拒的命运。临终是人生必然的发展阶段。引导癌症患者在临终阶段树立正确的死亡观,使其能正确面对死亡,接受死亡;同时护士也能对临终癌症患者家属给予疏导和安慰,以使其保持良好的身心健康。

第一节　临终护理概述

一、临终护理定义

人生都要经历从生到死的过程,死亡是每个人无法抗拒的命运。临终是人生旅途的必然阶段,最需要的是关爱与帮助。19 世纪以来出现的临终关怀是实现人生临终健康的一种重要形式,享受临终关怀是人的基本权利,临终关怀作为一种文化现象,越来越被社会认可和重视。

临终护理是对已失去治愈希望,生存时间有限(6 个月或更少)的患者在生命即将结束时所实施的一种积极的综合护理。临终关怀是从以治愈为主的治疗转变为以对症为主的照料。临终护理的核心是"关心",目的是尽最大努力、最大限度地减轻患者的痛苦,稳定情绪,缓和面对死亡的恐惧与不安,维护患者的尊严,提高患者尚存的生命质量,使临终患者在亲切、温暖的环境中离开世界,达到优死的目的。

护士是临终患者的主要照顾者之一,临终护理的对象不仅仅是临终患者,也包括临终患者的家属。

二、临终关怀的发展

临终关怀在西方最早可以追溯到中世纪西欧的修道院和济贫院,那里可

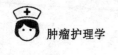

以作为危重患者和濒死的朝圣者、旅游者得到照料的场所,使其得到最后的安宁。

现代临终关怀的创始人是桑托斯。1967 年,桑德斯博士在英国伦敦创办了世界上第一家现代临终关怀院,即圣克里斯托弗临终关怀院,这被誉为"点燃了世界临终关怀运动的灯塔"。临终关怀运动在全世界迅速发展起来,到 20 世纪 70 年代,已经有 60 多个国家先后建立了临终关怀机构,到了 1989 年,全世界临终关怀机构已达 2000 多所。

在中国,临终关怀服务首先在香港和台湾地区得到了相当发展,1982 年,台湾、香港建立了自己的临终关怀机构。1988 年 7 月,在黄天中博士的资助下,天津医学院(现天津医科大学)成立了中国内地第一个临终关怀研究机构。中国内地临终关怀的起步以天津医学院临终关怀研究机构开始,崔以泰主任被誉为"中国临终关怀之父"。1988 年 10 月,中国第一所临终关怀医院——南汇护理院在上海诞生。我国的临终关怀实践有了长足发展,目前国内已有临终关怀机构 100 多家,我国的临终关怀事业正朝着理论深入化、教育普及化、实施适宜化和管理规范化方面发展。

三、临终关怀的组织机构

世界范围内临终关怀机构和服务呈现多样化、本土化的特点。如英国临终关怀注重临终关怀院的发展,以住院照料方式为主;美国广泛开展社区服务,以家庭临终关怀服务为主;我国正处在探索符合当前国情的临终关怀服务模式,目前较为普遍的形式是临终关怀病房。

1.独立的临终关怀院　具有医疗、护理设备,娱乐设施,家庭化的危重病房设置,提供适合临终关怀的陪护制度,配备一定数量和质量的专业人员。为临终患者提供临终服务。如上海南汇护理院。

2.附设临终关怀机构　是指在医院、养老院、护理院等机构中设置的"临终关怀病房"、"临终关怀病区"等。临终关怀病房和临终关怀病区分为综合病种的临终关怀病房和专为癌症患者设立的临终关怀病房,为临终患者提供医疗、护理和生活照料。

3.居家式临终关怀　适用于不愿意离开自己家的临终患者的临终关怀服务。医护人员根据临终患者的病情每日或每周进行相应次数的访视,提供临终照料。由患者家属在家里照顾患者,在医护人员的指导下患者家属为患者做基本的日常照料。居家式临终关怀也称居家照护,临终患者由于在家里被照料,能感受到亲人的关心和体贴,可以减轻生理上和心理上的痛苦,最后安宁舒适地离开人间。

4.癌症患者俱乐部　具有临终关怀性质的群众性自发组织。宗旨是促进癌症患者互相关怀、互相帮助,愉快地度过生命的最后旅程。

四、临终关怀的研究内容

1.临终患者及家属的需求。

2.临终患者的全面照顾。

3.临终患者家属的照顾。

4.死亡教育。

5.临终关怀模式。

6.其他。

五、临终关怀的理念

1.以照料为中心。

2.维护人的尊严和权力。

3.提高临终患者生命质量。

4.加强死亡教育以使临终患者接纳死亡。

5.提供全面的整体照护。

六、临终患者的心理影响因素

1.临终阶段　临终患者的心理会经历不同的复杂的心理阶段,每个阶段都有特异性的心理特征。

2.人格特征　人格影响认知水平、应对方式和社会支持。不同人格特征的临终患者对临终这个重大打击的承受能力不同,应对策略也不同,因此,心理和行为反应也会因人而异。

3.疾病程度　临终患者随着治疗的进行和病情的变化,疾病的程度会发生变化。病情稳定时,痛苦减轻,患者心情好转,会重新燃起生存的希望;而当病情加重时,经受病痛对身体和精神的双重折磨,又会变得悲观绝望,丧失信心。

4.家属态度　如果家属对临终患者治疗与照顾的态度积极主动,富有亲情与爱心,会给患者带来欣慰感、满足感,提高患者的生存质量;反之,家属对患者采取放弃的态度则会使患者内心凄凉无助、病情雪上加霜,加重痛苦程度并加快死亡的步伐。

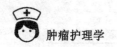

七、临终患者的心理与护理

(一)帕蒂森的观点

帕蒂森(Pattison)认为临终患者心理变化分为两个阶段：

1.急性危机期(acute crisis phase) 患者已经发现自己面临死亡,此阶段的心理反应以焦虑为主,焦虑水平在这一时期达到高峰。

患者的焦虑有五个特征：①情境压力和危机无法解除。②遇到的问题超越了个人应对的能力。③死亡威胁着自我实现的目标。④危机的发展随着心理自卫的形成,呈先上升后下降的趋势。⑤危机具有复合性,易引发未解决的其他心理冲突。

2.慢性生存-濒死期(chronic living-dying phase) 这一时期是从个体意识到死亡的威胁,再到死亡的发生。其焦虑水平逐渐降低,慢慢适应面对恐惧,直至接受濒死的事实。

(二)席尼德曼的观点

席尼德曼(Schneidman)认为,临终患者所经历的过程是一片复杂的理性和情感状态,痛苦与恐惧,默认与屈服,暴怒与羡慕,冷漠与倦怠,慷慨赴死与渴望死亡,处于大混乱状态。出现或快或慢,持续时间或长或短根本无法预料。

(三)伊丽莎白·库伯勒·罗斯的观点

美国心理学家伊丽莎白·库伯勒·罗斯(Elisabeth Kubler Ross)在《论死亡和濒死》一书中将大多数临终患者的心理活动变化分为五阶段,在不同阶段应该给予患者适宜的护理措施。

1.否认期(denial) 患者听说自己患有癌症或者接近死亡时通常最初会否认。就是否定自己不会得这种病,认为得病的肯定不是自己,此时患者缺乏思想准备,不承认自己病情的严重,而表现出否认和震惊。第一反应就是"不,不会是我！我怎会濒临死亡？一定是医生把诊断或名字弄错了!"否认,是一种自然的心理防御机制,是为了暂时躲避疾病和近期的压力。此时,给予患者和家属多一点时间来逐渐适应,做好防御准备。随着时间的推移,大多数患者会允许这些威胁性信息进入意识,并将其整合进自己的感情生活中。

护理措施：护理人员应以真诚、忠实的态度,保持与患者的坦诚沟通。既要维护患者的知情权,也不要轻易揭穿其防卫机制,使患者逐步适应。同时,对患者的病情,医护人员及家属应注意保持口径一致。经常陪伴患者,使患者感到护士的关心,并坦诚、温和地回答患者的询问,倾听其诉说,维持患者适当的希望。

2.愤怒期(anger) 当坏消息被证实后,患者认识到自己的生命岌岌可危了,随之而来的心理反应是气愤、暴怒和嫉妒,产生"为什么是我?这不公平!"的愤怒反应。内心觉得很沮丧、气愤,怨天尤人,还时常迁怒于家人和医护人员,借以发泄自己对疾病的反抗情绪,这是患者失助、自怜心理的表露。这种愤怒的情绪有正反两种作用:从积极方面看,愤怒的患者可能会积极主动地去寻找最现代、最有效的治疗方法,这些行为有可能给患者提供实际的帮助。研究表明,愤怒的患者比冷漠的患者能生存更长的时间和有更好的生活质量。但患者的愤怒也会带来消极的结果,能使患者与周围人疏远,减少社会支持,甚至亲人也会放弃对他的感情投入。

护理措施:护理人员应清楚地认识到患者的发怒是一种有益于健康的正常行为,故应允许患者发怒、抱怨,给患者提供表达和发泄内心情感的适宜机会以宣泄心中的忧虑和恐惧。认真倾听患者的心理感受,理解其不合作的行为。必要时辅以药物,稳定患者情绪。同时做好患者家属的工作,给予宽容、关爱、理解等心理支持。

3.妥协期(bargaining) 又称讨价还价阶段,这一阶段一般很短暂,也不如否定期和愤怒期明显。患者经过否认、愤怒后,逐渐意识到对身体不利,于是,由愤怒期转入妥协期,心理状态显得平静、安详友善、沉默不语,设法阻止死亡到来,延长生存时间。患者开始与死神讨价还价,一种形式是对神灵许愿,祈求神灵保佑、宽恕,出现"如果让我好起来,我一定……"的心理;另一种形式是与医务人员讨价还价,他们常与医护人员商讨"如果我现在……,能不能多活……(时间)"。在这一段时间,患者对治疗态度积极,非常合作和顺从,只要能治好疾病,可以不惜一切代价。有些患者还会自告奋勇地参加一些新药的临床试验。这时患者表现为能顺从地接受治疗,要求生理上有舒适、周到的护理。目的是能够延长自己的生命,完成未竟的事业,是一种延缓死亡的企图,是人生命本能和生存欲望的体现。

护理措施:护理人员应积极主动地关心指导患者,尽量满足患者的需要,使患者更好地配合治疗,以减轻痛苦,控制症状。对患者提出的各种合理要求,护士应尽可能地给予答应,以满足患者的心理需求。给予患者更多的关爱,鼓励患者说出内心感受,积极教育和引导患者,减轻患者的压力。

4.抑郁期(depression) 患者发现身体状况日益恶化,知道自己生命垂危,表现了极度伤感,他们产生强烈的失落感和无可奈何,"好吧,那就是我"。临床表现为悲伤、退缩、情绪低落、沉默、哭泣等反应,这是患者放弃战斗的反

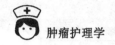

应。抑郁从某些方面看是不可避免的,甚至是必需的,是临终患者从生活中脱离的一种过程。抑郁意味着放弃,个人不再为生存而挣扎了,保存仅有的能量,用一种安全、享受方式度过余下的时间。这时患者极度沮丧、麻木、消沉,急于安排后事,并留下自己的遗言。大多数患者在这个时候不愿多说话,但又不愿孤独,希望多见些亲戚朋友,得到更多人的同情和关心。

护理措施:护理人员应经常陪伴患者,更多地给予同情和照顾,允许患者表达其悲哀的情绪。精神上给予患者支持,尽量满足患者的合理要求,尽量取得社会方面的支持,给予患者精神上的安慰,可以安排亲朋好友会面,让家属陪伴在身旁等。同时,应注意安全,观察有无自杀倾向,预防意外发生。

5.接受期(acceptance) 这是垂危患者的最后阶段。有些患者表现平静、淡漠,产生"好吧,既然是我,那就去面对吧"的心理,接受即将面临死亡的事实,并努力理解和实现自己生命的意义。患者心里十分平静,对死亡已有充分准备。逐渐接受死亡的患者会从周围世界撤回自己的感情,并变得越来越少地参与生活活动。这种接受的态度有助于患者安排后事,更从容地应对死亡。但不可否认对死亡的接受也意味着绝望,患者生存期变短。当然有些患者经过相当痛苦的与疾病的斗争,会变得精疲力竭,他们可能会感到死亡是一种解脱。

护理措施:护理人员应积极主动地帮助患者了却未完成的心愿,继续给予关心和支持。尊重患者,不强迫其交谈,减少外界干扰,给患者提供一个安静、舒适的环境,继续陪伴患者,并加强生活护理,使患者平静、安详地离开人间。

第二节 临终患者常见问题及护理

一、恶心、呕吐

21%～68%的晚期癌症患者会发生恶心、呕吐,造成患者恶心、呕吐较常见的因素是药物,如阿片类止痛药。其他引起慢性恶心的原因还有颅内压升高,代谢异常如高钙血症、低钠血症、尿毒症等。另外肠梗阻、胃十二指肠溃疡、口腔、咽和食道炎症也会引起慢性恶心、呕吐。

对临终患者恶心、呕吐的治疗重点是首先找到病因,再控制症状。常用药物有胃复安、苯海拉明、氟哌啶醇、丁溴东莨菪碱等。胃复安推荐为一线止吐药物。

护理措施:

1.评估患者恶心、呕吐的程度、记录呕吐次数、呕吐物的性质、颜色和量。

2.了解引起晚期癌症患者恶心、呕吐的常见原因,协助医生明确病因,正确执行治疗相关的护理措施。

3.对使用阿片类药物止痛的患者,指导其正确服用缓泻剂,以预防药物引起的便秘。对发生恶心、呕吐的患者注意评估患者的排便情况,如果由严重便秘引起,当解除了便秘,恶心症状就会消失。

4.肠梗阻引起的恶心、呕吐通常症状严重,护士应评估患者的排气排便情况,评估梗阻是否可逆,是完全性肠梗阻还是不完全肠梗阻。留置鼻胃管患者,做好鼻腔、口腔护理,定时冲洗鼻胃管,保证引流通畅,观察并记录每日引流液的颜色、性状和量。

5.呕吐严重的患者不应再经口给任何液体和药物,可改用其他途径给药。

6.严重呕吐可导致患者水、电解质和酸碱平衡失调。护士应了解相应的临床表现和体征。注意血压、脉搏及体重变化。记录每日液体出入量,准确记录液体丢失,监测血电解质变化情况,以及时调整补液的速度和量。

7.过于虚弱的临终患者卧床时,应嘱其头偏向一侧,以免呕吐时发生吸入性肺炎,观察患者有无呼吸频率加快、心动过速、发热、咳嗽、痰多等症状和体征,如有发生,能够做到及时发现,及时通知医生治疗。

二、躁　动

临终患者躁动的原因有疼痛、尿潴留、直肠胀满、恶心、易激动、焦虑和恐惧、代谢紊乱以及药物不良反应等,安定类药物撤药引起的躁动也应考虑。

明确引起躁动的原因,针对病因治疗可以迅速减轻症状,如确定是疼痛引起的躁动可及时控制疼痛,尿潴留引起的躁动可导尿,便秘引起的躁动可通便治疗。

护理措施:

1.护士全面评估引起临终患者躁动的产生原因、相关症状和体征,评估有无疼痛、尿潴留、便秘、缺氧、代谢紊乱等,协助医生明确病因,及时处理。

2.做好躁动患者治疗相关的护理,正确实施采取非药物措施,并及时评价效果。

3.允许专人陪住,病床加床档防止摔伤,提供安静安全的治疗环境,给患者以安全感。

4.护理人员相对固定,保证护理行为的连续性,尽量减少有创操作。

5.评估患者的意识状况及焦虑或情绪障碍的程度,确定有无相关因素的

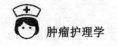

影响,允许亲属陪伴,及时给予心理咨询和干预。

三、呼吸道分泌物

患者到了终末期经常不能自主清除呼吸道分泌物,发生率在 92％以上,这种状况称为"死亡怒吼"。大部分患者意识模糊或丧失,无法评价排痰的有效性,"死亡怒吼"也给患者家属带来更大的精神上的痛苦。呼吸道分泌物不能清除可导致呼吸困难甚至窒息。

临终患者,也不可能明确所有原因,治疗的目标在于减慢呼吸频率和焦虑程度。常用药物治疗包括阿片类药物、苯二氮䓬类药物和氧疗。当患者意识丧失时可考虑停止用药。

护理措施:

1.评估患者的意识和自主清除呼吸道分泌物的能力。护士对意识清醒者可协助其采取合适的体位引流,教会患者正确的咳嗽方法,自主清理呼吸道,行雾化吸入,稀释痰液,易于咳出。

2.正确给药,尽量减少口服给药,可皮下注射或直肠给药,并及时评价效果。

3.吸痰操作要轻柔,间歇时给氧,监测血氧饱和度。

4.评估患者的焦虑程度,提供非药物护理措施如抚触、放松技术等。

四、排尿问题

临终患者在生命最后 48 小时约 50％患者出现排尿形态紊乱的问题,主要表现为尿潴留和尿失禁。

当临终患者表现为躁动时,应考虑到有无尿潴留。便秘是引起尿潴留的原因之一,这种情况下,解除便秘就可以解除尿潴留。下腹部肿瘤侵犯膀胱引起排尿困难也是原因之一。插尿管导尿是最快的对症治疗的方法。如果患者处于濒死阶段则不再考虑拔除尿管。

常见引起尿失禁的原因有神经调节紊乱、肿瘤压迫膀胱、泌尿系感染或肿瘤使膀胱处于易激惹状态。

护理措施:

1.评估患者的症状和体征,及时发现尿潴留。

2.评估引起尿潴留的相关因素,协助医生明确原因,及时处理。

3.留置导尿的护理 导尿操作严格执行无菌原则;尿管和引流袋固定良好,避免打折或脱出;常规每日更换引流袋(防反流尿袋可一周更换一次);引流袋放置低于患者会阴部,防止尿液反流;做好会阴部清洁;观察尿液颜色、性状,记录每日尿量。

4.尿失禁患者的护理:可给患者使用舒适的纸尿裤,一次性尿垫,并及时更换,保持床单位清洁干燥,保持患者舒适。留置尿管可以保证患者床单位的干燥,但是对临终患者,如果患者感觉该操作会带来更大痛苦,则不考虑。

五、排便问题

(一)便秘

晚期癌症患者便秘的主要因素有肿瘤本身及止痛药的不良反应,其他作用包括活动减少、液体摄入减少、食物纤维摄入减少、器官衰竭等。此外,情绪因素如焦虑、抑郁也可引起和加重便秘。

护理措施:

1.注意连续评估患者的排便情况,包括患者以往的正常排便习惯,最后一次排便时间、颜色、形状和量,有无出血,有无排便困难等。当患者有排便次数改变和排便困难时就及时给予处理。

2.指导服用阿片类药物的患者按时服用缓泻剂预防便秘。

3.指导患者在排便前轻轻按摩腹部,排便时减少对患者的干扰,为卧床患者提供床旁便盆及支持性设备。

4.必要时对患者进行直肠灌肠和结肠灌洗。

(二)腹泻

临终患者腹泻的原因包括与肿瘤相关的疾病、手术操作、放疗、药物不良反应及其他因素如饮食不当等。

1.评估腹泻发生时间、次数,大便的性状、量,记录患者 24 小时出入液量。

2.评估患者有无脱水征象,协助留取大便标本。

3.评估患者有无体位性低血压表现、恶心、呕吐、痉挛、腹痛等相关症状,以协助医生确定病因。

4.指导能进食患者进食清淡少油、易消化的食物,避免辛辣食物以减少对肠道的激惹。

5.必要时指导患者正确服用药物。

六、压疮护理

2007 年美国国家压疮协会(National Pressure Ulcer Advisory Panel,NAUAP)将压疮定义为"压疮是皮肤或皮下组织由于压力、剪切力或摩擦力

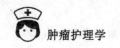

而导致的皮肤、肌肉和皮下组织的局限性损伤,常发生于骨隆突处。"

压疮的发生是一个渐进的过程,对组织损害程度判断,进行划分的依据标准,近年来有了新的变化。2007 NPUAP 将压疮分为六期:

1. Ⅰ期压疮　皮肤完整且出现发红区。与周围皮肤界限清楚,压制不退色,伴疼痛、皮温变化,常局限于骨隆突处。受损部位与周围组织比较,有疼痛、硬块、表面变软、发热或者冰凉。

2. Ⅱ期压疮　部分表皮缺损,皮肤表浅溃疡,基底红、无结痂;也可为完整或破溃的充血性水疱,无腐肉。

3. Ⅲ期压疮　表皮和真皮全部受损,可见皮下脂肪暴露,但骨、肌腱或肌肉尚未暴露,可有潜行和窦道,有腐肉。

4. Ⅳ期压疮　全层皮肤缺失,伴骨、肌腱或肌肉外露,局部可有坏死组织或焦痂,可有坏死组织、潜行、深洞、瘘管、渗出液等,臭味难闻。

5. 可疑深部组织损伤　皮肤完整但可出现颜色改变,如紫色或褐红色,或有瘀斑,或充血水疱。受损区域的软组织可能有疼痛、硬块、有黏糊状的渗出、潮湿、发热或冰冷。

6. 难以分期的压疮　全层皮肤缺失,但溃疡基底部覆有腐痂和(或)痂皮。需在腐痂或痂皮充分去除后方能确定真正的深度和分期。

临终患者由于恶病质、极度疲劳、长期卧床、被动体位而增加发生压疮的危险,尤其是大小便失禁、腹泻、肠瘘等患者更易出现。临床采用 Braden 压疮风险评估量表和 Norton 压疮风险评估量表对患者进行评估。目前临床对压疮有了新的认识和护理,如使用多种敷料对于早期预防压疮和促进压疮的愈合起了很大作用。

第三节　死亡教育

死亡教育是引导人们科学、人道地认识死亡,对待死亡,以及利用医学死亡知识服务于医疗实践和社会的教育。死亡教育也是生命教育,死亡只是生命的另一种表现形式,生命的本质原来就蕴含着死亡。从事临终关怀的工作人员应首先持有正确的生死观,这样才能教育指导临终患者坦然地面对死亡,接受死亡,珍惜那即将结束的生命价值。患者及其家属没有科学的死亡观,他们或忌讳谈论死亡,或极端恐惧死亡,或从来没有考虑过死亡到底是什么? 导致患者在临终阶段无法接受死亡,在希望生存与恐惧死亡的矛盾心理下离开人世,给自己和家庭留下太多遗憾,甚至有的临终患者或失去亲人的家属选择了自杀。对临终患者进行死亡教育，帮助他们安详、舒适的离开，并帮助家属接受事实，顺利度过悲伤期，是临终关怀的任务之一，护理人员的重要职责。

一、死亡概述

死亡是机体生命活动和新陈代谢的终止。

死亡的过程分为临床死亡和生物学死亡两个阶段。临床死亡是指反射消失，心跳、呼吸停止，但组织细胞仍进行着微弱的代谢活动；生物学死亡指机体的生理功能陷于不能恢复的状态，细胞的功能停止。

传统的死亡标准是以心肺功能的停止为标志，这一标准沿袭了数千年之久。1968 年在日内瓦召开的世界医药科学组织评议会借鉴了美国哈佛医学院提出的"脑功能不可逆性丧失"的脑死亡的标准，提出了判断脑死亡的标准：对周围环境没有反应；完全没有反射和肌肉张力；没有自主呼吸；如果不用人工辅助器，动脉压会骤降；脑电图呈直线反应。目前，脑死亡的定义和标准普遍被医学界和社会接受，并通过立法确认"脑死亡标准"的权威性。

死亡态度是人们对死亡的思考或看法。死亡态度有三种类型：

1.接受死亡　认为死亡是不可避免的，生老病死，是人类自然规律。

2.蔑视死亡　多见于有宗教信仰的人，认为死亡是一种解脱或新生活的开始。

3.否认死亡　认为医学的发展可以让人永生。

人类对死亡和濒死的态度受多种因素影响，可概括成社会性因素和个人因素两大类。社会性因素包括居住地域的传统文化、生活习惯、政治环境等。不同的历史时期，不同国家、民族、地域由于其物质文明和精神文明发展不同步，人们对死亡和濒死的态度差异性很大。西方国家自 1960 年起，死亡教育就已经成为学校教育的一门学科，人们不再认为死亡是需要回避的话题。但在当前，中国人对待濒死和死亡普遍存在不接受的态度，对死亡具有很高的排斥性，人们多忌讳和谈及死亡。此外，人们对死亡的态度还受到个人因素的影响，包括个人的年龄、性别、文化程度、社会阅历、宗教信仰、健康状况等因素。

二、对医护人员开展死亡教育的必要性

死亡教育是引导人们科学、人道地认识死亡，对待死亡，以及利用医学死亡知识服务于医疗实践和社会的教育。如肿瘤患者，面对不能治愈的现实，对死亡的预期和对死亡的接受过程，要经过一个艰难的心路历程。而大多数临终患者和家属并没有科学的死亡观，对死亡持否认态度，或忌讳谈论死亡，或

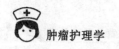

极度恐惧死亡,导致患者在临终阶段无法接受死亡将至的事实。有的患者对医护人员产生怨恨情绪,有的患者在绝望和恐惧中选择了自杀,有的患者在希望和恐惧的精神痛苦中离开人世,给自己和家属留下遗憾。

对临终患者进行死亡教育,让患者对死亡持乐观顺应的态度,帮助他们安详、舒适地离开,是肿瘤姑息性治疗的任务之一,也是临床护理人员的重要职责。

护理职业是接受死亡的职业,护士又是特殊的死亡教育者。但在临床实践中发现,护士自身对死亡没有正确的认识,她们对死亡持反感态度,不愿意理睬临终患者或和临终患者在一起,护士对临近死亡的患者感到害怕和焦虑,采用不同的防护措施保护自己;对主动谈及死亡的患者和家属回避或加以阻止;以非人格化的态度对待临终患者。另外,护士缺乏对死亡的心理调适和处理技能,不知道如何与临终患者及其家属沟通;缺乏对临终患者对死亡态度及心理阶段的评估知识;不了解死亡过渡阶段护士应起的作用;缺乏帮助死亡患者家属减轻悲伤的知识和技能等。因此,肿瘤科护士必须首先接受死亡教育,才能对临终患者及家属进行死亡教育。

对医护人员开展死亡教育的目的包括以下四个方面:

1. 帮助人们形成科学的人生观和死亡观,能够正确对待死亡的问题。

2. 提高护士照顾临终患者的护理质量,帮助患者安详、有尊严地逝去。

3. 提高护士与患者及其家属沟通的能力,更好地帮助患者和家属接受和坦然对待死亡。

4. 提高护士照顾临终患者的知识和能力,以减轻工作中的压力。

三、如何实施死亡教育

1. 尊重患者的权利 患者有知情权和参与权、选择权。护理人员必须尊重患者的权利,了解临终患者的需求,应在全面评估的前提下告之病情信息,尊重患者对临终或濒死阶段的治疗和抢救措施的意见,不应采取回避或敷衍的态度,引导患者正确坦然地对待死亡。

2. 针对患者不同心理阶段实施死亡教育 肿瘤患者从诊断、治疗、复发、转移到临终阶段,每一阶段都有复杂的心理体验,特别是在临终阶段,有的患者否认自己的疾病阶段,不肯接受现实;有的患者情绪激动,焦虑不安;有的患者感到绝望和极度的悲伤。护士应准确评估患者对死亡的心理反应,针对不同心理阶段进行死亡教育,适时给予辅导和支持。

3. 对患者不同的死亡观念及言行不妄加评断 患者对待死亡的态度受个

人因素和社会文化因素的影响各有不同,护理人员应尊重患者的文化和信仰,理解患者对死亡的态度和观念,不应取笑或刻意纠正患者的说法。

4.全面评估患者的意愿而不应勉强患者谈及死亡 有的患者会问这样的问题"护士,你说我是不是快死了?"其实,这其中有些患者实际上并没有在心理上做好准备接受坏消息,而是希望医护人员做否定的回答。此时,护理人员的回答可以给患者提问题来确认他们是否已经准备好,如"你怎么会这么想呀,你为什么觉得自己快要死了?"有的患者可能转移话题,这部分患者实际上并没有做好接受快要死亡消息的准备,这时,医护人员不应勉强患者谈论死亡。

5.根据患者希望知道的信息、患者的实际想法和愿望以及以往应对危机的能力告诉患者的信息内容 护理人员应运用恰当的沟通技巧,引导临终患者提出问题。对于在心理上准备好接受"死亡临近"这一消息的患者,鼓励患者说出对死亡的顾虑和担忧,并结合患者的具体情况给予充分的解释。例如,患者说"我死前会不会很痛?"那么护士不要说"不会的,你不会感到任何疼痛"。回答患者的问题应现实,更恰当的说法是告之患者:"我们会采取有效的方法控制您的疼痛,将尽所能做好,减少您的痛苦。"

6.对患者家属的死亡教育 在患者即将离开亲人时,家属的某些心理和行为会导致患者不能够表达自己的愿望,不能自己选择离开的方式。如有的家属自身对死亡有恐惧心理而疏远患者,有的家属把亲人的死亡归咎于自己对其关心不够,有的家属不征求患者的意见而执意要求医生抢救,有的家属为阻止患者死亡而不停地对患者说"你会好起来的"。因此,及时评估家属关于死亡的想法,指导他们正确面对死亡并克服自身的恐惧,才能够有效支持患者,帮助他们平静安详地离开。如有的患者愿意讨论自己死亡相关的问题,家属不要回避,生前预嘱对于患者和家属都有着很重要的意义。在患者濒死期,告诉家属可以坐下来陪伴、触摸、倾诉,表达他们对亲人的爱。帮助患者家属按照患者的愿望,安排身前身后事宜,让患者毫无牵挂地离开。

第四节　临终患者家属的心理反应及其护理

一、临终家属的心理反应

临终患者家属从患者确诊到濒临死亡以及死亡之后,很难面对这一现实,也会发生以下心理及行为方面的改变:

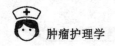

1. 临终抛物线　Glaser 和 Stranss 提出的"临终抛物线"理论指出：临终患者病程的长短与患者家属的反应曲线的长短快慢和形态，决定临终过程，直接影响患者家属的心理变化。如果患者死亡太快太突然，家属措手不及，没有思想准备，就会对死者愧疚，对医护人员怨恨责备；反之患者死亡适时到来，家属思想准备充分，心理应激不大。

2. 临终患者的心理压力增加　在我国，患者家属通常是第一个知道病情的人，家属往往纠结于是否把病情告知患者，以及告知时间和告知程度。患者家属不能与患者分担内心的悲伤，谈论死亡的感受和彼此安慰。有时患者家属在长期照料期间，因精力、财力、物力、体力巨大消耗而感到心力交瘁，甚至产生有时欲其生，有时欲其死，以免拖累整个家庭的矛盾心理，这也会引起家属的内疚与罪恶感。由于患者家属既要对患者努力隐瞒病情，又要压抑自我的悲伤，因此心理压力甚大。

3. 悲伤阶段和适应阶段　Kavannaugh 把悲伤分为七个阶段：震惊、失措、情绪无常、罪恶感、失落与孤独、解脱和重组。完成悲伤过程首先是允许以自己的方式去宣泄，悲伤程度和适应时间取决于自身心理素质。

二、临终患者家属的护理

1. 满足家属照顾患者的需要　1986 年，Ferszt 和 Houck 把临终患者家属的需要归结为以下七个方面：

(1) 了解患者病情、照顾等相关问题的发展。

(2) 了解临终关怀小组中，哪些人会照顾患者。

(3) 参与患者的日常照顾。

(4) 确认患者受到临终关怀小组的良好照顾。

(5) 被关怀与支持。

(6) 了解患者死后的相关事宜（后事处理）。

(7) 了解有关资源：如经济补助、社会资源、义工团体等。

2. 鼓励家属表达感情　护理人员应积极与家属沟通，建立良好的关系，取得家属的信任。尽量提供安静、隐私的环境与家属会谈，耐心倾听，鼓励患者家属说出内心的感受和遇到的困难，积极解释临终患者生理、心理变化的原因，减轻家属的顾虑。

3. 指导家属对患者进行生活照顾　鼓励家属对患者进行生活照料，参与力所能及的护理，如翻身、拍背、按摩等。参与患者的照护活动，如计划的制订、生活护理等。护理人员对患者家属应耐心指导、解释、示范相关的护理技术,使家属在照料亲人的过程中获得心理慰藉,同时也减轻患者的孤独情绪。

4.协助维持家庭的完整性 协助家属在医院环境中,安排日常的家庭活动,以增进患者的心理调适,保持家庭完整性,如共进晚餐、读书阅报、看电视、听音乐等。

5.满足家属本身生理、心理和社会方面的需求 临终事件会抑制家属自身的身心需求,护理人员对家属要多关心体贴,帮助安排陪伴期间的生活,尽量解决其实际困难。

（刘建晓）

第九章　肿瘤与营养

恶性肿瘤是危害人类健康的最主要疾病之一,目前已成为人类死亡的第二大原因。营养不良能显著增加肿瘤患者的死亡率和发病率,降低肿瘤患者对抗癌治疗的耐受力,降低肿瘤患者的生活质量。因此,为恶性肿瘤患者提供优质、充足的营养,合理评估、有效地为肿瘤患者提供营养支持,对患者的治疗起到积极作用,并能有效地改善肿瘤患者的预后及生存质量。

第一节　饮食营养与肿瘤

一、概　述

饮食营养是维持生命的物质基础,在很大程度上饮食对机体的机能和状态有重要影响。一般认为75%～90%的肿瘤是由环境因素所引起,因环境可影响食物和营养素的质与量,并进而可引起或抑制癌症的发生。在正常细胞转化为肿瘤细胞时,常先有核酸代谢的异常,即遗传物质发生突变,而在此之前常涉及合成代谢模式发生深刻的变化,由于受到精确调节的代谢作用,与被分化的机能有关,为正常细胞所特有的代谢作用,变为必须包括不断地合成核酸、酶、蛋白质,及合成更专一地参与细胞生长与分裂的其他各种物质,无论是酶,还是蛋白质,或是合成过程中的中间产物,都有营养素的参与。因此,这种代谢作用与饮食营养有密切关系。60%的女性癌症及40%的男性癌症,其病因均与食物有关。在我国与饮食直接有关的肿瘤有胃癌、食管癌、肝癌、肠癌、乳腺癌,以上各种癌症患者死亡率约占全部恶性肿瘤的45%。

2000年以来,大多数国家和地区肿瘤患者的营养不良呈现上升趋势。大多数恶性肿瘤是由环境与细胞遗传物质相互作用造成,环境因素包括膳食结构及相关因素、生活方式和环境中致癌物。食物是人体直接、大量接触的一种物质因素,是联系人体和环境的一个重要环节。食物因素既保护机体又有重要的病因效应。如果适当膳食,大约30%的恶性肿瘤可以得到预防和控制。因此,从膳食方面减少致癌的危险因素,加强防癌的保护因素,对预防恶性肿瘤具有重要意义。

营养不良通常是严重疾病的继发表现,恶性肿瘤无疑是其中最常见的疾病之一。作为医务人员,应当认识到这样一个恶性循环:恶性循环可以引起机体衰竭,而衰竭机体对治疗的耐受力减退,同时往往有较多的并发症,因而更不利于疾病转归。另一个需注意的问题是,假如良好的营养状况能够为肿瘤治疗带来益处,或者营养消耗非常严重、摄入明显不足,这些已成为机体衰竭、生活质量下降、生存期缩短的主要原因,那么就应该尽可能改善或维持患者的营养状况。在临床结合营养不良类型和恶性肿瘤的预后,参考综合的抗肿瘤治疗强度和疗效,确定营养支持途径和营养处方,为恶性肿瘤患者提供优质、充足的营养。

1. 热能与癌 高热能可导致体重过重或肥胖,而肥胖与肠癌和乳腺癌有关,和肝癌、胆囊癌、泌尿系统癌症、子宫癌等也有一定关系。动物实验证明,长期限制热能可减少多种肿瘤的发生;并使自发性肿瘤的潜伏期延长,肿瘤的数目减少,还可抑制移植性肿瘤的成活与生长速度,控制热能主要是限制饮食中的糖类和脂肪的摄入。

2. 蛋白质与癌 实验饲料中蛋白质含量过高,可促进动物肿瘤发生,以恶性淋巴瘤发生较多,诱发肝癌和食管癌较少。低蛋白饮食可使肝癌和食管癌发病率增高,而乳腺癌发病率则较低。儿童时期即开始不吃或少吃动物脂肪及蛋白质,消化功能就可能出现早衰,消化酶分泌减少,胃癌发病率增高。故饮食蛋白质过高或过低均易导致癌症的发生。

3. 脂肪与癌 高脂肪饮食可导致乳腺癌、肠癌、前列腺癌发病率增高。饮食中脂肪过多,可刺激胆汁分泌增多,同时还使大肠内厌氧菌数量大大增加,需氧菌数量减少;胆汁进入肠道内被厌氧菌转化成胆酸、中性胆固醇及其分解代谢产物等,而这些物质均具有引起癌变的作用。低脂肪饮食易使宫颈癌、子宫癌、食管癌和胃癌的发病率增高。

4. 纤维素与癌 食物中的纤维素减少,使食物通过肠道的时间延长,增加厌氧菌的作用,促使致癌物或致癌前体物的产生,使大肠癌的发病率增加;但纤维素过多易导致胃癌的发生。

5. 饮酒与癌 大量饮酒增加肝脏对酒精分解,肝细胞易发生炎症、坏死,最终可导致肝硬化;也可使脂肪在肝内沉积而引起脂肪肝,使肝丧失正常功

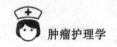

能,增加诱发肝癌的可能性。此外,饮酒也增加口腔癌、咽癌、食管癌、乳腺癌、甲状腺癌、皮肤癌等的发病率。

6. 吸烟与癌　资料相关分析表明:吸烟与肺癌呈高度正相关,还可使口腔癌、喉癌、膀胱癌、食管癌等发病率增加。每天吸烟 20 支以上患癌的可能性明显增加。

7. 维生素与癌　维生素 A 缺乏时易促使化学致癌物诱发肿瘤,如口腔黏膜肿瘤、皮肤乳头状瘤、颌下腺癌;维生素 A 醋酸酯可抑制肝癌、肝微粒体氧化酶的活性,从而减低体内致癌活性物质。总之,维生素 A 能防止上皮细胞的转化,修复上皮细胞的损伤,故可预防各种肿瘤。值得注意的是,在较短时间内用较大剂量的维生素 A 有可能引起胎儿畸形。缺乏维生素 B_1 使得肿瘤的形成和生长速度明显加快,可能是转酮醇酶活性降低所致。维生素 B_6、叶酸和维生素 PP 缺乏可促进肿瘤发生。维生素 B_{12} 缺乏可增加胃癌和白血病的发病率,而大剂量可促使病情恶化。维生素 C 对肿瘤的发生有抑制作用,可阻断亚硝胺在体内的合成,降低肿瘤的发病率。维生素 E 对致癌物有解毒功能,与硒联合使用,能有效地防治癌症。

8. 矿物质和微量元素与癌　碘缺乏或过量时,均可引起甲状腺或甲状旁腺癌;缺碘状态下易发生乳腺癌。铜可抑制化学致癌物对肝的致癌作用。有研究认为锌对癌的形成有抑制作用。硒可预防癌症,其摄入量与乳腺癌、白血病、胃肠道肿瘤、泌尿道肿瘤等的发生均呈负相关,尤其是食管癌;硒是强氧化剂,能通过抗氧化作用阻抑致癌物与宿主细胞相结合,并能抑制细胞内溶解体酶系统的活力,加强机体的解毒功能。钼缺乏可增加食管癌的发病率,缺铁时消化道肿瘤的发病率增加。钙可保护胃黏膜免受高浓度氯化钠和硫酸盐的作用,以避免胃黏膜萎缩,并可消除炎症。

第二节　肿瘤患者的营养评估

营养不良是一种持续性的、由简单的需求和摄入之间失衡发展到整体的功能和机体结构改变的过程。这些功能和结构的改变可能具有排他性。起始时,营养不良可能仅是摄入不足不能满足机体的需求,进一步恶化导致功能性改变引起器质和机体组成的改变。这些功能性的改变与膳食减少的时期长短非常相关,最终使机体消瘦和生化指标失常。恶性肿瘤的发病与膳食结构有着密切关系,能够通过合理的膳食得到预防。如果膳食措施得当,那么,大约 1/3 恶性肿瘤是可以避免的,这为现代护理学带来巨大的挑战。营养支持是肿瘤患者治疗的重要组成部分,由于肿瘤患者采用手术、化疗、放疗或生物治疗等多种综合治疗方法,可收到较好的疗效,但每一种疗法都会不同程度地对饮食和营养有所需求或产生不利因素。

体重下降是肿瘤恶病质最明显的表现,对体重下降的评估不仅需要与理想的正常体重比较,而且要评估特定时期内的体重变化,然而,由于体重受到很多非营养因素的影响,仅用体重一项指标来评定营养不良是不敏感的。客观的营养评价方法从简单的人体测量,到免疫学指标、生化指标和器官功能测定等,还有先进的但不切实际的同位素测定研究。

从整体上讲,应用人体测量学指标有很大的误差范围,这些误差包括测试者本身误差、器械的误差、组织组成部分的变化、测试指标应用的不标准。而且,皮褶下脂肪与其他一些非营养性指标有关,比如:年龄变化、皮肤张力的变化以及身体内水分的变化。由于人体测量学指标灵敏度和特异性的限制,在评估肿瘤患者的营养状态时,它不能作为绝对性的指标。

虽然免疫学实验会受到严重营养不良的影响,但也会受到其他疾病和药物的影响,如感染(病毒、细菌、肉芽肿)、急慢性疾病(尿毒症、肝硬化、肝炎、创伤、烧伤和出血)、药物(促肾上腺皮质激素、抑制剂、西咪替丁、华法令,可能还有阿司匹林)。在无营养不良的情况下,全身麻醉和手术也可以影响淋巴细胞计数和皮肤敏感实验。所以,在不排除这些疾病和药物作用的情况下,单将免疫学实验作为营养性指标应用于评估肿瘤患者的营养不良发病率是很困难的。

生物化学指标包括白蛋白、前白蛋白、转铁蛋白和视黄醇结合蛋白,都不能够满足作为全面评估营养不良的最佳指标的要求。血浆白蛋白易于测量但是受非营养性因素和半衰期长的影响,使之对急性营养缺乏不敏感。虽然理论上使用半衰期短的前白蛋白、转铁蛋白和视黄醇结合蛋白作为急性营养不良的较好的指标,但研究工作尚未验证它们的价值。

某些医生试图结合许多营养标志创造多个参数指标以预示患者的预后。但这些公式尚未得到广泛的应用。这些公式的数学计算数据是建立在理想的状态下,并不直接反映患者的急性状态,因此,它们不能满足对肿瘤患者营养问题评估的要求。

从实际的观点出发,最佳的营养评估方法是从病史、体检和数个简单的实验室指标(如血白蛋白、转铁蛋白)结合有经验的医生的专业知识,将营养不良的程度公式化。目前,我们过多依赖于实验室指标而忽视有经验医生的判断。有临床验证显示,医生对患者营养不良的发展和并发症的判断要优于应用单

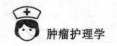

项实验室指标。对于患者的预测要仔细考虑到所有临床指标和客观指标的敏感性和特异性,然后作出决定。

一、围手术期肿瘤患者的营养需求

外科手术是治疗肿瘤的一种常用方法,但是同时必须认识到,外科手术在治疗疾病的同时,也给机体带来了创伤,营养不良增加手术的危险性发生率,易发生伤口愈合不良、感染率增加、术后肠动能恢复延迟等术后并发症,以上症状降低治疗效果,延长住院天数以及手术死亡率。经肿瘤专家的大组病例分析,发现营养状况良好的肿瘤患者生存率明显优于营养不良的患者,伴有营养不良和免疫功能减退时,术后并发症和死亡率均上升。因此,对多数需手术治疗而又伴有营养不良的肿瘤患者而言,围手术期营养支持尤为重要。

手术治疗的术前准备,如术前禁食以及术后较长时间内无法正常进食均可影响营养物质的摄入。手术创伤造成患者的应激反应,加重患者已存在的氮丢失和机体组织消耗。手术切除肿瘤部位的脏器造成一系列的功能障碍,由于器官缺血后再灌注损伤而产生大量氧自由基,使胃肠功能不全。肠黏膜屏障破坏,也直接影响营养物质的摄入和吸收。合理有效地提供营养支持,可改善大部分营养不良患者的营养状况,提高患者对治疗的耐受性,减少并发症的发生,改善预后。对于癌症患者的创伤治疗会使营养素的摄入和吸收受限,从而导致体重减轻而继发营养不良。

有关手术期营养支持的文献资料各异,各个研究涉及人群不同(癌症与非癌症患者,营养不良或营养状况良好的患者);给予营养支持的时机不同(术前、术后支持或仅仅术后支持);支持途径不同(肠外或肠内营养);配方不同(标准或改良的强化配方)。一般手术患者由肠内逐渐到肠胃营养,以保证围手术期的各种营养素足量供应。总之,为围手术期患者提供足够的营养底物,促进蛋白合成,改善营养状况、免疫功能和机体功能,是手术期间恶性肿瘤患者的营养目的。肠外营养固然重要,它仅限于肠内营养不能实施的特殊情况下应用,长期应用对肝肾功能有损伤;与之相反,肠内营养应用预消化型短肽配方及应用游离氨基酸、双脂分子、微量元素等配方制剂的肠内营养可以改善患者营养状况,肠内营养不但符合机体生理状态,增加内脏血流,增加胃肠蠕动,而且为肠黏膜细胞提供直接的肠内营养物质,维护和改善肠黏膜屏障功能,同时也具有经济、安全和有更好的营养支持效果,缩短胃排空恢复时间。初步证据表明:术后静脉用谷氨酰胺配合肠内营养支持对患者有益,可以更好地为机体提供营养需求。

从美国、荷兰、意大利三个国家的研究中获得了一些明确的一致性结论：营养不良的癌症患者(体重下降大于等于10％正常体重)，术后7～10天内接受全肠外营养(TPN)支持直至恢复饮食是有益的。意大利的一个大型随机对照试验证明，在同种患者中，给予相同热卡与热氮比，早期肠内营养(EN)较常规肠外营养(PN)能更好地预防并发症。营养状况尚好的癌症患者，术后早期接受含免疫物质的肠内营养配方，与标准肠内或肠外营养配方相比，可减少术后住院天数及相应费用。

二、化疗患者的营养需求

对于多数需化疗并有营养不良的肿瘤患者而言，营养支持是非常重要的。化疗患者的营养治疗要根据患者疾病前的营养状况、肿瘤类型、位置及药物治疗的个体化而决定。而对于接受治疗、化疗并伴有营养不良或不能正常摄入的肿瘤患者，营养支持同样重要。对于肿瘤患者而言，荷瘤状态与去瘤状态下的营养支持效果截然不同。评价营养支持是否有效主要涉及宿主营养状况生活质量的改善和对于预后的影响。据研究表明，体重下降的化疗患者与体重没有下降的化疗患者相比，前者的生存时间明显缩短。化疗可在很大程度上改变机体的营养状态，这种影响可以是直接的，也可以是间接的。许多抗肿瘤药物可刺激化学感受器的触发区，导致患者恶心和呕吐，同时消化道黏膜细胞增殖更新快，对化疗极敏感，易发生炎症、溃疡及吸收能力下降，这些结果均可导致营养物质的摄取及吸收减少。由于化疗可使患者的免疫损伤进一步加剧，营养状况进一步恶化，因此，一般不主张对重度营养不良的患者实施化疗。除此之外，有较为合理的治疗方案最为重要。

三、放疗患者的营养需求

放疗患者同样有较高的营养需求，放疗可通过作用于胃肠道而影响患者的营养状况，患者营养治疗效果与放疗损伤的严重程度、放射性类型与放射剂量、照射野尺寸及组织被照射量、患者症状、治疗持续时间有关。骨髓是一个更新快的器官，放射对其影响可使患者出现贫血、白细胞和血小板减少，导致患者免疫功能损伤，增加感染机会。营养不良的肿瘤患者对放疗药物的降解和排泄功能都有障碍，放疗患者多半可通过合理膳食满足机体的营养需求。对于头颈部、腹部等接受放疗的患者进行营养治疗的意义最大，该部位放射能导致炎症、疼痛、味觉改变、吞咽困难等症状，并在治疗结束12周才恢复正常。根据病因改善饮食结构、生活方式及避免接触环境中致癌物等，及时增加维生

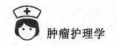

素、硒、膳食纤维等摄入,能预防癌症的复发或再发。

四、肿瘤患者家庭的营养

近些年来,一直存在着一种争论就是全胃肠外营养(TPN)和肠内营养(EN)对晚期癌症患者是否有效。来自世界各地的资料有力证明,家庭 TPN 对非恶性肿瘤的肠道功能衰竭患者有良好作用,而癌症患者即使接受 TPN 也难免死亡。是否使用 TPN,往往最终取决于公共医疗保险机构的经济情况,以及每个医生的个人倾向。有时,即使是应用营养支持的问题不存在,医护人员也应对不同类型患者进行讨论,因为肿瘤终末期患者尚能够存活数月,不同于那些已无需营养支持的患者。晚期癌症患者有以下情况需要家庭 TPN:①慢性梗阻,吞咽障碍。②预期生命超过 2 个月,引起营养不良的主要原因是饥饿,而不是肿瘤的进展。③不存在严重的非营养相关症状,未累及主要生命器官(脑、肺、肝)。接受家庭 TPN 的患者,平均生存期为 3 个月,其中 25%～30% 的患者生存期超过 6 个月。完全由饥饿原因导致死亡的正常健康人群,平均生存时间是 60～75 天,两者形成鲜明对比。但家庭营养需要系统的、有计划的培训、指导、护理,在每个环节上都应谨慎地进行。

五、营养底物在治疗中的作用

营养底物(nutritional substrate)包括谷氨酰胺、精氨酸与脂肪酸等。一些肠内营养支持配方中同时含有以上物质,也使其中某种物质的有效物质难以判断。一个随机双盲实验显示,口服谷氨酰胺不影响化疗效果。有证据显示,添加精氨酸和核苷酸的肠内营养制剂对手术肿瘤患者有益,术后早期即接受空肠造瘘管饲者尤为有效,术前数天开始使用效果更加。这些物质最主要的益处,与其说在于逆转患者的恶病质,不如说是有效防止了感染。有资料显示晚期胰腺癌患者,接受治疗后体重增加,各项生化指标好转。谷氨酰胺能降低肿瘤细胞内的谷胱甘肽浓度,从而增强肿瘤细胞对放疗及化疗的敏感性,有效增强放疗及化疗的疗效,降低肿瘤及其治疗相关的并发症发生率及死亡率。值得注意是,没有一种途径适合所有患者,某个患者在整体治疗过程中其营养支持途径也不是一成不变的,应视患者的具体情况采用最适合的途径进行营养支持。

六、骨髓移植患者的营养支持

骨髓移植已经成功地应用于淋巴癌和再生障碍性贫血等血液病治疗,整个治疗过程中会出现营养性并发症发生。欧洲营养学专家 Lubos Sobotka 提出目前常用的营养支持配方为：能量 126～209kJ/（kg·d），氨基酸 1～2g/（kg·d），脂肪供能占总能量的 30%～50%。如果营养不良影响了其他治疗方案的实施，应给与营养支持。相反，无论患者的营养来源状况如何，含谷氨酰胺的 PN 配方，能够降低骨髓移植患者的感染率发生，缩短住院时间。即使营养良好的患者，在骨髓移植术后早期通常需 TPN 治疗。

　　总之，较合理的方案是 1993 年美国肠外和肠内营养协会（ASPEN）治病肿瘤患者营养支持原则，内容包括：①肿瘤患者若有严重营养不良或因为肠道功能障碍和其他代谢、药物、放疗等毒性因素预期患者饮食不足一周者，应给与肠内或肠外营养支持，并尽可能进行抗癌治疗。②营养良好或有轻度营养不良，并预期治疗饮食足够的肿瘤患者在手术、放疗、化疗是无需特殊营养支持。③完全肠外营养支持无益于对化疗或放疗无效的进展期的肿瘤患者。可见，营养需求是恶性肿瘤患者的辅助护理的重要组成。

第三节　体重下降与恶病质

一、概　述

　　肿瘤患者恶病质是肿瘤患者的普遍特征，在恶性肿瘤患者中的发生率可达 50%～80%。大多数恶性肿瘤患者均具有非特异性的全身症状，如贫血、低热、体重下降、乏力等，如肿瘤影响营养摄入或并发感染出血等，则全身症状更加明显。体重反映机体的脂肪、肌肉储备情况，直接反映瘦肌肉群和水分的变化，恶性肿瘤患者体内水分平衡失调，导致体重快速下降，实际上所有死于恶性肿瘤的患者最终都是体重减轻，可见诊断时体重减轻是不良征兆；又由于机体营养物质代谢异常，导致肿瘤患者恶病质现象发生。由于糖类代谢异常主要表现为葡萄糖转化增加和外周组织利用葡萄糖障碍，从而乳酸合成糖氨基酸的糖异生作用增加，消耗大量能量，导致恶病质产生。肿瘤患者机体代谢率改变也导致恶病质，例如：胃癌患者机体大部分处于高代谢状态，并且荷瘤时间可明显影响机体的能量消耗，胃癌患者发生恶病质占癌症患者的 45%，是胃癌患者的主要死亡原因之一。恶病质是恶性肿瘤晚期全身衰竭的表现，不同部位的肿瘤，恶病质出现的早晚不一，与肿瘤的大小、疾病病程、细胞类型之间无恒定关系。其发生机制很复杂，目前没有一个单一理论可以满意地解释恶病质状态。许多研究发现，恶病质与肿瘤负荷、疾病进展、细胞类型之间

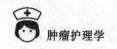

无恒定关系。恶病质可导致患者内脏和躯体蛋白质消耗,损害机体组织结构和器官功能,减弱机体免疫力,增加宿主易感性。营养不良使机体能量储备不足,免疫功能下降。可见恶病质对肿瘤患者生存期和生活质量都有显著的负面影响。

（一）恶病质的概念、临床表现

恶病质是指癌、结核、血友病等疾病晚期所表现的全身衰竭状态。症状是消瘦、贫血、乏力、皮肤呈污秽黄色。临床上把恶病质定义为一种以厌食、贫血、体重减轻为主要症状的综合征,是恶性肿瘤患者的直接死因之一。

临床表现为皮肤黏膜苍白、脸庞消瘦、皮肤松弛、肌肉严重萎缩、皮下脂肪显著减少、厌食、进行性体重下降、低蛋白血症等,有时水肿可能掩盖这一特征。

（二）恶病质发生率

恶性肿瘤患者营养不良的发生率很高,在各种肿瘤患者中有30%～60%可发生恶病质。掌握恶病质有关知识非常重要,由于70%癌症患者在疾病终末期出现恶病质,而恶病质又是5%～23%终末癌症患者的直接死因,恶病质患者无法接受积极的手术或非手术治疗,不可解释的体重下降可能是一些恶性疾病的临床症状之一,肿瘤大小与体重下降程度无密切相关,瘤体质量不到总体重0.01%的肿瘤可以引起严重的恶病质。由于恶性肿瘤发生部位不同,其营养不良发生率也不同,如：胃癌83%、胰83%、食管79%、头颈部72%、支气管66%、肺61%、结肠60%、前列腺56%、直肠40%、睾丸25%、乳腺9%。因为食物摄入受限,恶病质最常见于上消化道肿瘤患者,其次是胰腺癌与肺癌。

二、恶病质发病机制

肿瘤患者恶病质的发生原因和机制很复杂,有肿瘤本身的原因,也有肿瘤治疗的影响。恶病质大多发生在肿瘤进展期,但也有在肿瘤早期。但是大量的实验性研究提示,癌症患者营养不良的发展是三项不同因素作用的继发性结果。这三项因素是厌食、改变宿主新陈代谢和肿瘤的需求。

医学研究认为,既然恶病质患者的临床表现与严重饥饿的消耗性患者相似,同样存在明显食物摄入不足,那么积极的营养支持可能完全治愈他们。但是近几年的临床经验与研究显示：恶病质与单纯饥饿不仅仅在表现上有显著不同,在改善人体营养指标方面,营养支持的作用也有相当差别。营养支持能够获得的最普遍效果是：防止机体营养状况进一步恶化；如果肿瘤尚未极度浸润,衰竭的主要原因是摄入不足,那么营养支持仍有机会获得远期效果,使体内储备获得中等程度的恢复。但是,如果机体消耗程度严重,肿瘤生长迅速,并累及多个器官,那么,营养支持只不过起到减缓自身消耗的作用。研究发现,恶病质与肿瘤负荷、疾病进展、细胞类型之间无恒定关系。没有一个单一理论可以满意地解释恶病质状态,有许多因素可能同时或相继作用从而产生恶病质。目前认为,肿瘤恶病质主要与宿主厌食、营养物质代谢异常、细胞因子作用、肿瘤治疗等有关。数个细胞因子已被证明是参与恶病质产生的介质,某些直接作用于骨骼肌和脂肪的分解代谢因子也可能有参与。

（一）厌食

在肿瘤生长过程中,厌食症和食物摄入减少是导致营养不良和最终产生恶病质的主要原因。食欲缺乏是恶性肿瘤患者常见症状,同时还伴有饱感、味觉改变、恶心、呕吐等。

从病理学上讲,恶性肿瘤引起的厌食症是由多种不同因素引起的,主要原因是大脑进食调节中枢功能障碍所致。目前认为,有两大神经介质系统即儿茶酚胺和色氨酸系统在进食行为中起重要作用。此外,引起厌食的因素还有:①肿瘤局部作用,如消化道肿瘤由于进食障碍,而使进食减少和厌食。②味觉阈值下降及微量元素缺乏等导致厌食。③肝功能障碍患者由于不能清除无氧糖酵解而产生乳酸,易产生厌食、恶心。④肿瘤细胞释放的恶病质素可作用于下丘脑的喂养中枢而导致厌食。⑤化学药物既可作用于中枢的化学受体激发区,又可局部作用于胃肠道,导致恶心、呕吐和厌食。⑥心理因素、抑郁、焦虑等影响食欲和进食习惯。晚期癌症患者普遍存在厌食现象,原因包括早期的饱食感、嗅觉味觉改变、对某些食物(如肉类等)的厌恶感等。在胃肠道癌症患者中,这一症状更为常见,它也是放疗、化疗的常见不良反应之一。

（二）营养物质代谢改变

由于肿瘤患者糖类代谢异常,以及蛋白质合成和分解改变,蛋白质转变率增加,血浆氨基酸谱异常,机体呈现负氮平衡,脂肪消耗可能发生在肿瘤早期,浸润性肿瘤患者发生水和电解质代谢失衡等均导致恶病质发生。肿瘤增殖需要大量的葡萄糖、脂肪酸和氨基酸,对肿瘤患者造成额外的需求。

1. 机体能量代谢改变　恶性肿瘤患者能量代谢率比正常人高 10%,也有报道认为未见明显差别。研究表明,机体能量消耗改变在恶性肿瘤患者机体的静息能明显高于正常人,因此由于能量的消耗增加和能量利用无效,导致患者进行性能量缺乏,引起组织不断消耗,产生恶病质。能量消耗增加有两个原因:①肿瘤本身的细胞迅速分裂、肿瘤生长需要大量能量。②肿瘤生长过程中

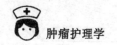

产生一些物质影响宿主的代谢,使能量消耗增加。一般来说,荷瘤时间长,晚期恶性肿瘤患者往往处于高代谢状况,其营养不良的发生率较高。

2.蛋白质代谢变化　在肿瘤患者体内由于蛋白质分解和合成的增加,蛋白质总量的更新是加速的。肿瘤是氨基酸贪婪的消耗者,特别是消耗由糖异生而生成的氨基酸。肿瘤患者在恶病质时肌肉蛋白分解代谢增加及肝脏蛋白合成增加。蛋白质转换率增加,血浆氨基酸谱异常,机体呈现负氮平衡。骨骼肌蛋白消耗增加是恶性肿瘤患者蛋白质代谢的特征之一,也是导致恶病质的主要原因之一。

3.脂肪代谢变化　肿瘤患者脂肪代谢失常也是导致恶病质的原因之一。肿瘤患者存在脂肪代谢障碍,表现为内源性脂肪水解增高,外源性脂肪水解低于正常,其甘油和脂肪酸的转化率增加。存在脂肪代谢障碍可能的机制:摄入减少和营养不良;肾上腺髓质受刺激致血儿茶酚胺水平升高和产生胰岛素阻抗;肿瘤本身或髓样组织产生释放脂肪分解因子。当脂肪分解和脂肪酸氧化率均增加时表现为体重丢失。

4.水和电解质代谢变化　浸润性肿瘤患者常发生水和电解质代谢失衡,如低钠血症、低蛋白血症等。晚期肿瘤患者约10%可发生以上并发症,肺癌、乳腺癌、多发性骨髓瘤并发此症较多见,如不采用有效药物治疗可导致患者死亡。

5.糖类代谢异常　主要是葡萄糖转化增加、葡萄糖耐量降低和外周组织利用葡萄糖障碍、糖原异生增加。由乳酸生成葡萄糖及糖异生作用增加是肿瘤患者葡萄糖转化增加的主要特征,此过程需消耗大量能量,从而增加患者的基础能量消耗,导致恶病质产生。与宿主细胞不同,肿瘤组织的葡萄糖利用率增加。此外,恶病质患者中丙氨酸、甘油转化为葡萄糖增加,恶病质患者的肝脏葡萄糖产生增加40%,而饥饿时肝脏葡萄糖产生减少。恶病质晚期肿瘤患者,葡萄糖生成明显增加,其更新率增加相当于每天葡萄糖摄入量的42%。原因首先是乳酸与葡萄糖再循环增加;其次是肿瘤组织的葡萄糖生成也增加。尽管肿瘤患者葡萄糖更新加速,但机体对葡萄糖的耐受力较差,这可能是周围组织对胰岛素的阻抗所致。

6.激素与神经递质　正常状态下,神经递质如5-羟色胺、去甲肾上腺素和阿片制剂可影响摄食和饮食的选择。与肿瘤代谢异常有关的激素有促胃液素、血管活性肠肽、血清素、胰高血糖素、胰岛素、血管升压素、甲状旁腺素以及类似物、生长激素、生长抑素等。肿瘤患者的体重下降主要表现在脂肪和肌肉组织的丢失。这种肌肉蛋白的丢失主要源于泛素-蛋白酶复合体的激活。

肿瘤治疗过程中出现不良反应所致营养问题也不容忽视。疾病状态下，由于厌食和（或）摄入不足，能量摄入减少，疾病本身又抑制了人体对半饥饿状态的代偿，能量消耗绝对值上升，最终导致能量负平衡。与正常人相比，癌症患者的能量消耗仅有轻度上升，但如果未得到及时补充，机体每月因此丢失0.5～1.0kg 脂肪，1.0～2.3kg 肌肉。发生癌性恶病质时，糖类、脂肪与蛋白质代谢均有异常变化。研究显示，细胞因子是体内许多异常代谢的关键介质。最近，有文献强调了一些新发现的血清因子、如脂肪动员因子，蛋白质动员因子等。

第四节　肿瘤患者的营养支持

一、概　述

目前存在着癌症患者的营养支持治疗可促进肿瘤生产和远处转移的忧虑。大量实验研究显示，恶性肿瘤的发生与烟酒嗜好、饮食营养不合理、职业接触理化因素及宿主自身等多种致癌因素密切有关。在随机的临床验证中，营养支持对肿瘤患者恶病质的作用不能令人满意，原因主要有：观察人群的差异性、肿瘤的种类和分期、宿主的特征（如协同的疾病）、营养不良的不同分期、不同的治疗方法和不恰当的随机程序。对恶性肿瘤治疗的目的是要满足患者机体需要，改善其营养状况，增强免疫功能，提高患者对手术、放疗、化疗的耐受力。所以，对于营养支持在治疗中所扮演的角色需要由大型的、多种新的、前瞻性的随机临床验证来证明。

二、营养支持治疗目标

营养支持的目的是提供给机体适当的营养底物，维持机体的组成以及生理和免疫功能，帮助患者安全度过化疗阶段，减少或避免由于治疗引起的不良反应，维持良好的生活质量。恶性肿瘤患者营养支持治疗的最初设想是：营养支持能够扭转恶病质，进而防止继发并发症与死亡。首先，应增加营养摄入，预防尽量减少营养失衡或缺乏的发生，防止体重减轻，维持充足的蛋白质储存及体细胞等。但与单纯性营养不良和饥饿性恶病质不同，癌症恶病质发生机制相当复杂，包括多种代谢紊乱，因此，营养支持只能部分扭转恶病质，恶病质往往伴有多方面的代谢紊乱。为达到最终治疗目标，应从以下几个方面入手：宿主营养状况、生活质量的改善和对于预后的影响等。

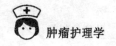

三、帮助患者建立良好的饮食习惯

良好的饮食习惯对维持患者的健康起着非常重要的作用。护理人员应根据患者的营养评估、患者的疾病及其对营养的需要，与医生、营养师进行共同协商，确定患者的营养状况，并制订营养计划。在制订营养计划的同时，护士应考虑患者疾病的特点与需要，以及患者身体的耐受能力和经济状况等。因此，护士在帮助患者养成良好饮食习惯方面起着关键的作用。

（一）健康教育

护士可以根据患者不良的膳食结构如大量饮酒、体重肥胖等，进行合理搭配，要耐心对患者解释调整饮食的原因及重要意义。对于不良的生活方式加以调整，如戒烟、增加体育锻炼等；远离致癌物质如化学药品、病毒等。让患者了解形成良好饮食习惯的必要性以及改变既往饮食习惯对患者身体健康的必要性。护士应结合实际情况，帮助患者改变不良的饮食习惯及不适宜的饮食习惯。如患者是否偏食，摄取营养素的量、质是否合适等。

（二）对患者的饮食评估

在制订饮食计划时，应尽量以患者的饮食习惯为框架，根据患者的经济状况、年龄、疾病种类、个人喜好等指导患者合理饮食，用容易接受的事物代替限制性食物，便于患者容易适应改变后的饮食习惯。

（三）为患者制定合理的饮食指导模式

建议应用以下要点指导患者，其均以实物为基础，并可能以量化表示。

1.食物多品种　食用营养丰富的以植物性食物为主的多样膳食，营养搭配适宜，但不主张素食。

2.保持适当的体重　将整个成年阶段人群的平均体质指数 BMI 保持在 21～23，而个体 BMI 保持在 18.5～25，避免过高或过低。

3.坚持体力活动　每天坚持适量活动能预防癌症。

4.蔬菜和水果　鼓励多吃蔬菜和水果，提供达到 7% 的总热量。

5.其他植物性食物　多食谷类、豆类、根茎类食物，尽量食用粗加工食物。

6.酒精饮料　建议不要饮酒或可少量饮用葡萄酒。

7.肉类食物　红肉摄入量应低于总能量的 10%，或摄入量少于 80g，最好选用鱼类、禽类。

8.总脂肪和油类　限制动物脂肪多的食物，应选择不饱和脂肪并且氰化程度较低的植物油也要限量。

9.食盐与盐腌　成人每日摄入盐量不应超过 6g，儿童少于 3g，其中包括盐腌食品。

10.食物储藏　尽量减少真菌对食品的污染,应避免食用受真菌污染或在室温下长期储藏的食物。

11.食品保藏　易腐败的食品如不立即食用应冷藏或冷冻。

12.食品添加剂或残留物　应制定食品中的添加剂、杀虫剂及残留的化学污染物品的安全限量,并制定严格管理和检测办法。

13.食物的制备和烹调　不要高温烹调,不要经常食用炙烤、熏制、烟熏的食物。

14.营养素补充剂　不要依靠食用营养素补充,应从膳食中获得各种营养成分。

四、治疗饮食

治疗饮食也称成分调整饮食,是指根据患者不同生理病理状况,调整膳食的成分和质地,从而起到治疗或辅助治疗疾病、促进患者康复作用的饮食。其治疗原则为以平衡膳食为基础,在允许范围内,除必须限制的营养素外,其他均应供应齐全、配比合理。如下介绍几种适合癌症患者的治疗饮食。

(一)高能量饮食

1.配膳原则

(1)尽可能增加主食量和菜量。

(2)供给量应根据病情调整。

(3)膳食要平衡。

2.注意事项　肥胖症、糖尿病、尿毒症患者不宜使用,应注意患者血脂和体重的变化。

3.食物选择　各种食物均可,加餐以面包、蛋糕、馒头等能量高的食物为佳。

(二)高蛋白饮食

1.配膳原则　一般不单独制备,在基本饮食的基础上增加高蛋白的食物,如肉类、蛋类、鱼类、豆类等的摄入。

(1)总热量为 10.46~12.55MJ/d。

(2)蛋白质的总量为 1.5~2.0g/(kg·d),但总量不超过 120g/d。

(3)适当添加钙剂、维生素等营养素。

(4)增加摄入量应循序渐进,根据病情及时调整,与其他膳食结合使用。

2.食物选择　可选择含蛋白质高的食物,如瘦肉、动物内脏、蛋类、乳类

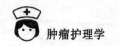

等;含糖高的食物,如谷类、薯类等;并选择新鲜的水果和蔬菜。

五、特殊饮食及护理

自 20 世纪 60 年代末期以来,营养支持广泛应用于临床,被认为是近代外科医学的重大进展之一,也是恶性肿瘤患者主要的监测治疗项目之一,对提高恶性肿瘤患者的救治率、疗效及生存质量有显著的提高。单纯依靠静脉输液为患者提供的营养,如果超过一周就会有营养不良的潜在危险。营养问题常常会在一些疾病情况下出现,如胃肠道疾病、癌症、饮食紊乱、代谢性疾病、肾脏疾病及肝脏疾病等,因此需要给予这些患者特殊饮食。

（一）肠内营养

肠内营养是临床营养支持的重要手段之一,指对消耗功能障碍而不能耐受正常饮食的患者提供代谢需要的营养物质及其他营养素的营养支持方式。

1. 营养素

（1）葡萄糖:是肠外营养时主要的非蛋白质能源之一,成人的代谢率能力为 $4\sim5g/(kg\cdot d)$,当供给过多或输入过快时,部分葡萄糖可转化为脂肪沉积于肝脏,导致脂肪肝;故每天葡萄糖的供给总量不宜超过 $300\sim400g$,占总能量的 $50\%\sim60\%$。为促进合成代谢的葡萄糖利用,可按比例添加胰岛素。

（2）脂肪:脂肪乳剂是一种水包油性乳剂,主要由植物油、乳化剂和等渗剂组成。临床应用脂肪乳剂的意义在于提供能量和必须脂肪酸,维持细胞结构和人体脂肪组织的恒定。脂肪乳剂的供给量占总能量的 $20\%\sim30\%$,成人每天 $1\sim2g/kg$。当脂肪与葡萄糖共同构成非蛋白质时更符合生理,二者的比例为 $1:2\sim2:3$。

（3）氨基酸:用于合成人体蛋白。复方结晶氨基酸溶液都按一定模式配比而成,可归纳为两类:平衡型与非平衡型。平衡型氨基酸溶液所含必须与非必需氨基酸的比例符合人体基本代谢所需,适用于多数营养不良患者;非平衡型氨基酸溶液的配方是针对某一种疾病的代谢特点而设计,兼有营养的支持和治疗的作用。临床选择须以应用目的、病情、年龄等因素为依据。每天提供氨基酸量为 $1\sim1.5g/kg$;为占总能量的 $15\%\sim20\%$。

（4）维生素微量元素:是参与调节和维持人体内环境稳定所必需的营养物质,维生素的种类较多,可分为水溶性和脂溶性两大类。目前包括 B 族维生素、维生素 C 和生物素等,后者包括维生素 A、维生素 D、维生素 E、维生素 K。水溶性维生素在人体内无储备,如不能正常饮食就会缺乏;溶脂性维生素在体内有一定储备,短期禁食者不至缺乏。长期 TPN 时常规提供多种维生素可预防其缺乏。在感染、手术等应激状态下,人体对部分水溶性维生素,如维生素 C、维生素 B₆ 等的需要增加,应适当增加供给。

(5)水与电解质:肠外营养的液体成人每天 3000mL 左右为宜。常用的电解质有 10％氯化钾、10％氯化钠、10％葡萄糖酸钙、25％硫酸镁及有机磷制剂等。

2.应用方法及安全配置

(1)营养液输入方法:对于长期、全量补充营养液时可采用中心静脉插管插入上腔静脉而进行静脉输入营养液的方式。若输入高渗营养液,宜选中心静脉,以免高渗液刺激静脉内膜导致静脉炎和血栓形成。目前临床上常选用贵要静脉、肘正中静脉、头静脉、颈内静脉、颈外静脉等。

(2)全营养混合液(total nutrient admixture,TNA):配置即将每天所需的营养物质,在无菌条件下,按次序混合加入由聚合材料制成的输液袋再输注。配置后应立即应用,若不能及时应用,须储存于 4℃ 冰箱内,24 小时内用完。

对配置室护士的素质要求:有良好的职业道德、责任感、慎独性强,熟悉药物配伍禁忌,加强 TNA 配置的无菌技术管理;环境要求:无菌检测管理设施;具有空气层流装置净化操作台;正确、合理的配置程序与注意事项:物品齐全、着装正规,三查七对,所有药液用 75％的酒精纱布擦抹,3L 袋用 1.2μm 孔径终端过滤器;操作人员洗手、戴手套。

配置所有药液密闭式输入三升袋内,电解质、水溶性维生素、微量元素和胰岛素加入葡萄糖液或氨基酸液中。磷酸盐加入另一瓶氨基酸液中。脂溶性维生素加入脂肪乳中。将含有各种添加剂氨基酸或葡萄糖以三路同时加入三升袋中。最后加入脂肪乳剂,并不断地轻轻摇匀、混合。分配制应不间断地一次性完成,配置完毕,在三升袋上贴上标签,标明病区、床号。

3.注意事项　配置前室温不超过 23℃,最好现用现配,配置时间以安排在使用前半小时为宜。24 小时内用完,配好后如暂不使用,应放在 4℃ 冰箱内保存,不超过 48 小时。

配置中应避免电解质与脂肪乳直接接触,防止脂肪颗粒发生聚集和融合,避免钙离子与硫酸离子直接高浓度相遇,应分别加入不同溶液稀释,以免发生沉淀。

(二)肠外营养

肠外营养(parenteral nutrition,PN)是从静脉内供给营养作为手术前后及危重患者的营养支持,全部营养从肠外供给称全胃肠外营养(total paren-

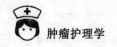

teral nutrtion，TPN）。肠外营养的途径有周围静脉营养和中心静脉营养。肠外营养（PN）是经静脉途径供应患者所需要的营养要素，包括热量（糖类、脂肪乳剂）、必需和非必需氨基酸、维生素、电解质及微量元素。肠外营养分为完全肠外营养和部分补充肠外营养。目的是使患者在无法正常进食的状况下仍可以维持营养状况、体重增加和创伤愈合，幼儿可以继续生长、发育。静脉输注途径和输注技术是肠外营养的必要保证。

1.适应证

（1）营养不良患者的术前准备、癌症患者术后营养补充等。

（2）胃肠道功能障碍。

（3）疾病或治疗限制不能经胃肠道摄食或摄入不足的患者。

（4）高分解代谢状态，如严重感染、灼伤、创伤或大手术前后。

（5）抗肿瘤治疗期间，如放化疗的患者及接受骨髓移植的患者。但必须注意的是，有些患者虽有 PN 指征，但当伴随严重水电解质失衡、酸碱平衡失调、出凝血功能紊乱或休克时，应先予纠正，待内环境稳定后可再考虑 PN。

2.禁忌证

（1）严重水电解质、酸碱平衡失调。

（2）出凝血功能紊乱。

（3）休克。

3.护理措施

（1）观察和预防并发症：

1）静脉穿刺置管时的并发症：

a.气胸：当患者于静脉穿刺时或置管后出现胸闷、胸痛、呼吸困难、同侧呼吸音减弱时，应疑其为气胸的发生，应立即通知医师并协助处理。包括作胸部X线检查，视气胸的严重程度予以观察、胸腔抽气减压或胸腔闭式引流及护理。对依靠机械通气的患者，须加强观察，因此类患者即使胸膜损伤很小，也可能引起张力性气胸。

b.血管损伤：在同一部位反复穿刺易损伤血管，表现为局部出血或血肿形成等，应立即退针并压迫局部。

c.胸导管损伤：多发生于左侧锁骨下静脉穿刺时。穿刺时若见清亮的淋巴液渗出，应立即退针或拔除导管；偶可发生乳糜瘘，多数患者可自愈，少数需做引流或手术处理。

d.空气栓塞：可发生于静脉穿刺置管过程中或因导管塞脱落或连接处脱离所致。大量空气进入可立即致死。故锁骨下静脉穿刺时，应置患者于平卧位、屏气;置管成功后及时连接输液管道;牢固连接;输液结束应旋紧导管塞。一旦疑及空气进入,立即置患者于左侧卧位,以防空气栓塞。

2)静脉置管后输液期间的并发症

a.导管移位:锁骨下或其他深静脉穿刺置管后可因导管固定不妥而移位。临床表现为输液不畅或患者感觉颈、胸部酸胀不适,X线透视可明确导管位置。导管移位所致液体渗漏可使局部组织肿胀;若位于颈部,可压迫气管,导致呼吸困难,甚至并发感染等。因此,静脉穿刺置管成功后必须妥善固定导管。一旦发生导管移位,应立即停止输液、拔管和做局部处理。

b.感染:长期深静脉置管和禁食、TPN,易引起导管性和肠源性感染,须加强观察和预防。

ⅰ.导管护理:每天清洁、消毒静脉穿刺部位、更换敷料,加强局部护理。若用3M透明胶布贴封导管穿刺处者,胶布表面应标明更换日期并按时予以更换。观察穿刺部位有无红、肿、痛、热等感染征象。若患者发生不明原因的发热、寒战、反应淡漠或烦躁不安,应疑为导管性感染。一旦发生上述现象,应及时通知医师,协助拔除导管并作微生物培养和药物敏感试验。避免经导管抽血或输血;输液结束时,可用肝素稀释液封管,以防导管内血栓形成和保持导管通畅。

ⅱ.营养液的配置和管理:营养液应在层流环境按无菌操作技术配置;保证配置的营养液在24小时内输完;TNA液输注系统和输注过程应保持连续性,期间不宜中断,以防污染;避免因营养液长时间暴露于阳光和高温下而导致变质。

ⅲ.尽早经口饮食或肠内营养:TPN患者可因长期禁食,胃肠道黏膜缺乏食物刺激和代谢的能量而致肠黏膜结构和屏障功能受损、通透性增加,导致肠内细菌和内毒素易位,并发肠源性的全身性感染。故当患者胃肠功能恢复或允许进食的情况下,鼓励患者经口饮食。

(2)促进患者舒适感:肠外营养液输注速度过快并超过机体代谢营养物质的速度时,患者可因发热和恶心等而不耐受,但若慢速输注时,患者又可因长时间卧床而感不适。须采取有效措施促进其舒适感。

1)体位:在妥善固定静脉穿刺针或深静脉导管的前提下,协助患者选择舒适体位。

2)控制输液速度:根据提供的葡萄糖、脂肪和氨基酸量,合理控制输液速度,以免快速输注时导致患者因脸部潮红、出汗、高热和心率加快等而感觉不舒适。

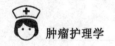

3)高热患者的护理:营养液输注过程中出现的发热,多因输液过快引起;在输液结束数小时,不经特殊处理可自行消退。对部分高热患者可根据医嘱予以物理降温或服用退热。

4)注意 TNA 液的输注温度和保存时间:

a.TNA 液配制后若暂时不输注,应以 4℃ 保存于冰箱内;但为避免输注液体过冷而致患者不舒适,须在输注前 0.5～1 小时取出,置室温下复温后再输。

b.由于 TNA 液中所含成分达几十种,在常温下、长时间搁置后可使其内某些成分降解、失稳定或产生颗粒沉淀,输入体内后可致患者不舒适。因此,TNA 液应在配置后 24 小时内输完。

c.合理输液,维持患者体液平衡:

ⅰ.合理安排输液种类和顺序:为适应人体代谢能力和使所输入的营养物质被充分利用,应慢速输注。但对已有缺水者,为避免慢速输注营养液导致的体液不足,应先补充部分平衡盐溶液后再输注 TNA 液;已有电解质紊乱者,先予以纠正,再输注 TNA 液。

ⅱ.加强观察和记录:观察患者有无发生水肿或皮肤弹性消失,尿量是否过多或过少,并予以记录。根据患者的出入水量,合理补液和控制输液速度。

4.健康教育

(1)长期摄入不足或因慢性消耗性疾病致营养不良的患者应及时到医院检查和治疗,以防严重营养不良和免疫防御能力下降。

(2)患者出院时,若营养不良尚未完全纠正,应继续增加饮食摄入,并定期到医院复诊。

(郭俊)

第十章　职业防护

　　放射治疗、化学治疗在恶性肿瘤的治疗过程中起着重要作用,在杀灭肿瘤细胞的同时,对正常组织也有一定程度的抑制作用。对于参与肿瘤治疗过程的专业人员而言,放疗、化疗均会对人体带来一定程度的危害。因此,要求专业人员在放疗、化疗过程中必须遵守操作规程,正确采取安全防护措施,加强专业人员的职业保护。

第一节　放射治疗防护

一、概　述

（一）放射治疗的职业危害

　　放射治疗的职业危害是引起放射性损伤,即一定量的电离辐射作用于人体后所引起的病理反应。

（二）放射治疗防护的目的和任务

　　1.目的　防止非治疗性照射,对接触放射线的医疗护理工作者将照射剂量减少到安全照射剂量之下。

　　2.任务　利用完善的放射防护体系,在进行有益于人类的实践活动的同时,最大限度地预防和缩小电离辐射的危害。

（三）放射损伤的分类

　　1.全身性损伤和局部性损伤。

　　2.急性效应和远期效应。

　　（1）急性效应:指一次或短期内接受大剂量放射线引起的急性生物效应,表现为头痛、头晕、食欲减退、睡眠障碍甚至死亡等。

　　（2）远期效应:由超过允许水平的小剂量长期照射引起,可导致恶性肿瘤

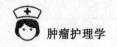

（白血病、骨肉瘤、甲状腺癌、乳腺癌、皮肤癌）和白内障等疾病的发生，患者寿命缩短并可产生遗传效应。

（四）正常安全照射剂量范围

1.职业性放射治疗人员　全身、晶状体、红骨髓、性腺的照射剂量最大为150mSv，其他器官为 500mSv。

2.在工作场所相邻及附近地区的工作人员和居民　每年全身、晶状体、红骨髓、性腺的照射剂量最大限制为 5mSv，其他器官为 15mSv。

3.避免任何情况的暴射。

二、放射治疗防护的特殊性

放射治疗的目的是通过电离辐射杀灭肿瘤细胞。在放射治疗过程中患者接受的放射剂量较高，并可出现明显的全身和局部不良反应。放射治疗的特殊性主要表现在以下几个方面：

1.患者大多为肿瘤患者，必须从病情、设备、技术和方法等方面全面考虑每个治疗环节的正确性。良性疾病一般不采用放射治疗。

2.放射治疗运用的射线剂量较高，为影像诊断接受剂量的几十倍甚至几百倍。

3.为防范事故性医疗照射，应尽量追求高精度、高疗效和低不良反应，并最大限度地保护周围正常组织。

4.可利用高性能的仪器设备、保护装置和各种体位固定设备对放射治疗进行验证和优化。

5.相关从业人员必须具备必要的医学、物理学知识，形成合理的知识结构团队。

三、放射治疗防护的基本原则

放射治疗必须遵循医疗照射防护的基本原则，即辐射实践的正当性、辐射防护的最优化和个人剂量限制。工作人员的受照剂量不超过规定的剂量限值，在工作中必须采取安全措施，尽可能减少或避免重大照射事件的发生。放射治疗所涉及的防护主要是外照射防护、时间防护、空间距离防护和屏蔽防护等。放射治疗中，由于使用的射线能量高、治疗时间长，因此，屏蔽防护和治疗靶区的准确性就显得特别重要。

（一）正当性要求

正当性要求也叫合理性判断，即在进行伴随有辐射照射的某种实践前，要先进行代价与利益的分析。电离辐射的实践会对人群和环境产生危害,但比起个人和社会从中获取的利益来说,应当是很小的。只有当这种实践能获得超过代价的纯利益时才被认为是正当的,否则不应采取这种实践。

(二)优化放射治疗计划

1.对患者已进行的放射与非放射治疗进行分析比较。

2.根据患者病情拟定科学合理的治疗方案。

3.根据现有设备选择合适的照射方式。

4.保护患者的正常组织和重要器官,尽量使其所受的照射剂量保持在可接受的范围内。

(三)个人剂量限值

在实施正当性和最优化两项原则时,要同时保证个人所接受的剂量当量不应超过国家规定的相应限值。1997 年由国际原子能机构、WHO 等倡议的《国际电离辐射防护和放射源基本安全标准》中规定职业照射的剂量限值:任何工作人员的职业照射不应超过以下限值:①连续 5 年以上年平均有效剂量20mSv;任何单一年份内有效剂量 50mSv;眼晶状体年当剂量 150mSv;四肢或皮肤年当剂量 500mSv。②16~18 岁正在接受涉及辐射照射就业培训的学生或实习生的职业限值:一年中有效剂量 6mSv;眼晶状体年当剂量 50mSv;四肢或皮肤年当剂量 150mSv。③特殊情况:特殊情况下剂量平均期可例外的增加到 10 个连续年,任何工作人员在此期间所受的年平均有效剂量不得超过20mSv,而在其中任何单一年份所受的有效剂量不得超过 50mSv,当任何工作人员自延长的平均期以来所受的累计剂量达到 100mSv 时,必须进行审查。

四、参与放疗的医护人员的防护要求

1.参与放射治疗的医护人员需经过放射卫生防护和相应专业知识的卫生培训,经考核合格方可上岗。

2.各放射治疗机房都应建立合理的操作规程,配备可靠的安全装置。

3.医护人员应熟练掌握操作技术,在工作期间必须佩戴个人剂量计。尽量减少放射线对人体的照射。

4.辐射期间必须有两名医护人员同时在岗,且通过监视器密切观察患者治疗情况,发生意外情况应及时处理。

5.由于放射治疗所使用的射线能量较高,因此在放射治疗过程中除患者外,治疗室一般情况下不允许有其他人员滞留。

6.使用 50kv 以下治疗机时,治疗室内操作者必须穿戴防护手套和不小于

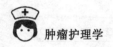

0.25mm 的铅围裙,并尽量远离放射源。

7.对被放射源污染的物品和器械、敷料及排泄物等,必须去除放射性污染后才可常规处理,处理时应戴双层手套。

8.健全的保健制度

(1)准备参加放射治疗工作的医护人员必须先进行体检,合格者才能参加。

(2)一年一次对工作人员进行定期体检。对特殊情况,如一次外照射超过年最大允许剂量当量者,应及时进行体检并做必要处理,放射病的诊断需由专业机构进行。

(3)体检应注意晶状体、皮肤、毛发、指甲、毛细血管等方面,并做血常规、肝肾功能检查。

(4)建立放射治疗工作人员档案,了解工作人员健康状况。

五、患者防护的基本原则

1.放射治疗医师根据临床检查结果,对肿瘤患者的诊断、分期和治疗方式进行利弊分析,选取最佳治疗方案,并制订最优化治疗计划。

2.对放射治疗敏感的良性疾病,一般情况下应严格控制放射治疗。

3.在保证足够、精确的肿瘤致死剂量前提下,保护照射野内、外的正常组织和器官,尽可能缩小照射剂量,以期获取最大可能的治疗增益。

4.定期对治疗中的患者进行检查和分析,根据病情变化需要,调整治疗计划,密切观察放射治疗中出现的放射反应和可能出现的放射性损伤,采取必要的医疗保护措施。

5.避免对妊娠或可能妊娠的妇女施行腹部或骨盆的放射治疗。

6.注意对儿童患者的脊髓、性腺及眼晶状体的防护。

六、放射治疗室的防护要求

1.放射治疗室的设置必须充分考虑周围地区环境与人员的安全,一般设在建筑物底层的一端。50kV 以上治疗机的治疗室必须与控制室分开,治疗室面积一般不应小于 $24m^2$。X 刀和 γ 刀治疗室面积不小于 $30m^2$,层高应不低于 3.5m。室内不得放置与治疗无关的杂物。

2.放射治疗室内投射线束照射方向的墙壁按主射线屏蔽要求设计,其余方向的建筑物按漏射线及散射线屏蔽要求设计。

3.治疗室和控制室之间必须安装监视器和对讲设备,如监视窗应设置在非有用线束方向的墙壁上,并具有同侧墙的屏蔽效果。

4. 在治疗室的合适处应装设供紧急情况下使用的强制终止辐照的设备,防护门旁应有部件可供应急时开启,并有醒目的照射状态指示灯和电离辐射警告标志。

5. 放射治疗室防护门的设置应避开线束的照射路径,且必须与同侧墙具有等同的屏蔽效果。为防止人员误入治疗室,治疗室的防护门必须与治疗机的工作状态连锁。只有在完全关闭治疗室防护门时才能进行放射治疗,在放射治疗照射状态下意外开启防护门则照射自动终止。

6. 治疗室内要保持良好的通风。电缆、管道等穿过治疗室墙面的孔道应避开线束照射路径及人员经常驻留的控制室,并采用弧状孔、曲路或地沟进行有效保护。

7. X射线标称能量超过10MeV的加速器,屏蔽设计应考虑中子辐射防护。

第二节　化学治疗防护

随着化学治疗在肿瘤治疗领域的推广,尤其是近几年新的化学药物和高新技术的临床应用,医护工作者常暴露于多种职业危害因素之中,在诊疗、护理、操作过程中若不注意个人防护,很容易造成职业性损伤,严重威胁着医护人员的身心健康,成为业内人士关注和亟待解决的问题。

一、概　述

长期以来,化疗时护士的防护问题一直未引起足够重视,导致临床上防护缺陷较大,对护士的健康带来长期潜在的危害。澳大利亚卫生部门通过特殊显影实验已经证实,在抗癌药物配制的过程中,当粉剂安瓿打开时、瓶装药液抽取后拔针时,均可出现肉眼观察不到的药物逸出,形成含有毒性微粒的气溶胶或气雾,通过皮肤或呼吸道进入人体,危害备药人员并污染环境。国外研究证实,使用抗肿瘤药物的人员可能通过皮肤直接接触、吸入或饮食(在病房吃饭)等途径受到低剂量药物的影响,可导致染色体畸变,具有致癌、致畸及脏器损伤等潜在危险。

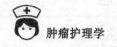

二、化疗职业防护现状

(一)国外防护现状

发达国家在 20 世纪 80 年代制定并执行了配药、给药及废弃物处理的操作标准,规范了安全防护设施、抗肿瘤药物管理的规章制度,并且定期监测空气中的抗肿瘤药物含量。目前,美国、芬兰等国家的职业防护机构和卫生管理部门制定的"执行静脉抗肿瘤药物治疗人员操作规则"中明确规定,操作时要穿防护工作衣,戴口罩、手套、目镜,有条件的戴面罩。

(二)国内防护现状

我国在化疗防护方面目前处于较低水平。由于肿瘤专科护理起步晚,抗肿瘤药物的防护及检测措施初具形态,化疗防护现状不容乐观。

1. 化疗防护的管理体制不健全　90%以上的医院,尤其是综合医院,化疗操作时采取了落后的不科学的分散管理模式,扩大了抗肿瘤药物接触人群及污染的空间,不利于职业的防护和培训。

2. 化疗防护设备匮乏　国际权威机构为接触化疗药物的医务人员制定的安全防护措施规定:配制所有化疗药剂需在垂直层流生物安全柜内进行。而60%以上的医院在配制化疗药物时无任何防护设备。

3. 护理人员自我防护意识差　护理人员在理论学习与临床见习、实习阶段均未进行过职业防护教育与培训;在从事肿瘤专科护理前未经过专业理论学习,对肿瘤药物的危害性认识不足,导致其在临床护理工作中缺乏必要的防护意识与知识,以致在操作过程中不能正确使用防护用具进行自我保护。

4. 化疗操作的废弃物处理不符合国际标准　操作者没有将配制过化疗药物的所有物品集中密闭并置于带盖的容器中作特殊处理,使药物播散到空气中,污染工作环境。有资料显示,80%的医院处理化疗废弃物不符合国际标准。

三、化疗药物接触的主要环节

在以下工作环节中,均有可能导致药液外溢而使护理人员接触到化疗药物。

1. 在化疗药物的准备过程中　针剂安瓿破碎、稀释时的振荡、稀释瓶内压力太大和排气时的药液溢出等。

2. 在化疗药物的使用过程中　静脉推注药物前排气、推注时针头衔接不紧及输液时从输液管衔接处药物外溢等。

3.在化疗药物使用后的处理过程中 抗肿瘤药物空瓶或剩余药物处理不当,可污染工作环境或仪器设备。

4.直接接触 患者的粪便、尿液、呕吐物、唾液及汗液中含有低浓度的抗癌药物,其排泄物、分泌物污染被褥、衣服后,如处理不当,也可使护理人员接触到抗肿瘤药物。

四、化疗药物进入人体的主要途径

药物在配制过程中,可出现肉眼观察不到的溢出物,形成含有毒性微粒的气溶胶和气雾滴,通过以下途径进入人体。

1.呼吸道吸入 在配备和使用化疗药物时,空气中弥漫药物微粒,如无较好的通风设备,药物微粒可随呼吸进入体内。有研究表明,配药室内未使用垂直气流生物安全柜时,空气中抗肿瘤药物的浓度可达 $510\mu g/m^3$。

2.皮肤吸收 皮肤吸收的量和速度取决于接触化疗药物的皮肤部位、接触时间、局部皮肤的血液循环和皮下脂肪的厚度及是否戴手套和穿隔离衣等。

3.经口摄入 化疗药物沾染双手或污染食物后,可经口进入体内。

五、化疗药物的职业危害

(一)骨髓抑制

抗肿瘤药物对人体最严重的毒性反应是骨髓抑制,特别是丝裂霉素、氮芥、环磷酰胺、铂类等药物,均有中度或重度骨髓抑制的不良反应。主要表现为白细胞计数下降,随着剂量增加,血小板和红细胞亦受到不同程度的影响。有资料表明,在化疗较集中的科室,有近 42% 的护士出现外周白细胞下降,33% 的护士外周血小板降低,同时血中中性粒细胞和单核细胞凋亡率明显高于无化疗接触史者。

(二)生殖系统危害

国内外流行病学调查表明,护理人员孕前和孕期接触抗肿瘤药物,对胚胎和胎儿的生长发育会产生不良影响,可导致胎儿先天畸形或流产等。

(三)致癌作用

有研究表明,接触化疗药物的护士,外周血淋巴细胞微核细胞率及染色体畸变率增加,提示淋巴细胞染色体受损。经常接触抗癌药物,可能发生白血病、恶性淋巴瘤等与化疗药物相关的恶性肿瘤。

(四)其他影响

资料显示,接触化疗药物护士发生了肝细胞损伤,损伤与暴露于细胞毒性

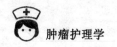

药物的强度和时间有关。在未通风区域,护理人员在配制和给予患者化疗药物后出现头晕、恶心、头痛和过敏反应。直接接触化疗药物会导致不同程度的局部组织坏死,严重者可引起蜂窝织炎等。

六、化学治疗防护的基本原则

化疗药物对医护人员的危害性已引起广泛重视,在操作过程中,为了减少专业人员配制及处理化疗药物过程中的接触剂量,以达到防护目的,需要遵循两个原则:一是医护人员尽量减少不必要的化疗药物接触;二是尽量减少化疗药物对环境的污染。

（一）增强防护意识

关心医护人员健康,正确认识医护人员接触化疗药物的职业危害性。制定相关政策,改善医护工作环境,提供必要的防护设施。

（二）专业人员管理

执行化疗的医务人员必须经过专业培训,全面掌握并规范化疗防护操作程序,增强防护意识。对经常接触化疗药物的医护工作者应建立健康档案,定期进行健康检查。

（三）配制化疗药物的环境准备

1. 药物处理中心化　为使化疗药物在临床使用过程中达到安全防护,必须将化疗药物处理中心化。医院最好设置静脉配液中心,采用集中式管理,即由经过培训的专业人员在防护设备齐全的化疗备药操作室,负责所有化疗药物的配制及供应,以使污染缩小到最小范围,有利于职业安全和环境保护。

2. 药物配制专门区　抗肿瘤药物的配制工作应在专门的配药室和层流操作台上(生物安全柜)进行,以减少医护人员被动吸收化疗药物的概率。配药室应设在人流较少处,室内应安装排风设备,保证空气的流通。生物安全柜有一种特制的垂直流装置和 HEPA 过滤网,特有的负压操作环境,可有效防止有毒气体的溢出,没有气体的再循环过程,更有效地保护操作者。

3. 工作环境安全管理　办公室和化疗配制间应有明确的分区,配制间为限制区,需有单独的洗手设施。在配置间入口应有醒目的标记,只有授权人员才能进入。操作中不要在工作区内外走动,尽量避免频繁的物流及人员进出,避免将生物安全柜中的药物带入周围环境;在药物配制区域不允许饮食、吸烟等,不能佩戴各种首饰。操作人员不得将个人防护器材穿戴出配置间。

（四）化疗药物配制的防护器材

1.个人防护用品　无粉乳胶外科手套、PVC 手套、配有弹性袖口的一次性防渗透材质制成的防护长大衣、一次性帽子、口罩（有条件者采用 N95 口罩）、防护镜、面罩等。

2.配药操作时需备器材　一次性注射器、一次性防渗透防护垫、防穿透和防泄漏化疗废弃物收集容器、防渗透专用污物袋。

（五）化疗药物接触或外溅后的处理措施

1.操作者误触化疗药物的处理

（1）操作者不慎接触药物应立即脱去手套，以大量清水冲洗双手。

（2）如果眼睛内溅入化疗药物，立即用大量清水或生理盐水持续冲洗 5 分钟。

2.化疗药物外溅后处理

（1）正确评估暴露在有溢出物环境中的人员，如果皮肤或衣服直接接触到药物，必须立即用清水冲洗被污染的皮肤及衣物。

（2）化疗药物外溅后应立即标明污染范围，避免其他人员接触。

（3）清除溢出的化疗药物时，护士必须戴一次性帽子、N95 口罩、防护目镜及双层手套，并穿好防护大衣，做好个人防护后方可处理污染区。

（4）如果少量药物（少于 5mL 或少于 5mg）渗出，应用纱布垫吸附药液；若为小量药粉则用湿吸水纱布垫处理，防止药物粉尘飞扬污染空。

（5）如果大量药物溢出（大于 5mL 或大于 5mg），应用吸收力强的纱布垫等覆盖，将溢出液吸收；若为粉剂则应用湿的吸收力强的纱布垫或湿手巾覆盖，将药物去除；防止药物粉尘飞扬污染空气。

（6）外溢药物区域需用清洁剂擦拭 3 次，再用清水冲洗干净。

（7）将打破的玻璃瓶及二次污染材料放在防泄漏、防刺破的器皿内密封处理，并标明特殊警示标志。

（8）凡要反复使用的物品（如工作服、被单等）应由受训人员做好个人防护，采用清洁剂清洗 2 遍，再用清水清洗，放入专用洗衣袋中立即送洗。

（9）参与溢出药物处理的工作人员，应去除全部防护用具，彻底洗手并淋浴。

（10）认真评估并记录化疗药物溢出的原因、药物名称、溢出量、处理过程及相关人员，并制订相应对策。

（七）化疗废弃物处理

1.配液过程中抽药后的空安瓿应放置在带盖密封的专用容器中，以防残

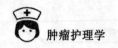

留药液气化污染室内环境。

2.化疗所用各种废弃物不可堆积,应及时清理。

3.注射器、输液器、针头等各种尖锐废弃物处理要放在防泄漏、防刺破专用容器内,并带有特殊警示标志。

4.所有化疗废弃物必须集中后统一放在细胞毒药物专用垃圾袋中并封闭高温焚烧处理。

(八)人体排泄物的安全处理

1.在处理化疗后48小时之内患者的排泄物时,护理人员必须戴口罩、手套,穿防护衣,以免药物沾染皮肤及衣物。

2.倾倒排泄物后立即盖上马桶盖,连续冲水2次;若需保存尿液则将其置于有盖的集尿瓶中。

3.手套被污染后立即丢弃(按化疗废弃物处理)。

4.工作服被排泄物污染后立即脱去,按药物外溅后处理。

5.为了减少化疗药物对环境污染,医院内必须设有污水处理装置。

(九)静脉滴注药液时应采用密闭式静脉输液法

注射溶液以软包装输液袋为宜,避免有毒气体从排气针头逸出,也利于液体输入后污染物品的处理。操作时确保注射器及输液管接头处衔接紧密,以免药液外漏。静脉给药注射若需排气时,需用无菌棉球放于针头周围,以免药液外流。静脉给药时若需从莫非滴管加入药物,必须先用无菌棉球围住滴管开口处再行加药,加药速度不宜过快,以防药液从管中溢出。静脉给药结束,应将针头内残余药物抽回针筒,以免药物溅出。注射器针头与注射器保持其完整性,并将带针头的注射器放入防穿透、防泄漏的废弃物收集容器中统一处理。操作完毕,脱掉手套及个人防护用具后,用肥皂及流水彻底洗手。

(十)化疗药物配制操作规程

1.配药前准备

(1)备药前洗手,佩戴一次性口罩、帽子,工作服外面套一次性防渗透防护大衣。

(2)配药时戴双层手套,即在聚氯乙烯手套外戴无粉乳胶外科手套,且最好每操作60分钟或一旦手套破损便立即更换,以保持有效的防护效果。

(3)柜内操作台面应覆以一次性防渗透性防护垫,以防因操作不慎使药液溢洒台面后清理困难,从而减少药液污染。一旦污染或备药完毕应即刻更换防护垫。

2.配药操作规程

(1)严格执行无菌技术操作原则,以防药液污染给患者造成不良后果。

(2)准备药液时在割锯安瓿前应轻弹其颈部,使附着之药粉或药液降至瓶底。掰开安瓿时应垫以纱布,可避免药粉、药液、玻璃碎片四处飞溅,并防止划破手套。

(3)掰开粉剂安瓿溶解药物时,溶酶应沿瓶壁缓慢注入瓶底,等药粉浸透后再搅动,防止粉末逸出。

(4)瓶装药液稀释后立即抽出瓶内气体,以防瓶内压力过高使药液从针眼处溢出。从药瓶中吸取药液后,在针头撤出时应用无菌棉球或纱布裹盖住药瓶塞穿刺针孔,防止药液外溢。

(5)抽取药液应采用一次性注射器,并应注意抽出药液以不超过注射器容量的3/4为宜,防止针栓脱出。

(6)药物备好后在标签上注明患者姓名、床号、药物名称、剂量、给药途径、配制时间后,应放在一次性防渗透无菌巾铺成的无菌盘中备用。

(7)备药过程中所用一切废弃物统一放于防穿透、密闭的污物专用容器中集中封闭处理。

(8)操作完毕脱去手套及防护用具后,用肥皂及流动水彻底洗手并行淋浴,以减轻药物在皮肤的残留量。

医学科学的发展,推动了肿瘤护理专业的进步,也使医护人员在一定程度上意识到肿瘤治疗的职业危害,因此应高度重视护理人员的职业防护。医护人员应在现有条件下从预防着手,增强防护意识,提高自我防护能力,做好利于护理人员身心健康的防护措施以及规范操作、公共卫生监督、生物监测和环境保护等,降低职业危险性,以达到职业防护的目的。

(贾世磊)

参考资料

[1]谷铣之主编.现代肿瘤学(临床部分).北京:北京医科大学中国协和医科大学联合出版社,1993

[2]胡继康,陈维鹏,韩乃刚主编.现代肿瘤外科学.北京:中国科学技术出版社,1994

[3]黄信孚,林本耀主编.现代肿瘤学诊疗手册.北京医科大学中国协和医科大学联合出版社,1995

[4]马双莲,丁玥主编.临床肿瘤护理学.北京:北京大学医学出版社,2003

[5]孙燕主编.内科肿瘤学.北京:人民卫生出版社,2001

[6]孙燕,周际昌主编.临床肿瘤内科手册.北京:人民卫生出版社,2003

[7]汤钊猷主编.现代肿瘤学.上海:上海医科大学出版社,2000

[8]吴在德,吴肇汉主编.外科学.北京:人民卫生出版社,2004

[9]王冠军,赫捷主编.肿瘤学概论.北京:人民卫生出版社,2013

[10]陈孝平,汪建平主编.外科学.北京:人民卫生出版社,2013

[11]芦桂芝主编.外科护理学.北京:人民卫生出版社,2013

[12]陈万青,张思维,曾红梅,等.中国2010年恶性肿瘤发病与死亡.中国肿瘤,2014,23(1)

[13]杨宝峰主编.药理学.北京:人民卫生出版社,2013

[14]周际昌主编.实用肿瘤内科学.北京:人民卫生出版社,2003

[15]沈雁英,代宏,朱建国主编.肿瘤心理学.北京:人民卫生出版社,2010

[16]张小燕,肖红俊,陈素琴主编.老年护理.北京:人民出版社,2010

[17]毛靖主编.护理理论与案例分析.北京:高等教育出版社,2012

[18]汪洪杰,张渝成主编.护理心理.北京:高等教育出版社,2013

[19]李小寒,尚少梅主编.基础护理学.北京:人民卫生出版社,2013

[20]李映兰主编.护理心理学.北京:人民卫生出版社,2008

[21]徐波,马双莲,薛岚主编.肿瘤护理学.北京:人民卫生出版社,2009

[22]杨艳杰主编.护理心理学.北京:人民卫生出版社,2013

[23]闻曲等主编.新编肿瘤护理学.北京:人民卫生出版社,2011

[24]郑守华,李秋洁主编.临床肿瘤护理学.北京:人民卫生出版社,2008

[25]万学红,卢雪峰主编.诊断学.北京:人民卫生出版社,2013

[26]张十一,辛绍伟主编.新编实用血管外科学.天津:科学技术出版社,2010

[27]闻曲,刘义兰,喻姣花主编.新编肿瘤护理学.北京:人民卫生出版社,2013

[28]曹铁英,李岩,方鹏骞主编.癌症患者病情告知策略研究进展.中国公共卫生,2008

[29]胡雁,陆箴琦主编.实用肿瘤护理.上海:上海科学技术出版社,2013

[30]王兆钺.弥散血管内凝血性的治疗与预防.中国实用内科学杂志,2000,20(6)

[31]丁淑贞,姜平主编.实用护理职业防护管理.北京:中国协和医科大学出版社,2014

[32]殷蔚伯,余子豪,徐国镇,等主编.肿瘤放射治疗学.北京:中国协和医科大学出版社,2008

[33]徐筱萍主编.临床护士职业防护.上海:上海科学技术出版社,2010

[34]谷铣之,殷蔚伯主编.肿瘤放射治疗学.北京:中国协和医科大学出版社,1993

[35]高文斌,王若雨主编.肿瘤并发症的诊断与护理.北京:人民军医出版社,2009